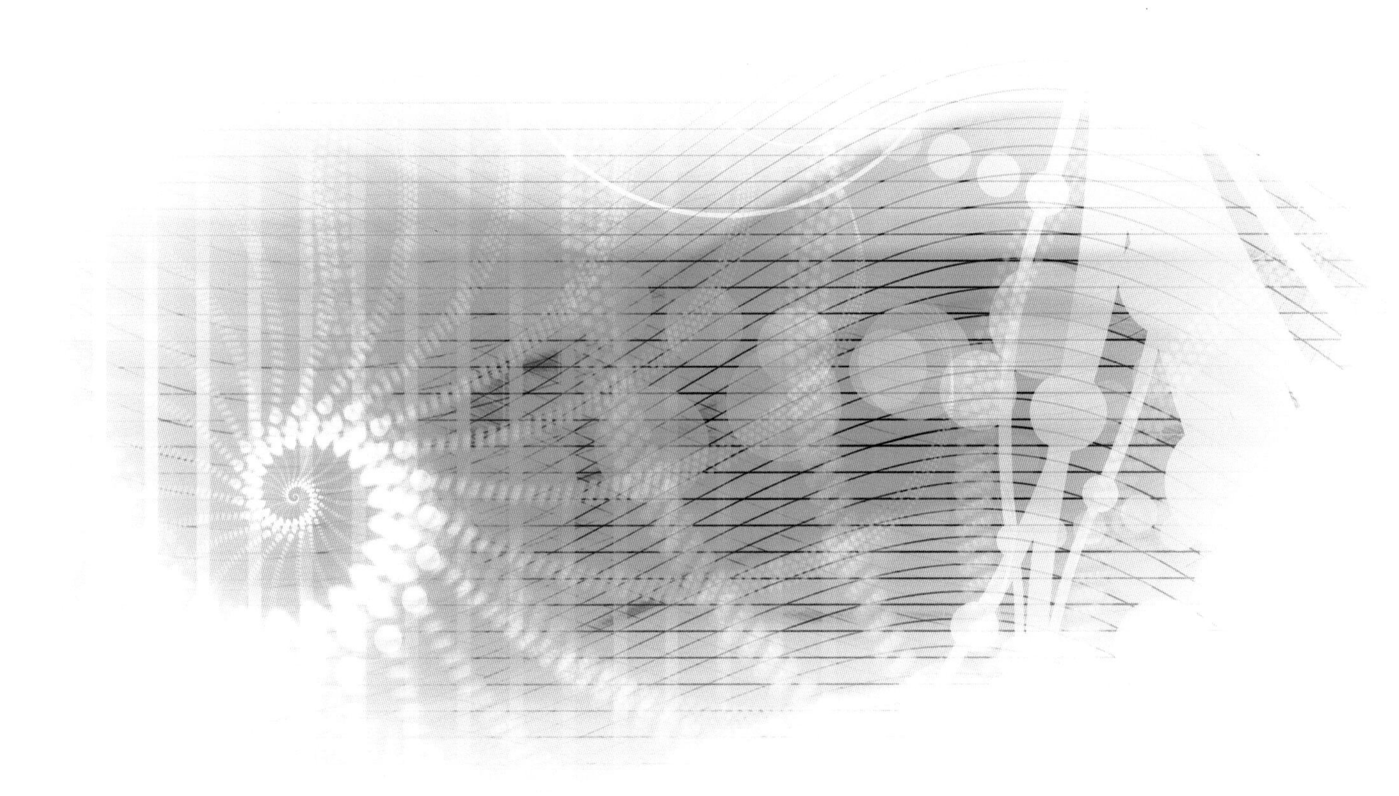

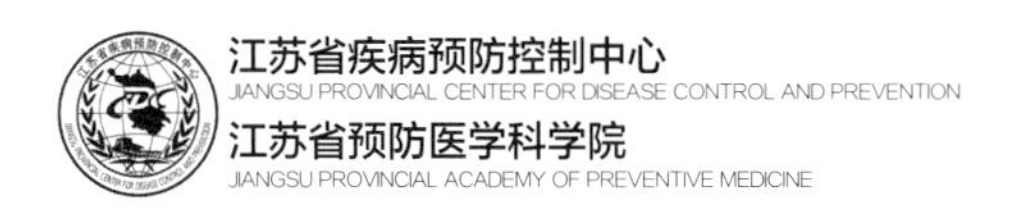

Jiangsu Cancer Report (2023)

江苏省恶性肿瘤报告

（2023）

主编 徐 燕 周金意 韩仁强

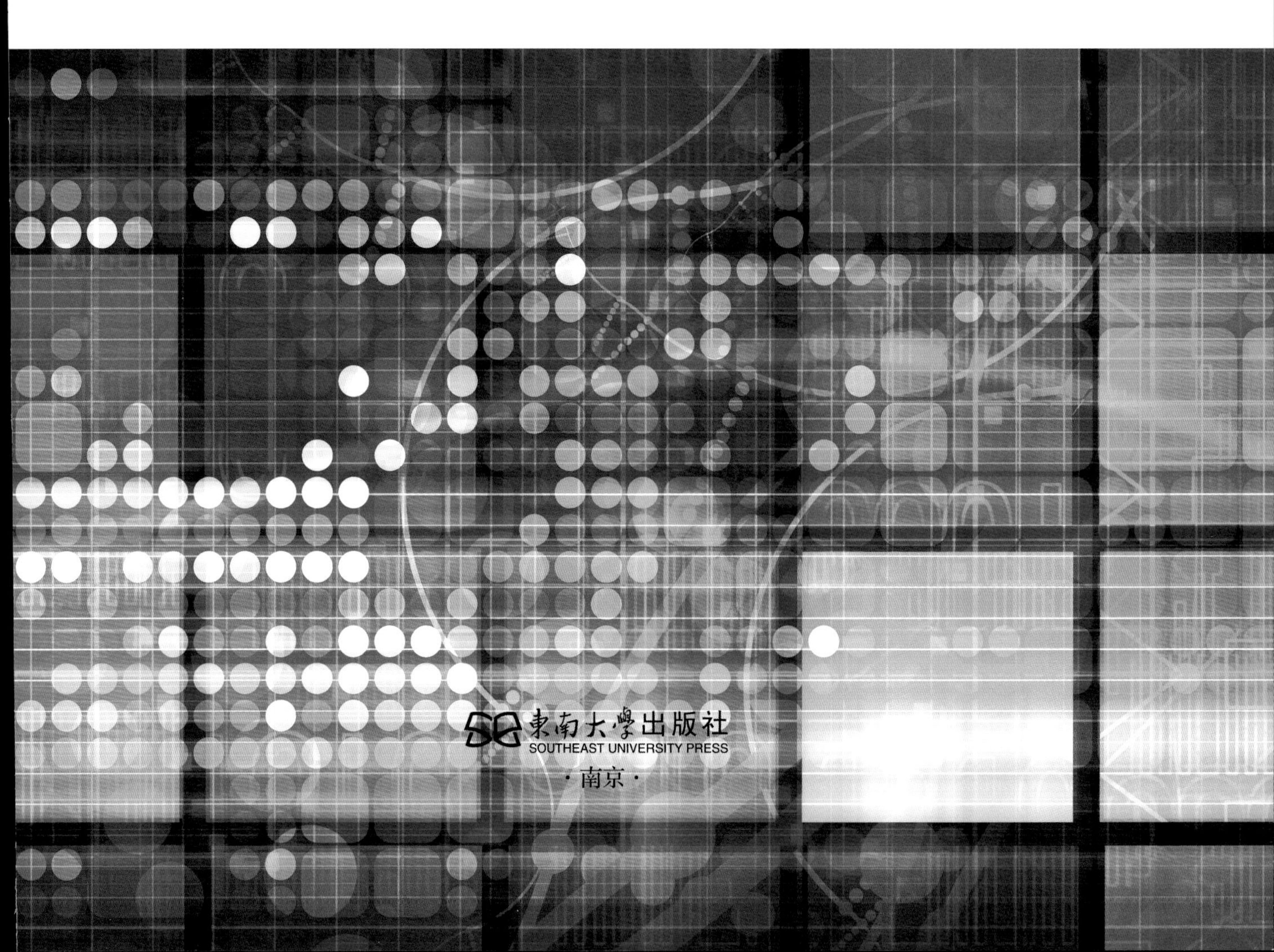

图书在版编目（CIP）数据

江苏省恶性肿瘤报告. 2023/徐燕，周金意，韩仁强主编. -- 南京：东南大学出版社，2025.3. --ISBN 978-7-5766-1283-7

Ⅰ. R73

中国国家版本馆CIP数据核字第20259V8Q03号

责任编辑：陈潇潇（380542208@qq.com）

责任校对：子雪莲　　封面设计：余武莉　　责任印制：周荣虎

江苏省恶性肿瘤报告（2023）

Jiangsu Sheng Exing Zhongliu Baogao（2023）

主　　编： 徐　燕　周金意　韩仁强
出版发行： 东南大学出版社
出 版 人： 白云飞
社　　址： 南京四牌楼2号　邮编：210096
网　　址： http://www.seupress.com
电子邮箱： press@seupress.com
经　　销： 全国各地新华书店
印　　刷： 南京新世纪联盟印务有限公司
开　　本： 889 mm × 1 194 mm　1/16
印　　张： 11.25
字　　数： 280 千字
版　　次： 2025 年 3 月第 1 版
印　　次： 2025 年 3 月第 1 次印刷
书　　号： ISBN 978 – 7 – 5766 – 1283 – 7
定　　价： 98.00 元

《江苏省恶性肿瘤报告（2023）》编委会

前言

Preface

恶性肿瘤是严重危害人类生命和健康的一大类疾病。从20世纪70年代初有生命统计数据以来，恶性肿瘤一直是江苏省居民的最主要死因之一，且其疾病负担呈不断加重趋势。肿瘤登记是对肿瘤流行情况、变化趋势和影响因素进行的长期、连续、动态的系统性监测，是制定恶性肿瘤防控措施、开展综合防控研究和评价防控效果的重要基础性工作。在国家癌症中心和江苏省卫生健康委员会（原江苏省卫生计生委）全力支持下，江苏省肿瘤登记中心（江苏省疾病预防控制中心，以下简称“江苏省疾控中心”）在全省开展以人群为基础的肿瘤登记工作，建立了肿瘤登记年报制度，自2016年开始定期出版江苏省恶性肿瘤报告，现已出版8册，为江苏省的肿瘤预防与控制工作提供了科学依据。

2023年全省有80个肿瘤登记处上报了2020年全人群肿瘤登记资料，其中有69个肿瘤登记处的数据质量达到综合质控要求，包括城市登记处30个、农村登记处39个，分布在全省各设区市，覆盖人口69 612 741人（男性35 143 163人，女性34 469 578人），约占同期江苏省户籍人口总数（78 625 824人）的88.54%。在对69个符合质量控制要求的肿瘤登记处数据进行汇总和分析的基础上，江苏省疾控中心组织专业人士编写了《江苏省恶性肿瘤报告（2023）》。

《江苏省恶性肿瘤报告（2023）》共分为六个部分：

第一部分为概述；第二部分介绍了数据的收集方法、质量控制流程和常用统计分析指标；第三部分详细介绍了江苏省各登记处2020年肿瘤登记资料的上报情况、质量评审结果及数据收录情况；第四部分描述了全省肿瘤登记地区合计及分城乡、分性别恶性肿瘤发病和死亡情况；第五部分简要描述了主要人体部位的恶性肿瘤发病、死亡情况和其在各肿瘤登记处的流行现状，并就其中部分癌种的亚部位和病理组织学分型进行了细节描述；最后一部分为附录，包含了全省合计、分城乡、分性别、分癌种及分年龄组的发病和死亡的详细统计结果。

《江苏省恶性肿瘤报告（2023）》全面、系统地描述了江苏省肿瘤登记地区人群全部恶性肿瘤及22种常见恶性肿瘤的发病与死亡等流行情况，是一本能全面反映江苏省恶性肿瘤流行现状、癌情信息丰富的专业书籍。

《江苏省恶性肿瘤报告（2023）》的顺利出版，得到了国家癌症中心/全国肿瘤登记中心、江苏省卫生健康委员会疾控处的大力支持，凝结了江苏省各肿瘤登记处、各级医疗机构肿瘤登记工作人员和本书编写人员的辛勤劳动和汗水。江苏省肿瘤登记人员在实践中探索，在创造中发现，在开拓中前进，使江苏省肿瘤登记工作步入良性的发展轨道，在此谨表示衷心的感谢！

江苏省疾控中心在登记资料收集、质量控制、登记处选择、数据清理、统计分析、图表呈现和文字描述等方面力求严谨，反复核实，力争客观、真实、准确地展示我省肿瘤流行数据。由于知识和水平的限制，本书难以避免存在谬误和不足，恳请同行和读者批评指正。

编者

2024年11月

目录
Contents

第一章　概述

肿瘤登记是按一定组织系统经常性地搜集、储存、整理、统计分析和评价肿瘤发病、死亡和生存资料的统计工作，是目前国际上公认的肿瘤流行病学信息收集与数据统计方法。开展以人群为基础的肿瘤登记工作，可获取不同时期、不同地区和不同人群中恶性肿瘤的发病、死亡和生存状况资料。该资料是掌握人群恶性肿瘤流行现状和变化趋势，度量全社会恶性肿瘤疾病负担的有效资源，可为肿瘤病因学研究提供线索，为肿瘤防治策略和措施的制定、评估和调整提供科学依据。

江苏省是全国较早开展肿瘤登记报告工作的省份之一，启东县（现启东市）于 1972 年在江苏省率先建立肿瘤登记报告制度，随后从 20 世纪 80 年代开始，在无锡、南通、淮安、泰州、常州等 11 个设区市所在地区陆续开展肿瘤登记报告工作。2008 年，卫生部在全国范围内启动“中央财政转移支付肿瘤随访登记项目”，对部分登记地区给予专项经费支持。江苏省金坛市（现常州市金坛区）、启东市、海门市（现南通市海门区）、连云港市区、赣榆县（现连云港市赣榆区）、东海县、灌云县、淮安市楚州区（现淮安市淮安区）、建湖县、大丰市（现盐城市大丰区）、扬中市、泰兴市等 12 个登记处被确定为首批中央财政转移支付肿瘤随访登记项目点。2009—2013 年国家项目点扩增，苏州市区、无锡市区、徐州市区、常州市区、南通市区、盐城市区、丹阳市、海安县（现海安市）等 8 个登记地区也先后被纳入。

为建立和完善全国肿瘤登记制度，动态掌握我国恶性肿瘤流行情况和发展趋势，国家卫生计生委、国家中医药管理局于 2015 年 1 月 27 日制定并下发了《关于印发肿瘤登记管理办法的通知》（国卫疾控发〔2015〕6 号），江苏省卫生计生委、江苏省中医药局根据江苏省具体情况，在转发国家管理办法的同时，对江苏省肿瘤登记工作做出了具体要求：明确了江苏省各级卫生计生行政部门在全省各级肿瘤登记工作中的组织、管理、协调和保障职能，指定江苏省疾控中心作为省级肿瘤登记中心，负责全省肿瘤登记工作的方案制定、技术指导、人员培训、质量控制和考核评价等工作；要求各设区市、县（市、区）设立肿瘤登记处，负责开展责任区域内的肿瘤随访登记工作；要求全省各级各类医疗卫生机构认真履行肿瘤登记报告责任，建立内部管理制度，明确责任报告人，健全院内登记报告流程，规范开展肿瘤登记报告工作。《肿瘤登记管理办法》的出台为江苏省肿瘤随访登记体系的进一步完善打下了坚实基础。

2019 年，国家卫生健康委等 10 部门联合制定和下发了《健康中国行动——癌症防治实施方案（2019—2022 年）》，其中提出了“健全肿瘤登记报告制度”和“提升肿瘤登记数据质量”的明确要求。同年江苏省卫生健康委等 10 部门也联合制定了《江苏省推进癌症防治工作实施方案（2019—2022 年）》，进一步明确了全省“要建立覆盖全省的肿瘤随访登记体系，60% 以上县（市、区）随访登记数据达到国家肿瘤登记年报数据质量标准。搭建省级癌症大数据平台，定期发布肿瘤流行特征报告”的目标，这为江苏省肿瘤随访登记工作确立了发展方向。

40 多年来，在全省各级卫生行政部门的支持下，在各级肿瘤登记处和肿瘤登记报告单位的共同努力下，截至 2016 年底，江苏省已初步实现肿瘤随访登记工作的县区全覆盖。自此，江苏省肿瘤随访登记工作重心从增点扩面向全面提升工作水平和数据质量、逐步实现规范化和标准化的方向转移。2023 年 4 月 28 日，国家癌症中心下发了《国家癌症中心关于收集 2023 年肿瘤登记年报资料的函》（癌症中心便函〔2023〕第 4 号），江苏省疾病预防控制中心立即发文组织了全省各登记处 2020 年肿瘤登记资料的收集和上报工作。截至 2023 年 7 月 31 日，经过近一个多月反复的数据审核、反馈和修订，顺利完成了全省 80 个登记处 2020 年肿瘤登记资料的审核工作，确认其中 69 个符合省级和国家肿瘤登记年报要求并及时向国家癌症中心提交，较 2022 年增加 14 个。

为加强我国肿瘤登记工作的规范化管理，充分发挥优秀肿瘤登记处的示范引领作用，2024 年 1 月国家癌症中心根据综合评分排名，授予江苏省疾控中心等 17 个省级登记处“2023 年度肿瘤登记工作省级单位杰出贡献奖”，并向连续 10 年及以上、5—9 年和 3—4 年入选中国肿瘤登记年报的全国 112 个、214 个和 199 个肿瘤登记处分别授予“2023 年度肿瘤登记工作杰出贡献奖”、“2023 年度肿瘤登记工作优秀奖”和“2023 年度肿瘤登记工作进步奖”，江苏省分别有 22 个、18 个和 5 个登记处获此殊荣，获奖数量居全国前列。与此同时，国家癌症中心第二次在全国范围内组织开展肿瘤登记工作先进个人评选活动，最终全国评定“2023 年度肿瘤登记工作先进个人”286 名，江苏省有 16 名肿瘤登记工作者获此荣誉称号。

启东市肿瘤登记处作为江苏省最早建立的人群肿瘤登记处，其登记资料先后被世界卫生组织国际癌症研究署（IARC）/国际癌症登记协会（IACR）《五大洲癌症发病率》（CI 5）第 6、7、8、10 卷收录。2017 年，江苏省肿瘤登记取得历史性突破。无锡市、南通市海门区、启东市、连云港市、灌云县、淮安市淮阴区、建湖县、射阳县共 8 个登记处的 2008—2012 年资料被 CI 5 第 11 卷收录。2022 年江苏省疾控中心组织全省 36 个肿瘤登记处向 IARC/IACR 提交了 CI 5 第 12 卷数据。2023 年 6 月，根据 IARC/IACR 反馈，江苏省 28 个登记处的 2013—2017 年肿瘤登记资料被收录，占全国 157 个被收录登记处的 18%。这 28 个登记处包括无锡市区、江阴市、常州市区、溧阳市、常州市金坛区、苏州市区、张家港市、昆山市、南通市区、海安市、如东县、启东市、如皋市、南通市海门区、连云港市、连云港市赣榆区、东海县、灌云县、淮安市淮阴区、涟水县、盱眙县、盐城市区、滨海县、射阳县、东台市、盐城市大丰区、丹阳市和扬中市肿瘤登记处。

为充分挖掘和利用江苏省肿瘤登记资料，定期发布全省最新的恶性肿瘤发病、死亡、流行特征报告，为肿瘤防治研究和相关防控政策的出台提供科学依据。在江苏省卫生健康委员会（原江苏省卫生计生委）的大力支持下，江苏省疾控中心从 2016 年开始，每年组织专家分析数据和撰写江苏省恶性肿瘤报告。2023 年下半年开始，江苏省疾控中心在对全省各登记处提交的 2020 年肿瘤登记资料进行再次整理、质控和分析的基础上，确定了纳入全省汇总分析的肿瘤登记处，并召集省内肿瘤登记专家共同编撰了《江苏省恶性肿瘤报告（2023）》。

第二章　肿瘤登记资料的收集、质量控制和统计分析

江苏省最新肿瘤随访登记管理工作方案要求，《国际疾病分类第十版》（International Statistical Classification of Diseases and Related Health Problems 10th Revision，ICD—10）所定义的全部恶性肿瘤（ICD—10：C00—C97）、脑和中枢神经系统良性及良恶未定肿瘤（D32—D33、D42—D43）、真性红细胞增多症（D45）、骨髓增生异常综合征（D46）、淋巴造血和有关组织动态未定肿瘤（D47）和原位癌（D00—D09）的发病、死亡和生存随访资料，以及登记地区覆盖人群的人口学资料，均是江苏省肿瘤登记收集的主要内容。

一、肿瘤登记资料的收集

（一）新发病例资料

1.医疗机构报告

各级各类具有肿瘤诊治能力的医疗机构是江苏省内肿瘤新发病例的主要来源。江苏省要求各责任报告医疗机构建立院内肿瘤登记报告制度，院内肿瘤诊治相关科室（门诊、住院、病案、病理、放射、超声、检验等）均应及时登记经诊治的肿瘤病例信息，定期送交或由信息系统自动汇集至院内肿瘤登记负责部门，由其对院内肿瘤病例信息进行整理、审核、补充、剔重和登记后，及时通过肿瘤登记网报系统上报或填写纸质报告卡上交辖区肿瘤登记处。各级各类医疗机构还应定期导出或摘录院内门诊、住院和（或）病案中所有肿瘤病例复诊信息（无论是否因肿瘤而就诊），并提交辖区肿瘤登记处，这是肿瘤病例被动随访信息的重要来源。有区域卫生信息平台的地区，可根据当地实际情况，采用对接或自动抓取等信息化技术手段，

开展院内肿瘤新发病、复诊、治疗、死亡等信息的收集、整理和报告工作，提高肿瘤随访登记工作效率，减轻报告单位工作压力。

各级各类医疗机构在报告规定 ICD—10 编码范围的肿瘤病例信息时，还应注意收集部分以字母“Z”打头的“其他肿瘤相关”分类和编码的病例信息（表 2-1），并与院内已上报发病信息进行比对，确认是否需要追访和补充报告。在目前医疗机构的病案编码实践中，对于以复诊或外地（外院）诊疗后回本地（本院）进行后续治疗为目的的肿瘤病例，往往将其主要诊断编码至 Z 编码，而非 C 编码或 D 编码，易导致肿瘤新发病或复诊信息遗漏，因此在医院信息收集、漏报调查及质控过程中应格外注意，这是外地（外院）就医肿瘤病例发病信息和肿瘤现患病例被动随访信息的重要来源。

表 2-1　以字母“Z”打头的“其他肿瘤相关”分类名称和编码

编码	分类名称
Z08	恶性肿瘤治疗后的随诊检查
Z12	肿瘤的特殊筛查
Z40.0	与恶性肿瘤有关的危险因素的预防性手术
Z51.0	放疗疗程
Z51.1	肿瘤化疗疗程
Z51.5	姑息治疗
Z80	恶性肿瘤的家族史
Z85	恶性肿瘤的个人史
Z86.0	其他肿瘤的个人史
Z92.3	放疗个人史
Z92.6	肿瘤化疗个人史

2. 肿瘤登记处审核和报告卡流转

肿瘤登记处收到辖区内各级各类医疗机构报送的肿瘤新发病例信息后，应及时审核其完整性和有效性，对发现存在变量信息不完整、逻辑错误、编码错误等问题的报告卡，立即退回报告单位进行核实和修订。对审核通过的肿瘤新发病例信息，登记处将根据其现住或户籍地址所属乡镇 / 街道分片下发至对应乡镇医院 / 社区卫生服务中心，由基层肿瘤登记人员对肿瘤病例信息进行随访和核实，并将核实结果及时反馈至所属登记处。已有肿瘤登记信息平台地区，可通过信息平台完成以上医疗机构肿瘤新发病卡提交前的自动审核，提交后按现住或户籍地址所属的乡镇 / 街道自动下发，基层肿瘤登记人员对下发的肿瘤新发病卡进行随访核实后的线上反馈等流程。

3. 乡镇医院 / 社区卫生服务中心上报

乡镇医院 / 社区卫生服务中心在协助登记处对肿瘤新发病例信息进行初次随访、核实和反馈的同时，还应在日常工作中主动发现和收集辖区内肿瘤新发病例和死亡信息，并按要求填写肿瘤登记报告卡和肿瘤登记簿，每月报送肿瘤登记处或及时在网报系统中登报。此外，乡镇医院／社区卫生服务中心每年还需对辖区内的肿瘤现患病例进行定期的随访和管理。

4. 死亡补发病

为确保肿瘤登记资料的完整性，肿瘤登记处必须定期开展死亡补发病工作，即每月或每季度将全人群死因监测资料中的提及肿瘤死因或肿瘤病史的病例信息和肿瘤登记中的发病信息进行核对，及时发现可能存在的发病漏报情况。对可疑的肿瘤发病漏报，登记处须及时与开具死亡医学证明书的医疗机构或者死亡病例所属基层医疗卫生机构、死者家属或知情人联系，核实其根本死因是否为恶性肿瘤。对确认为发病漏报的肿瘤病例，需继续回顾追溯和补充完善其生前最初的恶性肿瘤诊断相关信息（以诊断肿瘤的纸质或电子文书为准），并补报肿瘤发病信息至最早诊断相应年份的发病库中。

5. 医疗保险相关信息的利用

恶性肿瘤病例诊治相关的医疗保险记录，是获取肿瘤登记新发病例信息的重要来源之一。各地肿瘤登记处在上级卫生行政部门的协调下，定期（每月／每季度）前往医保部门获取所辖户籍居民因肿瘤就医报销的资料，重点收集病例个人基本信息、肿瘤诊断（诊断日期、诊断依据、诊断部位、病理形态学）和治疗（治疗时间、治疗方式）相关信息，除与登记处已有肿瘤发病信息核对发现漏报并补报外，还须更新或补充已有肿瘤病例发病信息，如更新为更早的诊断日期、更为详细的病理组织形态学诊断、更高级别的诊断依据和诊断医院等。此外，肿瘤现患病例的医疗保险信息是完成肿瘤病例被动随访的重要信息来源之一。

（二）死亡病例资料

死因监测资料是肿瘤死亡信息的主要来源，登记处应定期核对肿瘤发病与全死因监测数据库，以确认肿瘤病例的生存状态。除根本死因为肿瘤的死亡病例外，非肿瘤原因导致的肿瘤病例死亡信息也需详细核实和登记，包括死亡日期、死亡地点、根本死因及其 ICD—10 编码等。此外，在各级医疗机构院内发生的恶性肿瘤病例死亡以及基层医疗卫生机构发现的辖区内恶性肿瘤病例死亡也应及时登记和报告，这也是江苏省肿瘤死亡病例信息的重要来源。死因监测资料是肿瘤病例被动随访信息的主要来源。

（三）人口资料

肿瘤登记处应定期通过公安、统计等部门获取覆盖行政区域内的年度户籍人口资料，包括辖区内户籍人口总数及分性别、年龄组（0 岁，1—4 岁，5—9 岁，10—14 岁……80—84 岁，85 岁及以上）人口数。如果从公安、统计等部门获取的人口资料的年份或年龄分组与肿瘤登记要求不一致，可利用两个相隔若干年、来源较明确、可信的人口构成数据，通过“内插法”或“外推法”对中间年份的人口构成数据进行推算。

二、肿瘤登记资料的质量控制

（一）登记资料质量控制指标

质量控制应贯穿肿瘤登记工作的整个过程，可以从完整性、有效性、可比性和时效性等四个方面对肿瘤登记的质量进行评价。在对肿瘤登记资料质量进行评价时，应坚持以数据的真实性、稳定性和均衡性为根本，并根据登记地区的特点，从以下常用质控指标入手，综合评估该肿瘤登记处数据质量：

1. 形态学诊断确认比例（proportion of morphologic verification，MV%）

形态学诊断确认比例（MV%）是评价肿瘤登记数据完整性和有效性的重要指标。在肿瘤的各类诊断依据中，形态学诊断（包括细胞学和血片，如外周血、骨髓液涂片及脱落细胞学检查）的可靠性最高，提示部分可疑的恶性肿瘤病例已通过病理确诊或排除；其次是其他实验室辅助诊断和单纯的临床诊断（表 2-2）。在评价该指标时，除了考虑全部恶性肿瘤 MV%的平均水平外，还需对常见恶性肿瘤的 MV% 分别进行评价。食管癌、胃癌、结直肠癌、乳腺癌、淋巴瘤、白血病等容易获取病理的恶性肿瘤的 MV% 不应太低；而脑瘤、肺癌、肝癌、胰腺癌等不易取病理、通常根据影像学或超声等无创检查确诊的肿瘤，其 MV% 不应太高。此外，各地癌谱构成情况和社会经济发展现状也影响着 MV%，在评价该指标时也应纳入考虑范畴。

表 2-2　诊断依据分类及其编码

编码	诊断依据分类名称	分类定义及解释
0	只有死亡医学证明书（DCO）	仅有死亡医学证明书而无其他任何诊治资料的病例
无显微镜检查		
1	临床诊断	仅根据症状、体征及疾病发展规律等在患者死前做出的诊断，不包括以下“2—8”诊断依据代码涉及内容
2	临床辅助检查	包括 X 线、内窥镜、影像学、超声波等大多数临床诊断技术
3	探查性手术和尸检（无病理）	探查性手术（如剖腹探查）和尸检，但未做病理组织学检查
4	特殊肿瘤标志物	特殊的生化和免疫学检查
显微镜镜下检查		
5	细胞学或血片	外周血、骨髓液涂片及痰涂片等脱落细胞学检查
6	病理（继发）	转移部位的病理组织学检查，包括转移部位的尸检标本检查
7	病理（原发）	包括所有原发部位的病理切片和骨髓组织活检
8	尸检（有病理）	原发部位的尸检标本的病理组织学检查
9	不详	

$$\text{形态学诊断确认比例（MV\%）}=\frac{\text{诊断依据编码为 5、6、7、8 病例数}}{\text{全部病例数}}\times 100\%$$

2. 只有死亡医学证明书比例（percentage of cancer cases identified with death certification only，DCO%）

在肿瘤登记工作中，通过定期核对肿瘤登记的发病数据与全人群死因监测信息，寻找仅有肿瘤死亡记录而无发病信息的发病漏报病例，并通过追溯进行发病信息收集和补报的过程，称为死亡补发病（death certificate notification，DCN）。在追溯和补充 DCN 病例的生前肿瘤发病信息时，有少数病例无法获取其生前任何恶性肿瘤发病确认信息（有效医疗诊断资料），如发病日期、诊断医院、诊断依据等，此时将这部分病例称为“只有死亡医学证明书”（death certification only，DCO）病例。由于 DCO 病例缺乏生前肿瘤发病诊断信息，无法确定其发病日期和诊断依据，更不可能有病理组织学确诊的信息，故将其死亡日期定为其发病日期，其诊断依据编码为“0”（表 2-2）。DCO 病例在所有肿瘤登记新发病例中所占的比例即为只有死亡医学证明书比例（DCO%），是间接评价通过死亡医学证明书发现肿瘤新发病例所占比例（DCN%，发病漏报程度）的指标，更是评价肿瘤登记资料完整性和有效性的重要指标。肿瘤登记处建立初期 DCO% 可能较高，随着登记工作的不断完善和规范开展，DCO% 将逐年降低并维持在较低水平，不会太高（＜ 10%），但通常为 0 的可能性也很小。

$$\text{只有死亡医学证明书比例 (DCO\%)} = \frac{\text{只有死亡医学证明书病例数}}{\text{全部病例数}} \times 100\%$$

3. 死亡发病比（mortality to incidence ratio，M/I）

死亡发病比（M/I）是同一人群中同期登记的肿瘤死亡病例数与新发病例数的比值，是反映肿瘤登记资料完整性与有效性的重要指标之一。一般情况全部恶性肿瘤的 M/I 平均值应在 0.6 到 0.8 之间，M/I 大于 0.8 提示可能存在肿瘤发病漏报、死亡重报或死亡补发病不完整，M/I 小于 0.6 提示可能发病未查重或死亡漏报。但在评价登记资料 M/I 时，还需结合各地恶性肿瘤的构成特征考量。如乳腺癌、甲状腺癌和结直肠癌等预后较好的恶性肿瘤占比较高时，该地全部恶性肿瘤的 M/I 平均值可能低于 0.6，甚至低于 0.5；而肺癌、食管癌、胃癌、肝癌等预后较差恶性的肿瘤占比较高时，则该地全部恶性肿瘤的 M/I 平均值有可能超过 0.8。此外，除对全部恶性肿瘤的 M/I 平均值进行评价外，还需对常见癌种的 M/I 分别进行评估。如肝癌、肺癌等死亡率高、生存期短的恶性肿瘤 M/I 可接近 1；乳腺癌、甲状腺癌等生存期长、预后好的恶性肿瘤 M/I 常低于 0.5。无论何种情况，肿瘤登记处全部恶性肿瘤的 M/I 平均值和常见恶性肿瘤的 M/I 均不应大于 1。

$$\text{死亡发病比 (M/I)} = \frac{\text{同时期内恶性肿瘤死亡病例数}}{\text{同时期内恶性肿瘤新发病例数}}$$

4. 恶性肿瘤逐年发病、死亡水平的稳定性

在登记处覆盖范围和人口无明显变动，登记报告肿瘤种类及登记规程、标准和定义等没有改变的情况下，登记处恶性肿瘤的逐年发病率和死亡率应该保持相对稳定，不应出现骤升或骤降现象。除对全部恶性肿瘤的逐年发病、死亡率的稳定性进行评价外，还需对常见恶性

肿瘤的发病率、死亡率的逐年波动情况进行分析，因为一个地区的恶性肿瘤构成在正常情况下不应突然改变，其发病率、死亡率也不应有明显波动。此外，还需对连续年份恶性肿瘤的标化率波动情况进行分析，以侧面评价人口和癌谱的构成变动情况。

5. 人口资料评价指标

以人群为基础的肿瘤登记，在评价肿瘤登记人口资料时，要注意其可比性和合理性。肿瘤登记处目前都是以一定行政区划为工作范围的，登记的是该区域内户籍人口的肿瘤发病和死亡信息，因此对应的人口资料也应是该行政区划的户籍人口信息，确保分子、分母的可比性。

其次要考虑人口资料的合理性。在登记范围内无行政区划调整或明显人口迁移的情况下，连续年份的人口总数应该在一定的范围内上下波动，相邻年份人口总数差别不大，且其男女性别比的波动也应相对稳定，更不能出现反转。除了人口总数和性别比外，还可对分性别、年龄组人口构成变化的合理性进行评价，在人口数、全死因死亡率和出生率相对稳定的情况下，相邻年份人口构成不应骤变。除通过人口构成金字塔图的变动情况进行直观观察外，还可通过肿瘤标化发病率或标化死亡率的波动情况、60 岁或 65 岁及以上年龄组人口所占比例的变化情况等对人口构成资料的合理性进行评估，以发现分性别、年龄组人口构成存在的问题，并及时予以核实和纠正。

（二）登记资料的质量控制流程及纳入标准

参考国家癌症中心对肿瘤登记资料质量审核的相关指标及流程，江苏省疾控中心在收到各肿瘤登记处提交的肿瘤登记资料后，首先检查资料的完整性，包括是否上报了要求的所有数据库，如肿瘤发病库、肿瘤死亡库、人口数据库、登记地区基本信息表和登记处信息表等，以及各数据库是否包含了所有的关键变量。确认了资料的完整性后，使用国际癌症研究署（International Agency for Research on Cancer，IARC）/国际癌症登记协会（International Association of Cancer Registries，IACR）的 IARCcrgTools 软件对数据库变量的完整性和有效性，以及各变量间的内部一致性逐一进行检查并记录存在问题。之后采用 Excel、SAS 等数据库软件分析登记资料并生成统一的分析结果表格。汇总分析发现的问题和数据分析结果，生成数据库评估报告并反馈给各肿瘤登记处。各肿瘤登记处根据省疾控中心的评估报告对登记资料存在问题进行核实、修改和补充，并将完善后的数据库再次提交省疾控中心进行重新审核。经过这一反复的数据审核、修订和完善流程，形成各肿瘤登记处最终的年度肿瘤登记资料。

江苏省疾控中心参照国家癌症中心在 2017 年制定的肿瘤登记年报数据纳入原则和标准，结合江苏省实际情况，从肿瘤登记数据的真实性、稳定性和均衡性等方面，综合评估各肿瘤登记处数据质量。除将 MV%、DCO%、M/I、发病和死亡水平是否在参考范围值内，以及其在连续年份的变动情况等作为衡量数据质量的重要依据外，还综合考虑肿瘤登记处各个指标在本地区的合理范围，并新增标化发病率和标化死亡率的波动情况作为考核指标之一。肿瘤登记处资料 MV%、DCO%、M/I、发病和死亡水平远超参考值范围且无法解释原因，连续年份的发病率、死亡率、标化发病率或标化死亡率波动明显异常，均被认为数据质量较差，不能纳入该年度江苏省恶性肿瘤报告数据源。

三、肿瘤登记资料的统计分析

（一）肿瘤统计分类

为了便于肿瘤发病、死亡资料的统计分析，根据《国际疾病分类第十版》（ICD—10）将报告范围内除原位癌外的各种肿瘤进行归类，分为59个细分类或25个大分类。其中“脑、神经系统”包括脑和中枢神经系统的良性及良恶未定肿瘤（D32—D33、D42—D43）。真性红细胞增多症（D45）、骨髓增生异常综合征（D46）、淋巴造血和有关组织动态未定肿瘤（D47）归入髓样白血病（C92）（表2-3、表2-4）。

表2-3　常用肿瘤ICD—10统计分类表（细分类）

顺序	部位	ICD—10编码范围
1	唇	C00
2	舌	C01—C02
3	口	C03—C06
4	唾液腺	C07—C08
5	扁桃体	C09
6	其他口咽	C10
7	鼻咽	C11
8	下咽	C12—C13
9	咽，部位不明	C14
10	食管	C15
11	胃	C16
12	小肠	C17
13	结肠	C18
14	直肠	C19—C20
15	肛门	C21
16	肝脏	C22
17	胆囊及其他	C23—C24
18	胰腺	C25
19	鼻、鼻窦及其他	C30—C31
20	喉	C32
21	气管、支气管、肺	C33—C34
22	其他胸腔器官	C37—C38
23	骨	C40—C41
24	皮肤黑色素瘤	C43
25	皮肤其他	C44
26	间皮瘤	C45
27	卡波西肉瘤	C46
28	周围神经、其他结缔组织、软组织	C47，C49
29	乳房	C50
30	外阴	C51

续表

顺序	部位	ICD—10 编码范围
31	阴道	C52
32	子宫颈	C53
33	子宫体	C54
34	子宫，部位不明	C55
35	卵巢	C56
36	其他女性生殖器	C57
37	胎盘	C58
38	阴茎	C60
39	前列腺	C61
40	睾丸	C62
41	其他男性生殖器	C63
42	肾	C64
43	肾盂	C65
44	输尿管	C66
45	膀胱	C67
46	其他泌尿器官	C68
47	眼	C69
48	脑、神经系统	C70—C72，D32—D33，D42—D43
49	甲状腺	C73
50	肾上腺	C74
51	其他内分泌腺	C75
52	霍奇金淋巴瘤	C81
53	非霍奇金淋巴瘤	C82—C86，C96
54	免疫增生性疾病	C88
55	多发性骨髓瘤	C90
56	淋巴样白血病	C91
57	髓样白血病	C92—C94，D45—D47
58	白血病，未特指	C95
59	其他或未指明部位	C26，C39，C48，C76—C80，C97
60	所有部位除外 C44	ALL exc. C44
61	所有部位合计	C00—C97，D32—D33，D42—D43，D45—D47

表 2-4　常用肿瘤 ICD—10 统计分类表（大分类）

顺序	部位全称	部位缩写	ICD—10 编码范围
1	口腔和咽喉（除外鼻咽）	口腔	C00—C10，C12—C14
2	鼻咽	鼻咽	C11
3	食管	食管	C15
4	胃	胃	C16
5	结直肠肛门	结直肠	C18—C21
6	肝脏	肝	C22
7	胆囊及其他	胆囊	C23—C24
8	胰腺	胰腺	C25
9	喉	喉	C32
10	气管、支气管、肺	肺	C33—C34
11	其他胸腔器官	其他胸腔器官	C37—C38
12	骨	骨	C40—C41
13	皮肤黑色素瘤	皮肤黑色素瘤	C43
14	乳房	乳房	C50
15	子宫颈	子宫颈	C53
16	子宫体及子宫部位不明	子宫体	C54—C55
17	卵巢	卵巢	C56
18	前列腺	前列腺	C61
19	睾丸	睾丸	C62
20	肾及泌尿系统不明	肾	C64—C66，C68
21	膀胱	膀胱	C67
22	脑、神经系统	脑	C70—C72，D32—D33，D42—D43
23	甲状腺	甲状腺	C73
24	淋巴瘤	淋巴瘤	C81—C86，C88，C90，C96
25	白血病	白血病	C91—C95，D45—D47
26	不明及其他	其他	C17,C26,C30—C31,C39,C44—C49,C51—C52,C57—C58,C60,C63,C69,C74—C80,C97
27	所有部位合计	合计	C00—C97,D32—D33,D42—D43,D45—D47

（二）地区分类

根据国家标准《中华人民共和国行政区划代码》（GB/T 2260），将江苏省各登记地区进行城乡分类：地级以上城市（区）归为城市地区，县及县级市归于农村地区。

（三）常用统计分析指标

1. 年平均人口数

年平均人口数是计算发病(死亡)率等恶性肿瘤的年度发病(死亡)频率(强度)指标的分母，准确来说是指登记处覆盖区域内某年度可能发生恶性肿瘤的人口数，已发生了恶性肿瘤的个体通常不应包括在分母中。但在实际工作中，人群中有发生恶性肿瘤可能的精确人口数往往很难获取，因此一般用年平均人口数，即该年年初（或上年末）、年末人口数之和除以 2，或 7 月 1 日零时的人口数（年中人口数）作为分母。

$$\text{年平均人口数（人）}=\frac{\text{年初（上年末）人口数}+\text{年末人口数}}{2}$$

2. 发病（死亡）率

发病（死亡）率即粗发病（死亡）率，指某年该地登记的每10万人口中恶性肿瘤新发（死亡）病例数，是反映人口发病（死亡）情况最基本的指标。

$$\text{发病（死亡）率（1/10 万）}=\frac{\text{某年该地恶性肿瘤新发（死亡）病例数}}{\text{某年该地年平均人口数}}\times 100\,000$$

3. 分类构成比

恶性肿瘤发病（死亡）分类构成比可以反映各类恶性肿瘤对居民健康的危害情况。恶性肿瘤发病（死亡）分类构成比计算公式如下：

$$\text{某恶性肿瘤发病（死亡）构成比（\%）}=\frac{\text{某恶性肿瘤发病（死亡）人数}}{\text{全部恶性肿瘤发病（死亡）人数}}\times 100$$

4. 年龄组发病（死亡）率［年龄别发病（死亡）率］

年龄组发病（死亡）率是反映人口发病（死亡）随年龄增长变动过程的重要指标，同时也是计算寿命表、标化率等指标所必需的数据。在对年龄进行分组时，除0岁（不满1岁）、1—4岁和85岁及以上年龄组外，其他均以间隔5岁为1个年龄组，即0岁、1—4岁、5—9岁、10—14岁……80—84岁和85岁及以上19个年龄组。其计算公式为：

$$\text{某年龄组发病（死亡）率（1/10 万）}=\frac{\text{某年龄组发病（死亡）人数}}{\text{同时期同年龄组人口数}}\times 100\,000$$

5. 年龄调整发病（死亡）率［标化发病（死亡）率］

人口年龄构成是影响恶性肿瘤发病（死亡）率的重要因素，在比较不同地区或同一地区不同时期恶性肿瘤的发病(死亡)率时，为了消除人口年龄构成的影响，要计算年龄调整发病(死亡)率，即采用某一标准人口年龄构成计算的发病（死亡）率。本报告分别采用2000年中国普查人口构成（简称“中标率”）和Segi世界标准人口构成（简称“世标率”）进行年龄调整发病（死亡）率的计算（表2-5）。

标化发病（死亡）率的计算（直接法）：

①计算年龄组发病（死亡）率；

②各年龄组发病（死亡）率乘以相应标准人口年龄构成百分比，得到相应的理论发病（死亡）率；

③各年龄组的理论发病（死亡）率之和即为年龄标化发病（死亡）率。

$$标化发病（死亡）率（1/10万）= \frac{\sum[标准人口年龄构成 \times 年龄别发病（死亡）率]}{\sum 标准人口年龄构成} \times 100\ 000$$

6. 累积发病（死亡）率

累积发病（死亡）率是指某病在某一年龄阶段内按年龄（岁）的发病（死亡）率进行累积的总指标。由于其消除了年龄构成不同的影响，可用于不同地区的直接比较。对于恶性肿瘤，一般计算 0—64 岁或者 0—74 岁的累积发病（死亡）率。

$$累积发病（死亡）率（\%）= \sum[年龄组发病（死亡）率 \times 年龄组距] \times 100$$

7. 截缩发病（死亡）率

不同年龄组人群恶性肿瘤的发病（死亡）水平存在差异，35 岁前相对较低，之后随年龄增长逐步升高，但 65 岁后其他疾病多发，对恶性肿瘤的发病（死亡）水平存在干扰。为客观描述恶性肿瘤发病（死亡）情况，常计算 35—64 岁这一恶性肿瘤高发年龄段人群的标化发病（死亡）率，即截缩发病（死亡）率，来确切反映整个人群的发病（死亡）强度，也便于不同人群的直接比较。标准人口采用 Segi 世界标准人口。

$$截缩发病（死亡）率（1/10万）= \frac{\sum[截缩段各年龄组发病（死亡）率 \times 各段标准年龄构成]}{\sum 各段标准年龄构成} \times 100\ 000$$

表 2-5　2000 年中国普查人口构成和 Segi 世界标准人口构成

年龄组 / 岁	2000 年中国普查人口构成		Segi 世界标准人口构成	
	人口数 / 人	构成 / %	人口数 / 人	构成 / %
0	13 793 799	1.11	2 400	2.40
1—4	55 184 575	4.44	9 600	9.60
5—9	90 152 587	7.26	10 000	10.00
10—14	125 396 633	10.09	9 000	9.00
15—19	103 031 165	8.29	9 000	9.00
20—24	94 573 174	7.61	8 000	8.00
25—29	117 602 265	9.46	8 000	8.00
30—34	127 314 298	10.25	6 000	6.00
35—39	109 147 295	8.78	6 000	6.00
40—44	81 242 945	6.54	6 000	6.00
45—49	85 521 045	6.88	6 000	6.00
50—54	63 304 200	5.09	5 000	5.00
55—59	46 370 375	3.73	4 000	4.00
60—64	41 703 848	3.36	4 000	4.00
65—69	34 780 460	2.80	3 000	3.00
70—74	25 574 149	2.06	2 000	2.00
75—79	15 928 330	1.28	1 000	1.00
80—84	7 989 158	0.64	500	0.50
≥ 85	4 001 925	0.32	500	0.50
合计	1 242 612 226	100.00	100 000	100.00

第三章　肿瘤登记资料质量评价

一、资料来源

截至 2023 年 7 月 31 日，全省 80 个肿瘤登记处向江苏省疾控中心提交了 2020 年肿瘤登记资料。2023 年下半年，江苏省疾控中心对各肿瘤登记处数据库重新进行了清洗、整理和质量评估，并重点与各肿瘤登记处复核了人口构成资料的准确性，以确定《江苏省恶性肿瘤报告（2023）》汇总分析的数据源。

二、资料基本情况

各肿瘤登记处提交的肿瘤登记资料为当地户籍人口中 2020 年 1 月 1 日—12 月 31 日期间的肿瘤发病、死亡及人口资料。其中纳入统计分析的肿瘤包括《国际疾病分类第十版》（ICD—10）所规定的全部恶性肿瘤（ICD—10：C00—C97）、脑和中枢神经系统良性及良恶未定肿瘤（D32—D33、D42—D43）、真性红细胞增多症（D45）、骨髓增生异常综合征（D46），以及淋巴造血和有关组织动态未定肿瘤（D47）。人口资料是各地按男女性别和年龄（0 岁，1—4 岁，5—9 岁，10—14 岁……80—84 岁和 85 岁及以上）分组的户籍人口数据，为各肿瘤登记处从当地统计或公安部门获取的 2020 年的年中户籍人口数据或年平均户籍人口数据，或根据“内插法”或“外推法”推算的 2020 年人口构成资料。

江苏省2020年80个肿瘤登记处覆盖户籍人口76 410 167人，约占江苏省同期户籍人口总数（78 625 824人）的97.18%；其中城市地区40个、农村地区40个，覆盖人口分别为35 991 997人和40 418 170人，分别占47.10%和52.90%（表3-1）。

表3-1 2020年江苏省肿瘤登记资料提交地区基本情况

登记处	区划代码	登记处所在单位	城乡（城市点=1，农村点=2）	登记处建立年	2020年覆盖人口/人
南京市玄武区	320102	南京市玄武区疾病预防控制中心	1	2016	468 863
南京市秦淮区	320104	南京市秦淮区疾病预防控制中心	1	2016	685 049
南京市鼓楼区	320106	南京市鼓楼区疾病预防控制中心	1	2016	917 230
南京市浦口区	320111	南京市浦口区疾病预防控制中心	1	2016	340 600
南京市栖霞区	320113	南京市栖霞区疾病预防控制中心	1	2016	570 721
南京市雨花台区	320114	南京市雨花台区疾病预防控制中心	1	2016	447 689
南京市江宁区	320115	南京市江宁区疾病预防控制中心	1	2016	1209 140
南京市六合区	320116	南京市六合区疾病预防控制中心	1	2016	679 247
南京市溧水区	320117	南京市溧水区疾病预防控制中心	1	2016	448 621
南京市高淳区	320118	南京市高淳区疾病预防控制中心	1	2016	450 855
无锡市区	320201	无锡市疾病预防控制中心	1	1986	2 721 869
江阴市	320281	江阴市疾病预防控制中心	2	2013	1 265 584
宜兴市	320282	宜兴市疾病预防控制中心	2	2016	1 077 036
徐州市区	320301	徐州市疾病预防控制中心	1	2010	2 122 741
丰县	320321	丰县疾病预防控制中心	2	2010	1 204 242
沛县	320322	沛县疾病预防控制中心	2	2011	1 285 260
徐州市铜山区	320323	徐州市铜山区疾病预防控制中心	1	2010	1 322 820
睢宁县	320324	睢宁县疾病预防控制中心	2	2011	1 410 073
新沂市	320381	新沂市疾病预防控制中心	2	2008	1 115 422
邳州市	320382	邳州市疾病预防控制中心	2	2008	1 920 844
常州市区	320401	常州市疾病预防控制中心	1	2010	2 534 135
溧阳市	320481	溧阳市疾病预防控制中心	2	2011	780 692
常州市金坛区	320482	常州市金坛区疾病预防控制中心	1	1998	545 178
苏州市区	320501	苏州市疾病预防控制中心	1	2004	3 808 588
常熟市	320581	常熟市疾病预防控制中心	2	2005	1 058 796
张家港市	320582	张家港市疾病预防控制中心	2	2005	930 277
昆山市	320583	昆山市疾病预防控制中心	2	2005	1 024 213
太仓市	320585	太仓市疾病预防控制中心	2	2005	506 130
南通市区	320601	南通市疾病预防控制中心	1	2011	2 155 169
海安市	320621	海安市疾病预防控制中心	2	1999	917 030
如东县	320623	如东县疾病预防控制中心	2	2012	1 006 113
启东市	320681	启东市人民医院	2	1972	1 098 810
如皋市	320682	如皋市疾病预防控制中心	2	2011	1 407 200
南通市海门区	320684	南通市海门区疾病预防控制中心	1	1999	990 654
连云港市区	320701	连云港市疾病预防控制中心	1	2004	1 054 396
连云港市赣榆区	320721	连云港市赣榆区疾病预防控制中心	1	2000	1 198 779
东海县	320722	东海县疾病预防控制中心	2	2004	1 246 335
灌云县	320723	灌云县疾病预防控制中心	2	2004	1 026 706
灌南县	320724	灌南县疾病预防控制中心	2	2006	815 001
淮安市淮安区	320803	淮安市淮安区疾病预防控制中心	1	1988	1 145 440
淮安市淮阴区	320804	淮安市淮阴区疾病预防控制中心	1	2006	902 427
淮安市清江浦区	320811	淮安市清江浦区疾病预防控制中心	1	2008	581 676
淮安市开发区	320812	淮安市开发区疾病预防控制中心	1	2012	196 193
涟水县	320826	涟水县疾病预防控制中心	2	2007	1 111 499
淮安市洪泽区	320829	淮安市洪泽区疾病预防控制中心	1	2010	362 436
盱眙县	320830	盱眙县疾病预防控制中心	2	2005	789 862

续表

登记处	区划代码	登记处所在单位	城乡（城市点 =1，农村点 =2）	登记处建立年	2020 年覆盖人口 / 人
金湖县	320831	金湖县疾病预防控制中心	2	2005	342 420
盐城市亭湖区	320902	盐城市亭湖区疾病预防控制中心	1	2010	686 955
盐城市盐都区	320903	盐城市盐都区疾病预防控制中心	1	2010	706 072
响水县	320921	响水县疾病预防控制中心	2	2017	618 486
滨海县	320922	滨海县疾病预防控制中心	2	2009	1 211 886
阜宁县	320923	阜宁县疾病预防控制中心	2	2009	1 102 475
射阳县	320924	射阳县疾病预防控制中心	2	2008	935 566
建湖县	320925	建湖县疾病预防控制中心	2	1998	764 735
东台市	320981	东台市疾病预防控制中心	2	2009	1 071 338
盐城市大丰区	320982	盐城市大丰区疾病预防控制中心	1	1999	700 262
扬州市广陵区	321002	扬州市广陵区疾病预防控制中心	1	2016	427 161
扬州市邗江区	321003	扬州市邗江区疾病预防控制中心	1	2016	526 321
宝应县	321023	宝应县疾病预防控制中心	2	2011	869 061
仪征市	321081	仪征市疾病预防控制中心	2	2016	552 665
高邮市	321084	高邮市疾病预防控制中心	2	2016	795 435
扬州市江都区	321088	扬州市江都区疾病预防控制中心	1	2016	1 025 531
镇江市京口区	321102	镇江市京口区疾病预防控制中心	1	2019	313 231
镇江市润州区	321111	镇江市润州区疾病预防控制中心	1	2019	241 638
镇江市丹徒区	321112	镇江市丹徒区疾病预防控制中心	1	2019	289 079
镇江市新区	321171	镇江市新区疾病预防控制中心	1	2019	183 666
丹阳市	321181	丹阳市疾病预防控制中心	2	2012	800 259
扬中市	321182	扬中市肿瘤防治研究所	2	1985	280 097
句容市	321183	句容市疾病预防控制中心	2	2019	585 580
泰州市海陵区	321202	泰州市海陵区疾病预防控制中心	1	2012	467 164
泰州市高港区	321203	泰州市高港区疾病预防控制中心	1	2012	436 967
兴化市	321281	兴化市疾病预防控制中心	2	2012	1 527 282
靖江市	321282	靖江市疾病预防控制中心	2	2012	665 889
泰兴市	321283	泰兴市疾病预防控制中心	2	1998	1 158 474
泰州市姜堰区	321284	泰州市姜堰区疾病预防控制中心	1	2012	731 210
宿迁市宿城区	321302	宿迁市宿城区疾病预防控制中心	1	2017	740 929
宿迁市宿豫区	321311	宿迁市宿豫区疾病预防控制中心	1	2017	655 295
沭阳县	321322	沭阳县疾病预防控制中心	2	2017	1 989 427
泗阳县	321323	泗阳县疾病预防控制中心	2	2017	1 058 653
泗洪县	321324	泗洪县疾病预防控制中心	2	2017	1 091 317
全省合计					76 410 167

三、资料质量评价及汇总分析数据源选取

根据江苏省肿瘤登记资料的质量评价流程及纳入标准，江苏省疾控中心坚持真实、稳定和均衡的数据审核原则，从完整性、有效性和可比性等方面对登记资料的质量进行综合评价，发现提交 2020 年资料的 80 个肿瘤登记处中，除 11 个登记处存在 M/I、MV%、DCO% 或发病、死亡水平及其波动超出参考范围且无合理解释，提示数据质量可能存在完整性和有效性问题外，其他 69 个登记处资料的主要质控指标均在可接受范围内，且连续年份的恶性肿瘤发病、死亡率及其标化率的变化趋势均较合理，可收录至《江苏省恶性肿瘤报告（2023）》，作为全省肿瘤登记的样本数据，汇总分析江苏省恶性肿瘤的发病和死亡情况（表 3-2）。

表 3-2　2020 年江苏省各肿瘤登记处发病率、死亡率、主要质控指标及收录情况

登记处	人口数／人	发病率	死亡率	M/I	MV%	DCO%	发病率变化 / %	死亡率变化 / %	收录
南京市玄武区	468 863	192.38	116.45	0.61	64.75	0.55	0.00	0.00	否
南京市秦淮区	685 049	267.13	163.93	0.61	59.95	9.23	0.00	0.00	否
南京市鼓楼区	917 230	300.58	180.65	0.60	67.28	2.07	0.00	0.00	否
南京市浦口区	340 600	342.63	188.49	0.55	73.35	0.00	0.00	0.00	是
南京市栖霞区	570 721	263.88	188.53	0.71	55.78	0.07	0.00	0.00	否
南京市雨花台区	447 689	178.92	93.82	0.52	35.33	0.00	0.00	0.00	否
南京市江宁区	1 209 140	239.59	159.29	0.66	45.56	4.00	0.00	0.00	否
南京市六合区	679 247	349.36	244.54	0.70	68.77	2.11	1.82	-0.28	是
南京市溧水区	448 621	344.61	210.20	0.61	68.43	0.00	2.48	-6.42	是
南京市高淳区	450 855	375.07	198.29	0.53	78.36	0.18	7.93	-2.11	是
无锡市区	2 721 869	447.63	231.83	0.52	80.22	0.69	-0.50	-1.03	是
江阴市	1 265 584	454.26	235.78	0.52	78.87	0.17	1.07	-0.77	是
宜兴市	1 077 036	418.65	251.43	0.60	77.71	0.16	5.78	-5.30	是
徐州市区	2 122 741	329.62	163.75	0.50	71.07	1.99	-9.26	-13.46	是
丰县	1 204 242	243.89	145.98	0.60	60.27	0.03	0.00	0.00	是
沛县	1 285 260	252.79	148.84	0.59	67.53	0.15	0.00	0.00	是
徐州市铜山区	1 322 820	275.93	154.22	0.56	65.37	1.21	0.00	0.00	是
睢宁县	1 410 073	239.07	172.69	0.72	59.77	13.65	0.00	0.00	否
新沂市	1 115 422	258.02	177.42	0.69	72.79	4.17	0.00	0.00	是
邳州市	1 920 844	260.82	160.87	0.62	62.51	0.56	-1.86	-5.52	是
常州市区	2 534 135	447.06	226.74	0.51	81.19	0.05	-0.76	-5.37	是
溧阳市	780 692	383.51	217.37	0.57	80.29	0.07	-2.23	-3.17	是
常州市金坛区	545 178	427.38	270.37	0.63	80.52	0.21	-5.89	1.39	是
苏州市区	3 808 588	396.76	200.28	0.50	75.89	0.32	4.03	-0.97	是
常熟市	1 058 796	421.33	242.26	0.57	67.85	0.11	0.49	-8.18	是
张家港市	930 277	485.23	235.09	0.48	70.09	0.09	-8.81	-3.86	是
昆山市	1 024 213	422.47	164.32	0.39	87.75	0.23	-0.89	-7.25	是
太仓市	506 130	434.28	227.21	0.52	73.84	0.00	7.01	-0.42	是
南通市区	2 155 169	432.63	252.51	0.58	65.59	0.79	6.04	-7.63	是
海安市	917 030	458.87	275.02	0.60	65.21	0.07	4.27	-9.45	是
如东县	1 006 113	570.02	300.66	0.53	69.28	0.02	3.97	-0.48	是
启东市	1 098 810	570.25	311.70	0.55	65.98	0.00	-10.91	-24.35	是
如皋市	1 407 200	426.88	269.61	0.63	69.37	0.00	1.41	-6.39	是
南通市海门区	990 654	463.53	284.76	0.61	72.02	0.04	0.57	-4.33	是
连云港市区	1 054 396	312.41	166.64	0.53	76.32	0.30	1.56	-4.60	是
连云港市赣榆区	1 198 779	258.85	155.49	0.60	57.36	4.48	-1.24	-5.75	是
东海县	1 246 335	239.10	149.80	0.63	65.07	1.74	3.46	-5.42	是
灌云县	1 026 706	234.93	167.23	0.71	64.43	0.25	-2.70	-0.34	是
灌南县	815 001	233.37	153.25	0.66	61.15	0.89	-6.09	-3.86	是
淮安市淮安区	1 145 440	327.21	234.15	0.72	66.12	0.88	-6.78	-4.87	是
淮安市淮阴区	902 427	276.70	188.71	0.68	70.12	1.24	-4.69	-5.33	是
淮安市清江浦区	581 676	233.64	149.40	0.64	70.05	2.28	5.93	0.30	是
淮安市开发区	196 193	52.50	105.51	2.01	85.44	0.00	232.92	1067.99	否
涟水县	1 111 499	277.64	188.48	0.68	70.90	2.07	-0.24	-4.75	是
淮安市洪泽区	362 436	303.50	204.17	0.67	74.45	0.36	0.58	-13.08	是
盱眙县	789 862	256.63	166.86	0.65	69.12	1.23	-13.61	-7.58	是
金湖县	342 420	336.14	245.90	0.73	68.38	2.17	-11.39	2.17	是

登记处	人口数 / 人	发病率	死亡率	M/I	MV%	DCO%	发病率变化 / %	死亡率变化 / %	收录
盐城市亭湖区	686 955	342.53	223.45	0.65	71.40	0.30	-3.02	0.45	是
盐城市盐都区	706 072	420.50	264.14	0.63	84.17	0.00	-2.67	-0.66	是
响水县	618 486	259.02	177.53	0.69	69.54	0.00	-5.63	-9.05	是
滨海县	1 211 886	251.26	177.41	0.71	66.08	0.33	-3.09	-7.95	是
阜宁县	1 102 475	302.95	232.30	0.77	70.90	0.39	-7.33	-8.11	是
射阳县	935 566	410.55	236.54	0.58	71.21	0.00	3.80	-4.68	是
建湖县	764 735	410.08	254.34	0.62	65.34	0.00	23.90	20.43	是
东台市	1 071 338	464.84	285.81	0.61	71.87	0.04	8.73	-1.06	是
盐城市大丰区	700 262	479.96	277.47	0.58	67.30	0.33	0.44	-4.83	是
扬州市广陵区	427 161	408.75	257.75	0.63	71.48	0.52	5.59	-7.20	是
扬州市邗江区	526 321	366.51	224.77	0.61	76.15	4.87	1.75	1.98	是
宝应县	869 061	262.01	203.78	0.78	72.46	4.22	6.93	-1.89	是
仪征市	552 665	432.81	278.83	0.64	70.86	0.67	16.66	-4.68	是
高邮市	795 435	353.01	283.74	0.80	68.20	5.59	0.00	0.00	是
扬州市江都区	1 025 531	421.25	294.38	0.70	68.89	5.74	-5.69	-15.15	是
镇江市京口区	313 231	396.51	210.71	0.53	62.16	0.24	0.00	0.00	是
镇江市润州区	241 638	586.41	243.75	0.42	51.16	0.21	0.00	0.00	否
镇江市丹徒区	289 079	500.21	311.33	0.62	71.37	0.14	0.00	0.00	是
镇江市新区	183 666	561.89	289.11	0.51	67.34	0.00	0.00	0.00	否
丹阳市	800 259	493.47	326.27	0.66	71.79	0.03	8.38	-7.80	是
扬中市	280 097	451.27	313.82	0.70	79.83	0.16	13.16	-4.53	是
句容市	585 580	377.06	252.40	0.67	73.55	0.09	0.00	0.00	是
泰州市海陵区	467 164	386.59	239.74	0.62	43.08	1.50	0.00	0.00	否
泰州市高港区	436 967	487.91	293.84	0.60	66.37	0.38	0.00	0.00	是
兴化市	1 527 282	373.74	262.56	0.70	67.61	1.80	0.00	0.00	是
靖江市	665 889	468.40	288.94	0.62	83.36	0.71	0.00	0.00	是
泰兴市	1 158 474	402.34	288.40	0.72	66.47	0.56	10.78	3.12	是
泰州市姜堰区	731 210	515.31	304.43	0.59	66.22	0.90	0.00	0.00	是
宿迁市宿城区	740 929	303.40	176.40	0.58	67.30	2.76	-1.46	-6.93	是
宿迁市宿豫区	655 295	260.80	172.59	0.66	63.78	0.88	17.64	36.38	是
沭阳县	1 989 427	267.26	149.69	0.56	66.54	3.99	-2.59	1.54	是
泗阳县	1 058 653	305.86	188.16	0.62	67.85	0.93	-3.50	-8.04	是
泗洪县	1 091 317	226.42	140.20	0.62	80.78	3.56	4.71	0.52	是

四、2020 年江苏省肿瘤登记数据综合质量评价

2020 年江苏省 69 个肿瘤登记处全部恶性肿瘤合计的死亡发病比（M/I）为 0.60，形态学诊断确认比例（MV%）为 71.44%，只有死亡医学证明书比例（DCO%）为 0.93%；其中城市地区 M/I、MV% 和 DCO% 分别为 0.57、72.64% 和 1.03%，农村地区 M/I、MV% 和 DCO% 分别为 0.62、70.43% 和 0.84%（表 3-3）。

表 3-3　2020 年江苏省肿瘤登记数据合并质量评价

部位	ICD—10编码范围	全省			城市			农村		
		M/I	MV%	DCO%	M/I	MV%	DCO%	M/I	MV%	DCO%
口腔	C00—C10, C12—C14	0.47	77.30%	0.47%	0.48	76.67%	0.65%	0.46	77.80%	0.33%
鼻咽	C11	0.62	73.28%	0.93%	0.63	71.03%	1.02%	0.61	75.16%	0.85%
食管	C15	0.85	78.04%	1.24%	0.85	75.76%	1.46%	0.85	79.43%	1.10%
胃	C16	0.77	79.21%	1.02%	0.75	78.24%	1.10%	0.78	80.00%	0.95%
结直肠	C18—C21	0.46	82.67%	0.63%	0.46	82.68%	0.71%	0.46	82.66%	0.56%
肝	C22	0.92	37.15%	1.86%	0.92	36.53%	2.29%	0.92	37.60%	1.55%
胆囊	C23—C24	0.80	51.38%	1.13%	0.79	49.62%	1.24%	0.80	52.84%	1.03%
胰腺	C25	0.98	38.13%	1.76%	1.00	37.73%	2.48%	0.96	38.46%	1.18%
喉	C32	0.55	76.21%	1.01%	0.52	75.95%	0.90%	0.57	76.44%	1.09%
肺	C33—C34	0.69	60.88%	1.16%	0.67	65.64%	1.31%	0.71	56.86%	1.04%
其他胸腔器官	C37—C38	0.46	63.09%	1.34%	0.44	64.62%	1.28%	0.48	61.41%	1.41%
骨	C40—C41	0.95	39.38%	1.22%	0.91	33.41%	1.12%	0.98	43.66%	1.28%
皮肤黑色素瘤	C43	0.65	92.80%	0.74%	0.64	92.37%	0.00%	0.65	93.14%	1.31%
乳房	C50	0.19	87.14%	0.24%	0.21	85.30%	0.32%	0.18	88.77%	0.18%
子宫颈	C53	0.31	84.45%	0.37%	0.30	85.45%	0.50%	0.32	83.68%	0.28%
子宫体	C54—C55	0.21	83.84%	0.45%	0.19	85.72%	0.41%	0.22	82.13%	0.48%
卵巢	C56	0.51	74.05%	0.50%	0.49	77.15%	0.37%	0.53	71.26%	0.60%
前列腺	C61	0.38	78.35%	0.42%	0.36	80.67%	0.37%	0.41	75.79%	0.47%
睾丸	C62	0.28	69.40%	0.75%	0.30	70.18%	0.00%	0.27	68.83%	1.30%
肾	C64—C66, C68	0.34	75.67%	0.41%	0.32	77.76%	0.44%	0.36	73.35%	0.38%
膀胱	C67	0.38	79.01%	0.38%	0.37	81.21%	0.28%	0.38	77.02%	0.48%
脑	C70—C72, D32—D33, D42—D43	0.62	49.34%	1.64%	0.54	52.50%	1.45%	0.69	46.41%	1.81%
甲状腺	C73	0.04	92.43%	0.10%	0.03	93.57%	0.07%	0.04	91.23%	0.12%
淋巴瘤	C81—C86, C88, C90, C96	0.58	94.72%	0.48%	0.54	94.61%	0.39%	0.61	94.82%	0.56%
白血病	C91—C95, D45—D47	0.64	94.32%	0.70%	0.65	93.26%	0.81%	0.64	95.29%	0.61%
其他	O&U	0.48	67.94%	0.79%	0.51	66.17%	1.04%	0.45	69.56%	0.57%
合计	ALL	0.60	71.44%	0.93%	0.57	72.64%	1.03%	0.62	70.43%	0.84%

第四章　江苏省肿瘤登记地区恶性肿瘤发病和死亡情况

一、2020 年江苏省肿瘤登记地区覆盖人口

2020 年江苏省 69 个肿瘤登记地区中，城市地区 30 个，农村地区 39 个，分布在 13 个设区市，覆盖人口 69 612 741 人，约占同期江苏省户籍总人口数（78 625 824 人）的 88.54 %。肿瘤登记地区覆盖人口中男性 35 143 163 人，女性 34 469 578 人，性别比为 1.02。城市地区覆盖人口 30 604 644 人（男性 15 281 779 人，女性 15 322 865 人），约占全部覆盖人口的 43.96%；农村地区覆盖人口 39 008 097 人（男性 19 861 384 人，女性 19 146 713 人），约占全部覆盖人口的 56.04%（表 4-1，图 4-1 至图 4-3）。

二、2020 年江苏省肿瘤登记地区全部恶性肿瘤发病和死亡情况

（一）全部恶性肿瘤发病情况

2020 年江苏省肿瘤登记地区新发恶性肿瘤病例 254 574 例（男性 140 199 例，女性 114 375 例）。其中城市地区 116 618 例，占全部新发病例数的 45.81%；农村地区 137 956 例，占全部新发病例数的 54.19%。全省恶性肿瘤发病率为 365.70/10 万（男性 398.94/10 万，女性 331.81/10 万），中标发病率为 190.12/10 万，世标发病率为 184.09/10 万，累积发病率（0—74 岁）为 21.23%。城市地区恶性肿瘤发病率为 381.05/10 万（男性 417.69/10 万，女性 344.50/10 万），中标发病率为 201.02/10 万，世标发病率为 194.45/10 万，累积发病率

表 4-1　2020 年江苏省肿瘤登记地区覆盖人口

单位：人

年龄组/岁	全省			城市			农村		
	合计	男性	女性	合计	男性	女性	合计	男性	女性
0	425 506	221 083	204 423	206 592	107 217	99 375	218 914	113 866	105 048
1—4	2 605 749	1 358 468	1 247 281	1 226 222	637 402	588 820	1 379 527	721 066	658 461
5—9	3 797 738	2 021 094	1 776 644	1 654 636	877 621	777 015	2 143 102	1 143 473	999 629
10—14	3 636 120	1 961 641	1 674 479	1 454 294	778 170	676 124	2 181 826	1 183 471	998 355
15—19	2 855 191	1 539 209	1 315 982	1 208 917	643 048	565 869	1 646 274	896 161	750 113
20—24	2 870 916	1 522 269	1 348 647	1 285 769	674 189	611 580	1 585 147	848 080	737 067
25—29	4 270 655	2 227 874	2 042 781	1 865 786	951 551	914 235	2 404 869	1 276 323	1 128 546
30—34	5 987 709	3 021 822	2 965 887	2 664 750	1 300 209	1 364 541	3 322 959	1 721 613	1 601 346
35—39	4 506 584	2 254 254	2 252 330	2 124 358	1 034 454	1 089 904	2 382 226	1 219 800	1 162 426
40—44	4 453 831	2 223 495	2 230 336	2 073 732	1 019 876	1 053 856	2 380 099	1 203 619	1 176 480
45—49	5 286 441	2 631 706	2 654 735	2 367 342	1 168 636	1 198 706	2 919 099	1 463 070	1 456 029
50—54	6 817 878	3 392 893	3 424 985	2 866 272	1 417 917	1 448 355	3 951 606	1 974 976	1 976 630
55—59	5 643 874	2 820 318	2 823 556	2 436 693	1 212 903	1 223 790	3 207 181	1 607 415	1 599 766
60—64	4 247 205	2 150 781	2 096 424	1 885 790	948 171	937 619	2 361 415	1 202 610	1 158 805
65—69	4 467 811	2 225 756	2 242 055	1 923 022	953 113	969 909	2 544 789	1 272 643	1 272 146
70—74	3 114 454	1 527 313	1 587 141	1 358 411	670 203	688 208	1 756 043	857 110	898 933
75—79	2 079 841	992 046	1 087 795	895 036	427 929	467 107	1 184 805	564 117	620 688
80—84	1 383 643	618 062	765 581	607 036	271 689	335 347	776 607	346 373	430 234
≥ 85	1 161 595	433 079	728 516	499 986	187 481	312 505	661 609	245 598	416 011
合计	69 612 741	35 143 163	34 469 578	30 604 644	15 281 779	15 322 865	39 008 097	19 861 384	1 9146 713

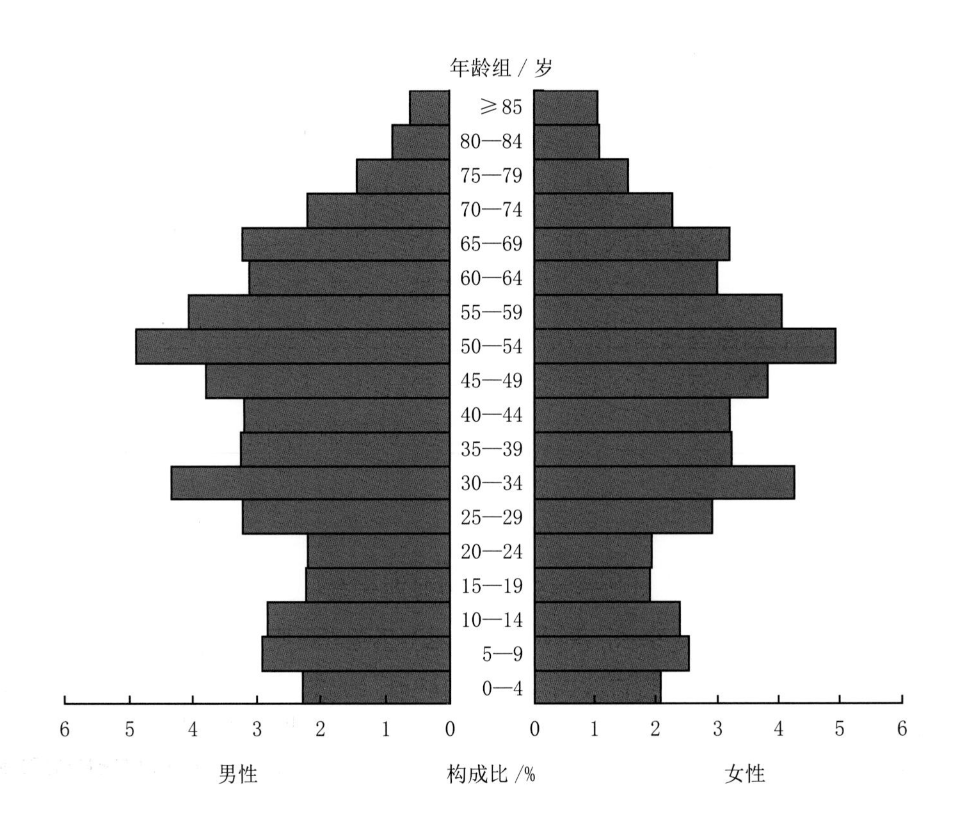

图 4-1　2020 年江苏省肿瘤登记地区人口构成金字塔

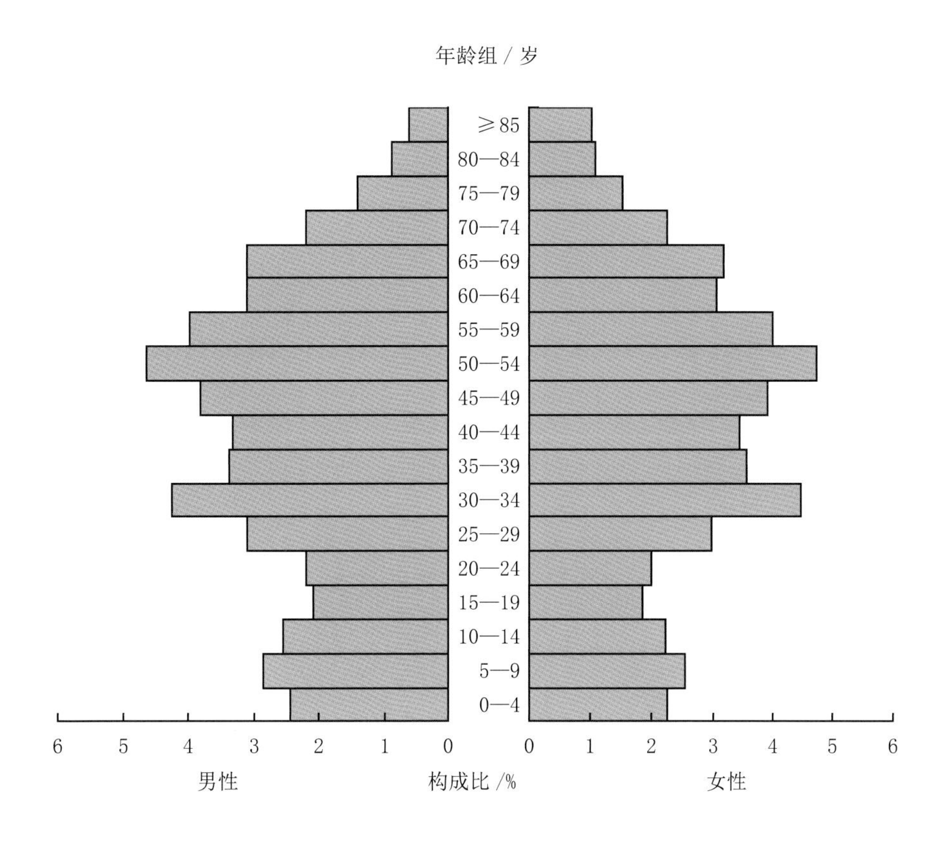

图 4-2　2020 年江苏省城市肿瘤登记地区人口构成金字塔

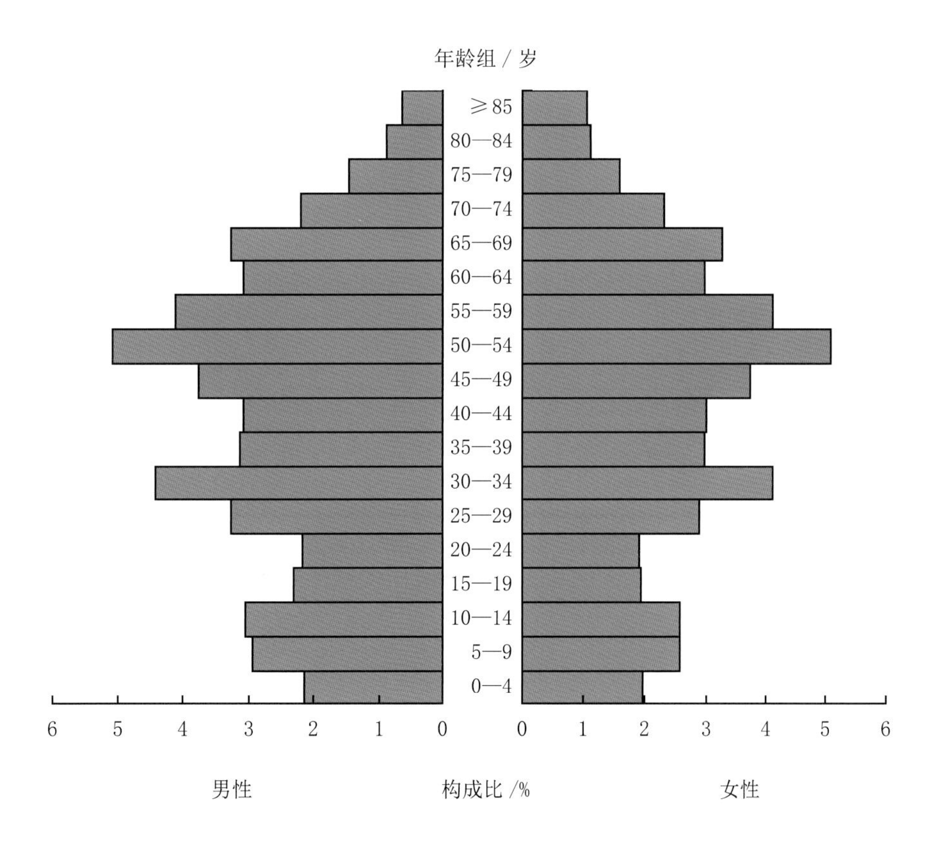

图 4-3　2020 年江苏省农村肿瘤登记地区人口构成金字塔

表 4-2　2020 年江苏省肿瘤登记地区恶性肿瘤发病主要指标

地区	性别	发病数 / 例	发病率 /(1/10 万)	中标率 /(1/10 万)	世标率 /(1/10 万)	0—74 岁累积率 /%	35—64 岁截缩率 /(1/10 万)
全省	合计	254 574	365.70	190.12	184.09	21.23	293.26
	男性	140 199	398.94	200.62	197.69	23.56	264.39
	女性	114 375	331.81	181.90	172.79	18.98	321.49
城市	合计	116 618	381.05	201.02	194.45	22.44	308.22
	男性	63 830	417.69	211.36	208.26	24.83	276.65
	女性	52 788	344.50	192.35	182.56	20.08	338.19
农村	合计	137 956	353.66	181.58	176.00	20.30	281.41
	男性	76 369	384.51	192.35	189.55	22.58	254.82
	女性	61 587	321.66	173.53	165.04	18.12	308.12

（0—74 岁）为 22.44%。农村地区恶性肿瘤发病率为 353.66/10 万（男性 384.51/10 万，女性 321.66/10 万），中标发病率为 181.58/10 万，世标发病率为 176.00/10 万，累积发病率（0—74 岁）为 20.30%。无论男女，恶性肿瘤的发病率、中标发病率、世标发病率和累积发病率（0—74 岁）均为城市高于农村（表 4-2）。

（二）全部恶性肿瘤年龄别发病率

2020 年江苏省肿瘤登记地区恶性肿瘤年龄别发病率在 0—34 岁年龄段相对较低，35 岁开始随年龄增长快速上升，在 80—84 岁年龄组达发病高峰，之后有所降低。城乡、不同性别的恶性肿瘤年龄别发病率变化趋势与全省基本一致。全省不同性别恶性肿瘤年龄别发病率比较，60 岁以下各年龄组中，除了 1—19 岁年龄段为女性低于男性，其他各年龄组均为女性高于男性；60 岁及以上各年龄组中，女性恶性肿瘤年龄别发病率始终低于男性。城乡男性恶性肿瘤年龄别发病率相比较，除了 0 岁年龄组为城市地区低于农村地区，其他各年龄组均为城市地区高于农村地区。城市地区女性所有年龄组恶性肿瘤发病率均高于农村地区女性（表 4-3，图 4-4a 至图 4-4d）。

表 4-3　2020 年江苏省肿瘤登记地区恶性肿瘤年龄别发病率

单位：1/10 万

年龄组 / 岁	全省			城市			农村		
	合计	男性	女性	合计	男性	女性	合计	男性	女性
0	9.64	10.40	8.81	10.16	10.26	10.06	9.14	10.54	7.62
1—4	9.06	9.72	8.34	10.44	11.61	9.17	7.83	8.04	7.59
5—9	6.48	7.32	5.52	7.25	7.98	6.43	5.88	6.82	4.80
10—14	6.85	6.98	6.69	7.36	7.32	7.40	6.51	6.76	6.21
15—19	10.09	10.33	9.80	11.83	12.13	11.49	8.81	9.04	8.53
20—24	18.91	13.60	24.91	21.85	16.91	27.31	16.53	10.97	22.93
25—29	38.82	25.99	52.82	45.40	31.32	60.05	33.72	22.02	46.96
30—34	62.93	39.98	86.31	72.80	46.68	97.69	55.01	34.91	76.62
35—39	99.52	57.89	141.19	109.59	63.61	153.22	90.55	53.04	129.90
40—44	157.37	98.67	215.89	165.60	104.03	225.17	150.20	94.13	207.57
45—49	237.23	164.57	309.26	241.92	172.42	309.67	233.43	158.30	308.92
50—54	322.86	263.23	381.93	343.06	273.99	410.67	308.20	255.50	360.87
55—59	440.92	434.84	446.99	475.60	461.78	489.30	414.57	414.52	414.62
60—64	687.09	803.48	567.68	708.67	829.70	586.27	669.85	782.80	552.64
65—69	914.16	1154.08	675.99	971.08	1 232.28	714.40	871.15	1 095.52	646.70
70—74	1 234.57	1620.49	863.19	1 295.85	1 694.11	908.01	1 187.16	1 562.93	828.87
75—79	1 518.43	2008.88	1 071.16	1 577.14	2 085.16	1 111.74	1 474.08	1 951.01	1 040.62
80—84	1 597.45	2154.15	1 148.02	1 611.60	2 169.39	1 159.69	1 586.39	2 142.20	1 138.92
≥ 85	1 244.32	1759.49	938.07	1 316.04	1 876.46	979.82	1 190.13	1 670.21	906.71

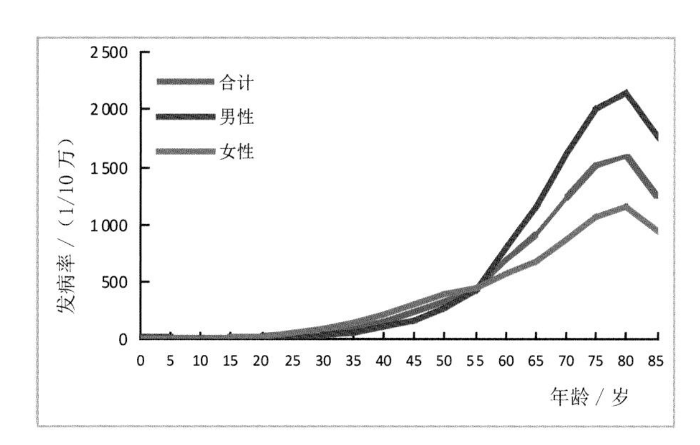

图 4-4a　2020 年江苏省肿瘤登记地区恶性肿瘤年龄别发病率

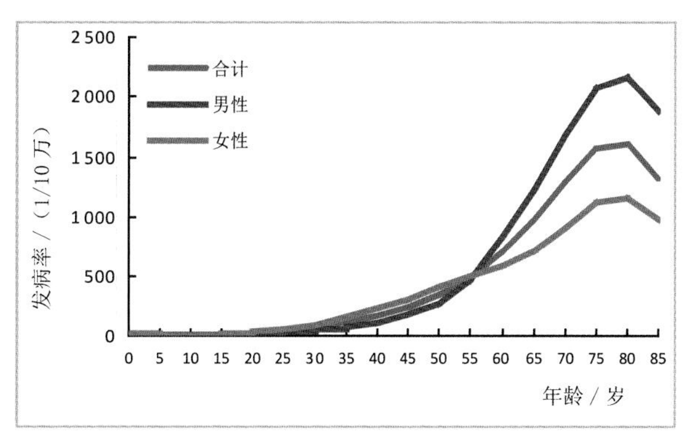

图 4-4b　2020 年江苏省城市肿瘤登记地区恶性肿瘤年龄别发病率

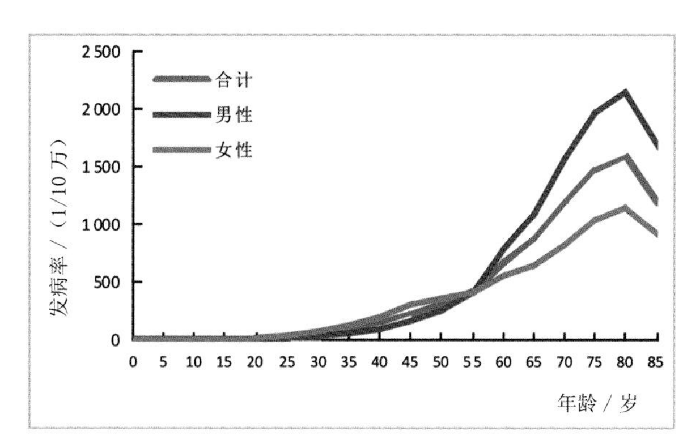

图 4-4c　2020 年江苏省农村肿瘤登记地区恶性肿瘤年龄别发病率

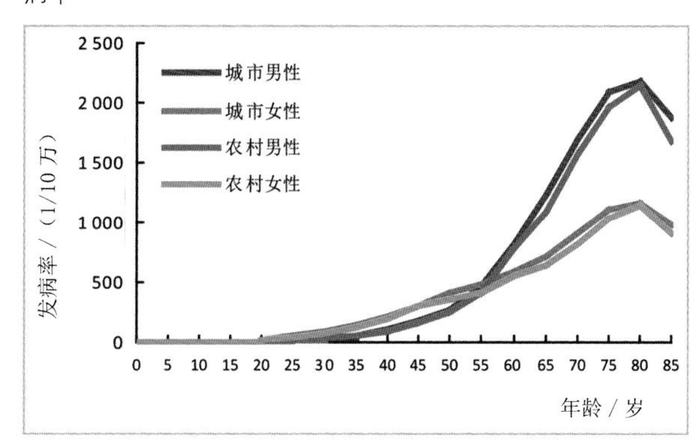

图 4-4d　2020 年江苏省城乡肿瘤登记地区恶性肿瘤年龄别发病率

（三）全部恶性肿瘤死亡情况

2020 年江苏省肿瘤登记地区报告恶性肿瘤死亡病例 151 755 例（男性 96 440 例，女性 55 315 例）。其中城市地区死亡病例数 66 846 例，占全省恶性肿瘤死亡病例数的 44.05%；农村地区死亡病例数 84 909 例，占全省恶性肿瘤死亡病例数的 55.95%。全省恶性肿瘤死亡率为 218.00/10 万（男性 274.42/10 万，女性 160.47/10 万），中标死亡率为 96.15/10 万，世标死亡率为 94.58/10 万，累积死亡率（0—74 岁）为 10.37%。城市地区恶性肿瘤死亡率为 218.42/10 万（男性 277.11/10 万，女性 159.89/10 万），中标死亡率为 96.64/10 万，世标死亡率为 95.24/10 万，累积死亡率（0—74 岁）为 10.41%。农村地区恶性肿瘤死亡率为 217.67/10 万（男性 272.35/10 万，女性 160.95/10 万），中标死亡率为 95.82/10 万，世标死亡率为 94.11/10 万，累积死亡率（0—74 岁）为 10.35%。城市地区与农村地区相比，城市地区男性恶性肿瘤死亡率、中标死亡率和世标死亡率均高于农村地区男性；城市地区女性恶性肿瘤死亡率低于农村地区，而中标死亡率和世标死亡率高于农村地区（表 4-4）。

表 4-4　2020 年江苏省肿瘤登记地区恶性肿瘤死亡主要指标

地区	性别	死亡数 / 例	死亡率 / (1/10 万)	中标率 / (1/10 万)	世标率 / (1/10 万)	0—74 岁累积率 /%	35—64 岁截缩率 / (1/10 万)
全省	合计	151 755	218.00	96.15	94.58	10.37	105.24
	男性	96 440	274.42	127.36	125.82	13.91	132.39
	女性	55 315	160.47	67.18	65.75	6.89	77.77
城市	合计	66 846	218.42	96.64	95.24	10.41	103.19
	男性	42 347	277.11	127.55	126.37	13.89	128.25
	女性	24 499	159.89	68.14	66.78	6.99	78.11
农村	合计	84 909	217.67	95.82	94.11	10.35	106.93
	男性	54 093	272.35	127.26	125.43	13.93	135.67
	女性	30 816	160.95	66.46	64.98	6.81	77.53

（四）全部恶性肿瘤年龄别死亡率

2020 年江苏省肿瘤登记地区的恶性肿瘤年龄别死亡率在 0—44 岁年龄段均相对较低，45 岁开始随年龄增长快速上升，男性和女性分别于 85 岁及以上和 80—84 岁年龄组达到死亡高峰，之后有所降低。城乡地区、不同性别的恶性肿瘤年龄别死亡率变化趋势与全省基本一致，仅城市地区（无论男女）死亡率高峰出现在 85 岁及以上年龄组，而农村地区（无论男女）死亡率高峰出现在 80—84 岁年龄组。全省不同性别恶性肿瘤年龄组死亡率比较，除 25—29 岁年龄组女性恶性肿瘤死亡率高于男性，其他各年龄组均低于男性。城乡男性恶性肿瘤年龄别死亡率相比，除了 1—4 岁、30—34 岁和 65 岁及以上年龄组城市地区高于农村地区外，其他各年龄组均为农村地区高于城市地区。城乡女性恶性肿瘤年龄别死亡率相比较，1—4 岁、10—14 岁、20—24 岁、30—34 岁、40—44 岁、60—69 岁和 80—84 岁年龄组城市地区低于农村地区，其他各年龄组均为城市地区高于农村地区（表 4-5，图 4-5a 至图 4-5d）。

表 4-5　2020 年江苏省肿瘤登记地区恶性肿瘤年龄别死亡率

单位：1/10 万

年龄组 / 岁	全省			城市			农村		
	合计	男性	女性	合计	男性	女性	合计	男性	女性
0	4.00	4.52	3.42	3.39	2.80	4.03	4.57	6.15	2.86
1—4	2.96	3.09	2.81	3.10	3.61	2.55	2.83	2.63	3.04
5—9	2.58	2.72	2.42	2.60	2.62	2.57	2.57	2.80	2.30
10—14	2.45	2.70	2.15	2.13	2.18	2.07	2.66	3.04	2.20
15—19	3.54	4.42	2.51	3.39	3.58	3.18	3.64	5.02	2.00
20—24	4.08	4.60	3.48	3.89	4.30	3.43	4.23	4.83	3.53
25—29	5.85	5.66	6.07	5.63	4.62	6.67	6.03	6.42	5.58
30—34	10.40	10.89	9.91	10.47	11.08	9.89	10.35	10.75	9.93
35—39	19.53	19.74	19.31	18.36	17.11	19.54	20.57	21.97	19.10
40—44	34.67	38.41	30.94	31.92	34.22	29.70	37.06	41.96	32.04
45—49	65.51	74.32	56.77	63.95	70.77	57.31	66.77	77.17	56.32
50—54	108.11	130.39	86.04	107.18	126.38	88.38	108.79	133.27	84.34
55—59	170.47	217.17	123.82	169.00	213.78	124.61	171.58	219.73	123.21
60—64	330.48	447.14	210.79	325.38	439.06	210.43	334.55	453.51	211.08
65—69	501.16	690.82	312.88	505.19	701.91	311.88	498.12	682.52	313.64
70—74	812.41	1 129.17	507.58	829.72	1 142.34	525.28	799.01	1 118.88	494.03
75—79	1 237.26	1 689.34	824.97	1 263.19	1 726.45	838.78	1 217.67	1 661.18	814.58
80—84	1 604.97	2 170.01	1 148.80	1 606.33	2 172.70	1 147.47	1 603.90	2 167.89	1 149.84
≥ 85	1 535.39	2 187.36	1 147.81	1 663.45	2 401.84	1 220.46	1 438.61	2 023.63	1 093.24

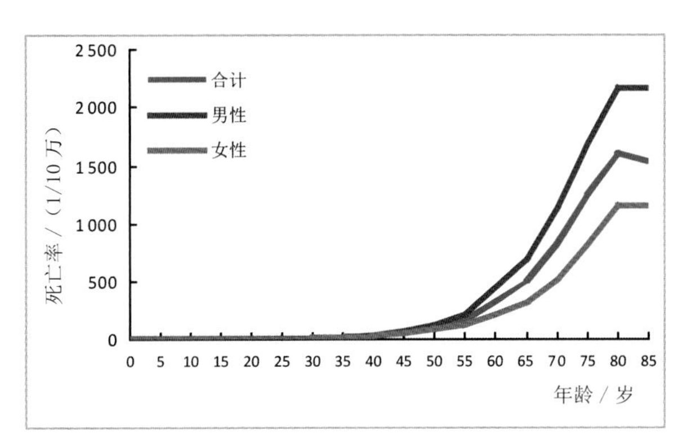

图 4-5a　2020 年江苏省肿瘤登记地区恶性肿瘤年龄别死亡率

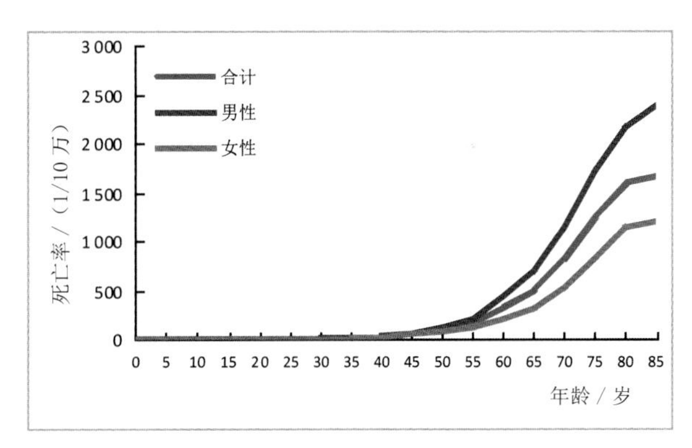

图 4-5b　2020 年江苏省城市肿瘤登记地区恶性肿瘤年龄别死亡率

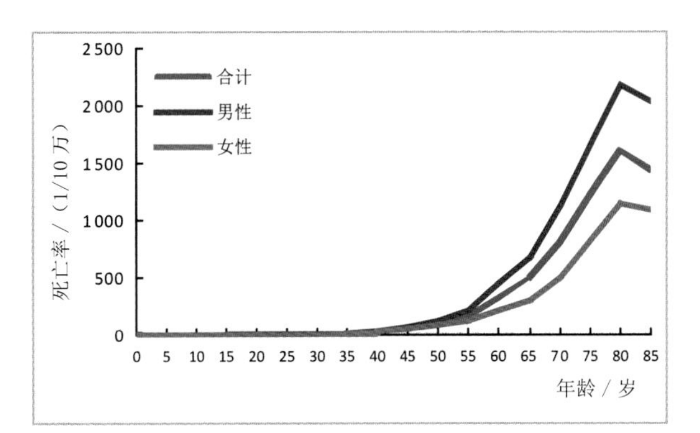

图 4-5c　2020 年江苏省农村肿瘤登记地区恶性肿瘤年龄别死亡率

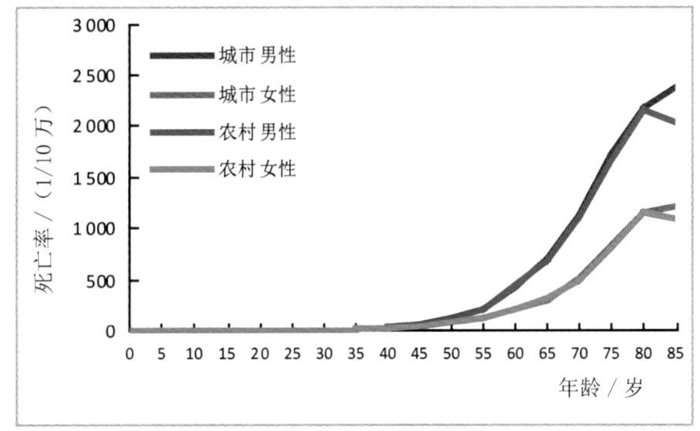

图 4-5d　2020 年江苏省城乡肿瘤登记地区恶性肿瘤年龄别死亡率

三、2020 年江苏省肿瘤登记地区前 10 位恶性肿瘤发病和死亡情况

（一）江苏省肿瘤登记地区前 10 位恶性肿瘤发病情况

按发病率排序，2020 年全省肿瘤登记地区恶性肿瘤发病第 1 位的是肺癌，发病率为 79.56/10 万，其后依次为女性乳腺癌、胃癌、结直肠癌和食管癌，前 10 位恶性肿瘤新发病例数约占全部恶性肿瘤新发病例数的 78.93%。全省男性恶性肿瘤发病第 1 位的是肺癌，发病率为 98.23/10 万，其后依次为胃癌、食管癌、结直肠癌和肝癌，男性前 10 位恶性肿瘤新发病例数约占男性全部恶性肿瘤新发病例数的 85.60%；女性恶性肿瘤发病第 1 位的是肺癌，发病率为 60.53/10 万，其后依次为乳腺癌、甲状腺癌、结直肠癌和胃癌，女性前 10 位恶性肿瘤新发病例数占女性全部恶性肿瘤新发病例数的 80.56%（表 4-6，图 4-6a 至图 4-6f）。

表 4-6　2020 年江苏省肿瘤登记地区前 10 位恶性肿瘤发病情况

单位：1/10 万

顺位	合计				男性				女性			
	部位	发病率	中标率	世标率	部位	发病率	中标率	世标率	部位	发病率	中标率	世标率
1	肺	79.56	37.98	37.47	肺	98.23	46.86	46.56	肺	60.53	29.79	29.09
2	乳房	48.38	31.23	29.07	胃	57.28	27.06	26.80	乳房	48.38	31.23	29.07
3	胃	41.10	18.86	18.56	食管	43.96	19.95	20.06	甲状腺	29.56	24.77	21.25
4	结直肠	35.86	17.39	17.14	结直肠	42.36	21.29	21.08	结直肠	29.24	13.63	13.33
5	食管	32.20	13.66	13.60	肝	35.63	19.05	18.76	胃	24.60	11.09	10.74
6	肝	25.65	12.90	12.71	前列腺	20.53	8.84	8.60	食管	20.21	7.62	7.41
7	前列腺	20.53	8.84	8.60	胰腺	12.64	6.03	5.99	子宫颈	18.58	11.77	10.91
8	甲状腺	19.00	16.16	13.81	膀胱	12.05	5.66	5.63	肝	15.47	6.87	6.79
9	子宫颈	18.58	11.77	10.91	淋巴瘤	9.72	5.34	5.20	子宫体	10.39	6.10	5.85
10	胰腺	11.51	5.14	5.10	白血病	9.07	5.88	5.95	胰腺	10.36	4.27	4.24

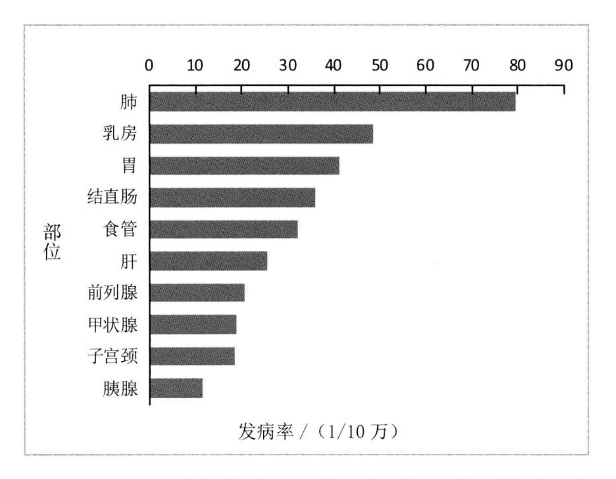

图 4-6a　2020 年江苏省肿瘤登记地区前 10 位恶性肿瘤发病率

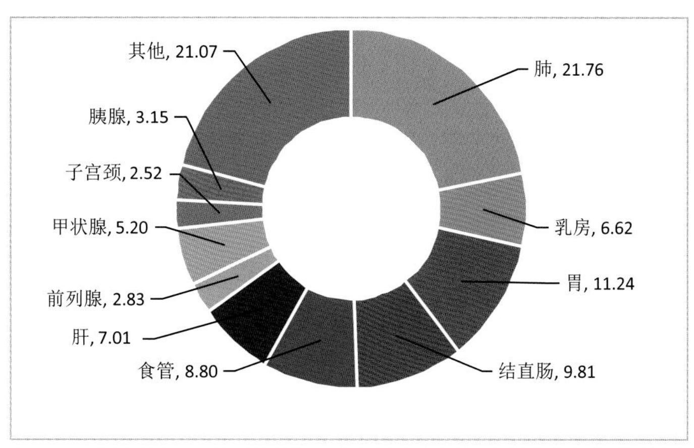

图 4-6b　2020 年江苏省肿瘤登记地区发病前 10 位恶性肿瘤构成（%）

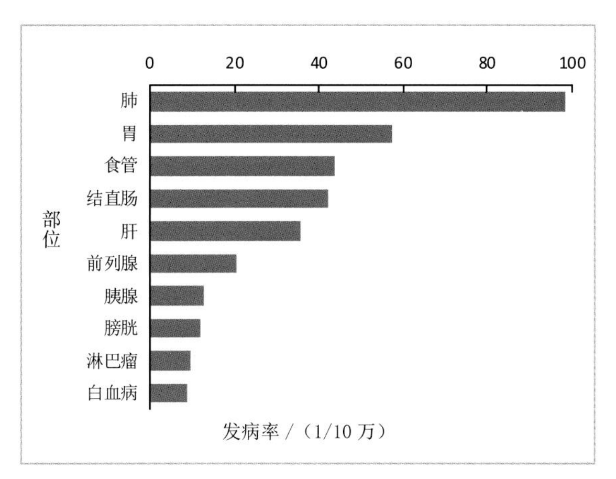

图 4-6c　2020 年江苏省肿瘤登记地区男性前 10 位恶性肿瘤发病率

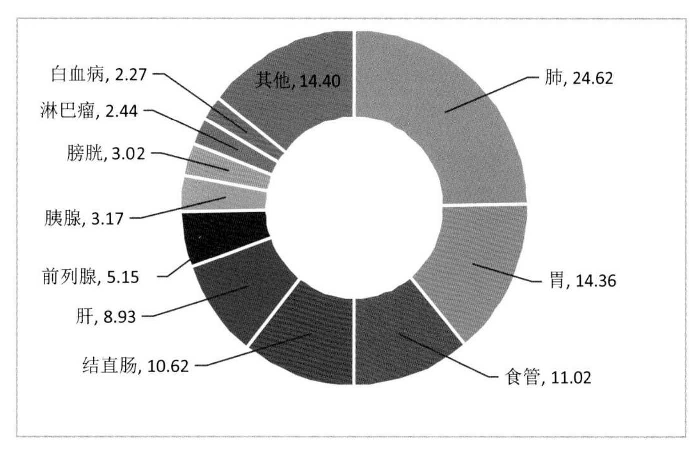

图 4-6d　2020 年江苏省肿瘤登记地区男性发病前 10 位恶性肿瘤构成（%）

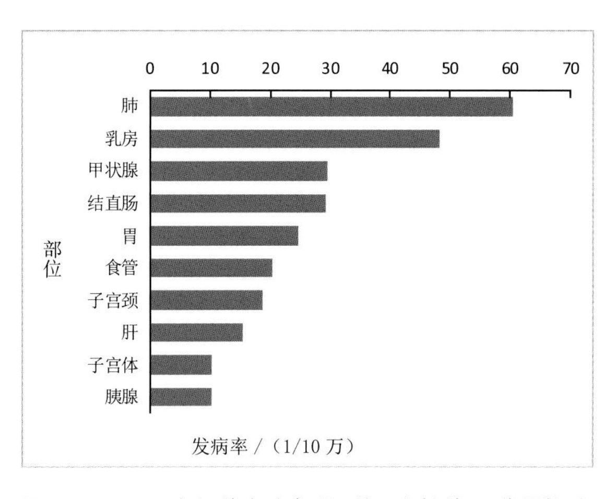

图 4-6e　2020 年江苏省肿瘤登记地区女性前 10 位恶性肿瘤发病率

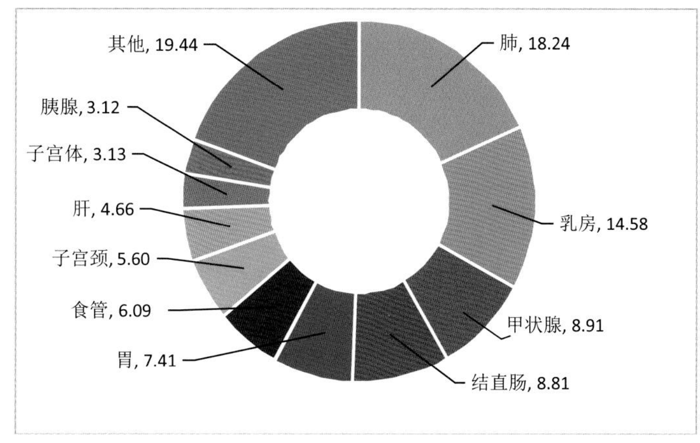

图 4-6f　2020 年江苏省肿瘤登记地区女性发病前 10 位恶性肿瘤构成（%）

（二）江苏省肿瘤登记地区前 10 位恶性肿瘤死亡情况

按死亡率排序，2020 年江苏省肿瘤登记地区恶性肿瘤死亡第 1 位的是肺癌，死亡率为 55.24/10 万，其后依次为胃癌、食管癌、肝癌和结直肠癌，前 10 位恶性肿瘤死亡病例数占全部恶性肿瘤死亡病例数的 83.58%。全省男性和女性恶性肿瘤死亡第 1 位的均是肺癌，死亡率分别为 77.69/10 万和 32.36/10 万，其后均依次为胃癌、食管癌、肝癌和结直肠癌，男性和女性前 10 位恶性肿瘤死亡病例数分别占其全部恶性肿瘤死亡病例数的 90.13% 和 82.26%（表 4-7，图 4-7a 至图 4-7f）。

表 4-7　2020 年江苏省肿瘤登记地区前 10 位恶性肿瘤死亡情况

单位：1/10 万

顺位	合计				男性				女性			
	部位	死亡率	中标率	世标率	部位	死亡率	中标率	世标率	部位	死亡率	中标率	世标率
1	肺	55.24	23.61	23.29	肺	77.69	34.99	34.63	肺	32.36	13.03	12.79
2	胃	31.49	13.31	12.90	胃	43.49	19.40	18.95	胃	19.25	7.72	7.38
3	食管	27.37	10.94	10.74	食管	37.00	16.19	16.01	食管	17.54	6.01	5.80
4	肝	23.51	11.42	11.25	肝	32.65	17.03	16.77	肝	14.20	5.96	5.88
5	结直肠	16.55	7.05	6.96	结直肠	19.16	8.82	8.73	结直肠	13.89	5.40	5.32
6	胰腺	11.27	4.90	4.85	胰腺	12.49	5.83	5.77	胰腺	10.03	4.01	3.97
7	乳房	9.32	4.74	4.61	前列腺	7.83	2.99	3.03	乳房	9.32	4.74	4.61
8	前列腺	7.83	2.99	3.03	白血病	5.82	3.35	3.30	子宫颈	5.77	3.01	2.87
9	子宫颈	5.77	3.01	2.87	淋巴瘤	5.77	2.87	2.80	脑	4.98	2.60	2.59
10	白血病	5.24	2.89	2.86	脑	5.42	3.25	3.21	白血病	4.66	2.44	2.43

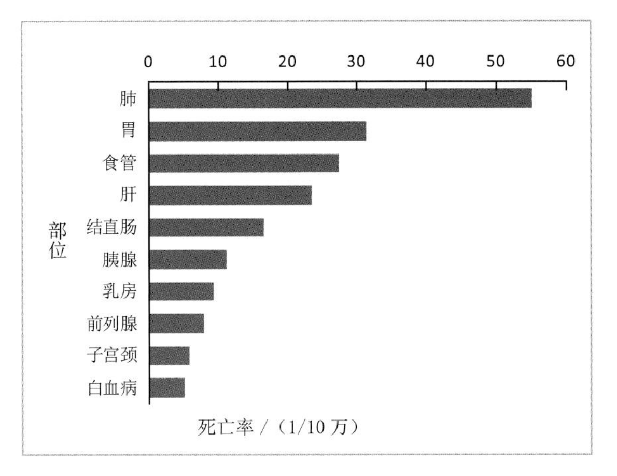

图 4-7a　2020 年江苏省肿瘤登记地区前 10 位恶性肿瘤死亡率

图 4-7b　2020 年江苏省肿瘤登记地区死亡前 10 位恶性肿瘤构成（%）

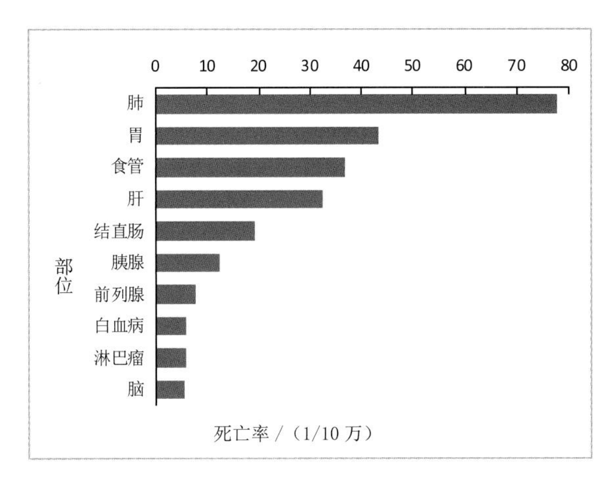

图 4-7c　2020 年江苏省肿瘤登记地区男性前 10 位恶性肿瘤死亡率

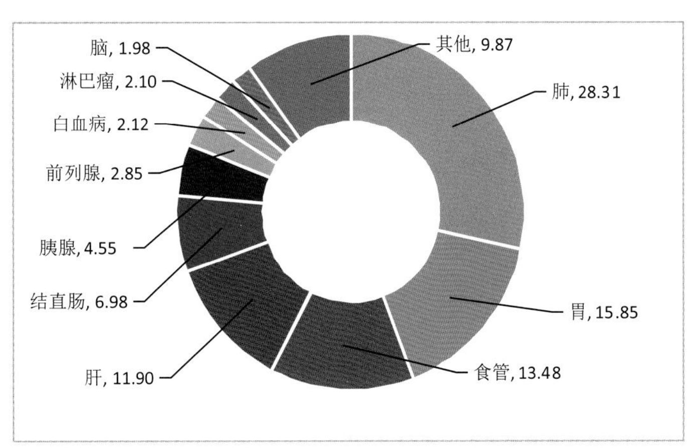

图 4-7d　2020 年江苏省肿瘤登记地区男性死亡前 10 位恶性肿瘤构成（%）

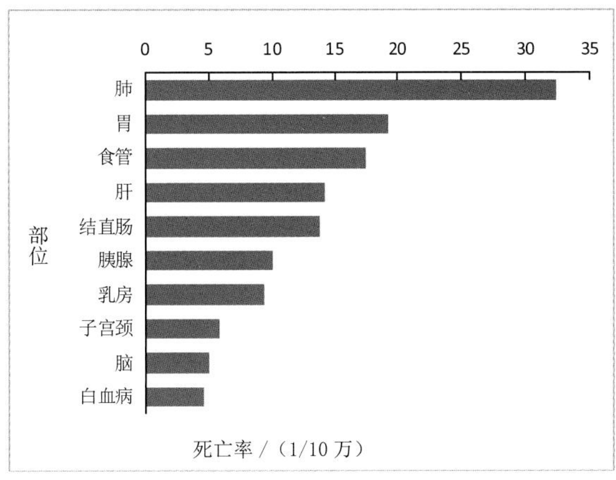
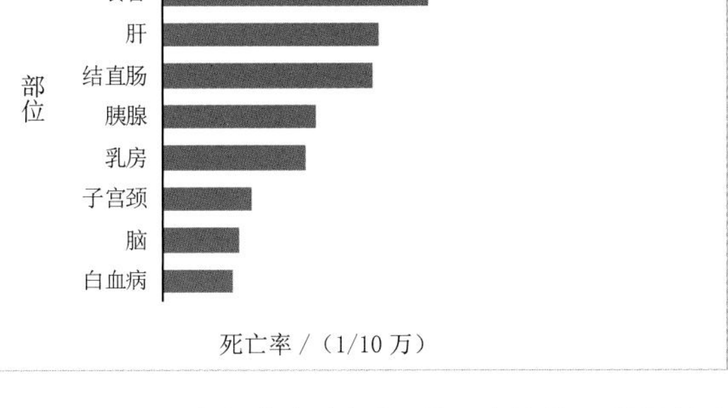

图 4-7e　2020 年江苏省肿瘤登记地区女性前 10 位恶性肿瘤死亡率

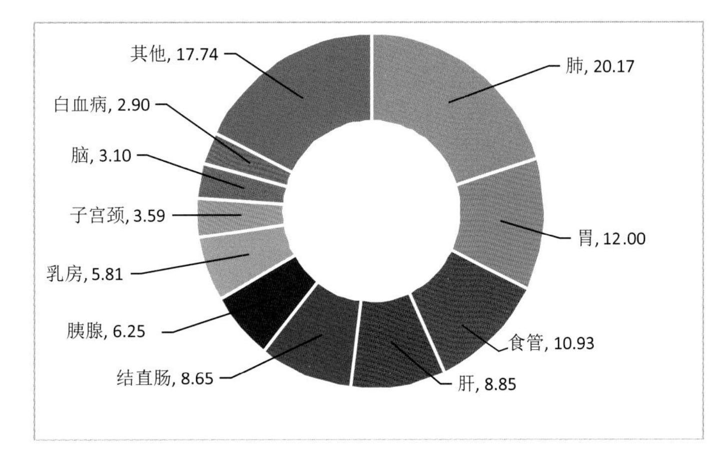

图 4-7f　2020 年江苏省肿瘤登记地区女性死亡前 10 位恶性肿瘤构成（%）

（三）江苏省城市肿瘤登记地区前10位恶性肿瘤发病情况

按发病率排序，2020年江苏省城市登记地区恶性肿瘤发病第1位的是肺癌，发病率为82.86/10万，其后依次为女性乳腺癌、胃癌、结直肠癌和食管癌，前10位恶性肿瘤新发病例数占全部恶性肿瘤新发病例数的78.20%。城市男性恶性肿瘤发病第1位的是肺癌，发病率为101.57/10万，其后依次为胃癌、结直肠癌、食管癌和肝癌，男性前10位恶性肿瘤新发病例数占男性全部恶性肿瘤新发病例数的84.92%；女性恶性肿瘤发病第1位的是肺癌，发病率为64.19/10万，其后依次为乳腺癌、甲状腺癌、结直肠癌和胃癌，女性前10位恶性肿瘤新发病例数占女性全部恶性肿瘤新发病例数的79.97%（表4-8，图4-8a至图4-8f）。

表4-8　2020年江苏省城市肿瘤登记地区前10位恶性肿瘤发病情况

单位：1/10万

顺位	合计				男性				女性			
	部位	发病率	中标率	世标率	部位	发病率	中标率	世标率	部位	发病率	中标率	世标率
1	肺	82.86	40.19	39.62	肺	101.57	48.60	48.32	肺	64.19	32.41	31.60
2	乳房	51.09	32.63	30.47	胃	59.07	27.95	27.72	乳房	51.09	32.63	30.47
3	胃	41.99	19.51	19.23	结直肠	47.80	23.84	23.70	甲状腺	33.38	28.17	24.02
4	结直肠	39.73	19.24	19.04	食管	39.54	18.10	18.29	结直肠	31.69	14.84	14.57
5	食管	27.69	11.96	11.95	肝	34.32	18.13	17.94	胃	24.95	11.52	11.18
6	前列腺	24.81	10.73	10.48	前列腺	24.81	10.73	10.48	子宫颈	18.12	11.64	10.78
7	肝	24.44	12.23	12.08	膀胱	13.27	6.22	6.18	食管	15.87	6.05	5.86
8	甲状腺	22.24	19.15	16.22	胰腺	12.99	6.20	6.17	肝	14.60	6.52	6.42
9	子宫颈	18.12	11.64	10.78	甲状腺	11.08	9.97	8.32	子宫体	11.11	6.54	6.28
10	胰腺	11.73	5.28	5.26	淋巴瘤	10.27	5.71	5.52	胰腺	10.48	4.39	4.36

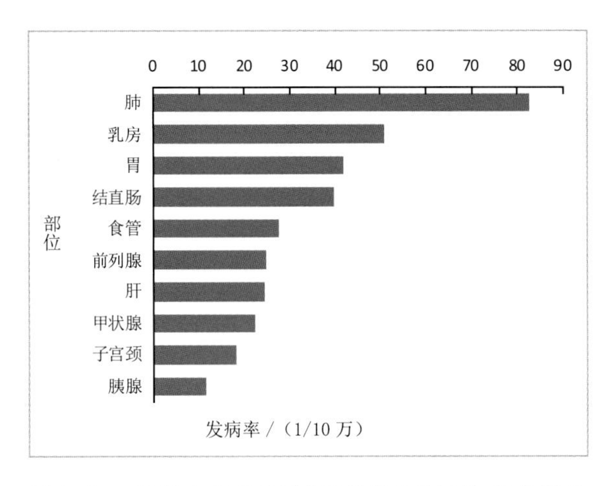

图 4-8a　2020 年江苏省城市肿瘤登记地区前 10 位恶性肿瘤发病率

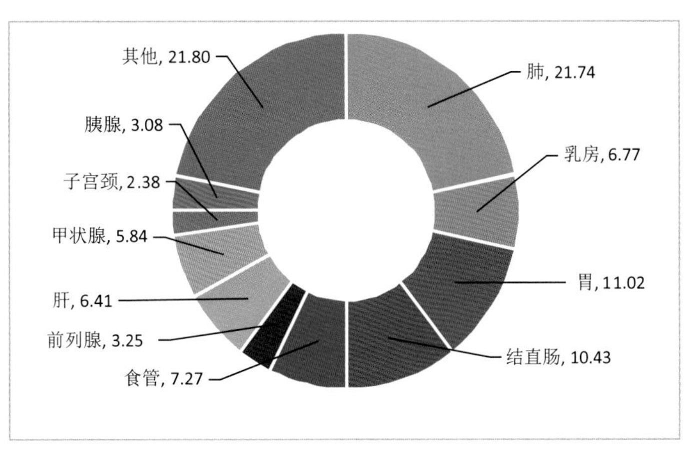

图 4-8b　2020 年江苏省城市肿瘤登记地区发病前 10 位恶性肿瘤构成（%）

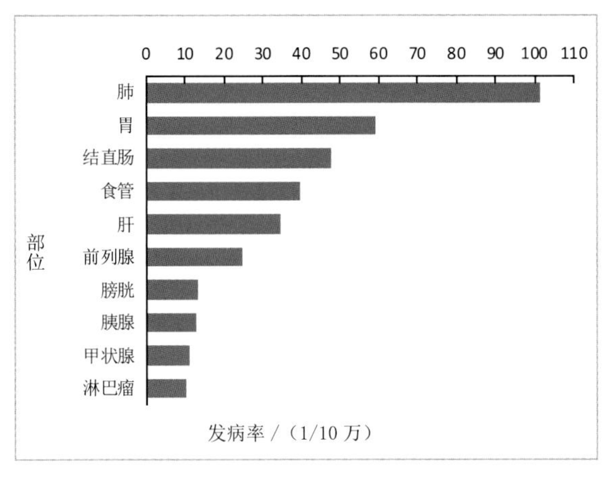

图 4-8c　2020 年江苏省城市肿瘤登记地区男性前 10 位恶性肿瘤发病率

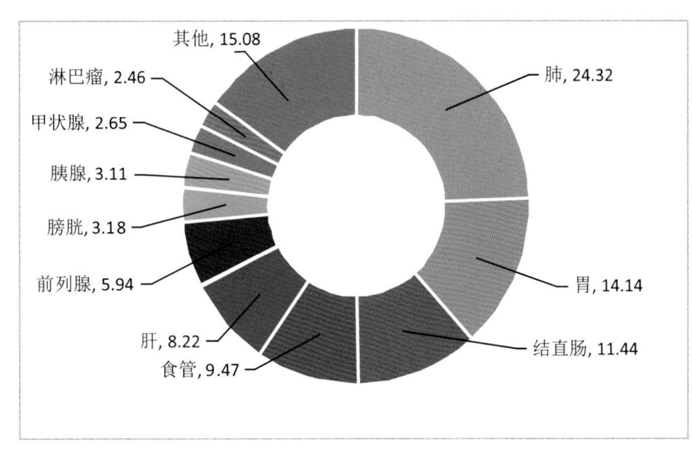

图 4-8d　2020 年江苏省城市肿瘤登记地区男性发病前 10 位恶性肿瘤构成（%）

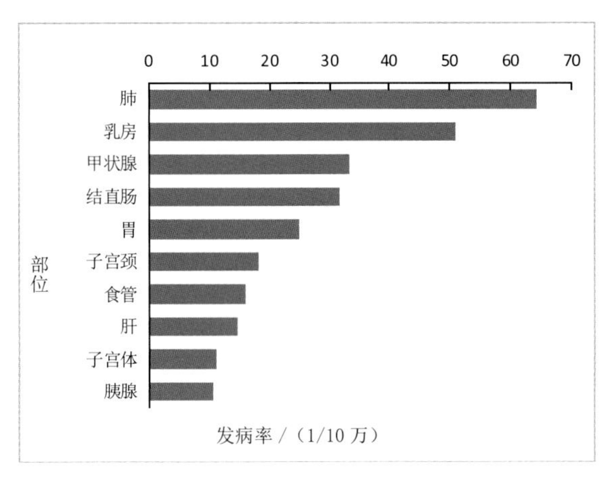

图 4-8e　2020 年江苏省城市肿瘤登记地区女性前 10 位恶性肿瘤发病率

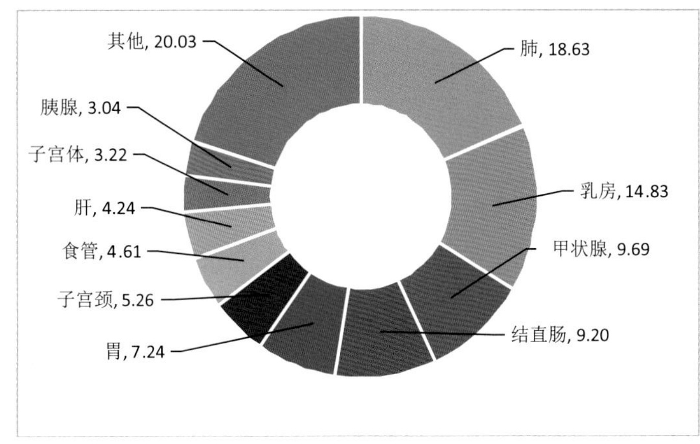

图 4-8f　2020 年江苏省城市肿瘤登记地区女性发病前 10 位恶性肿瘤构成（%）

（四）江苏省城市肿瘤登记地区前 10 位恶性肿瘤死亡情况

按死亡率排序，2020 年江苏省城市登记地区恶性肿瘤死亡第 1 位的是肺癌，死亡率为 55.66/10 万，其后依次为胃癌、食管癌、肝癌和结直肠癌，前 10 位恶性肿瘤死亡病例数占全部恶性肿瘤死亡病例数的 83.00%。城市男性恶性肿瘤死亡第 1 位的是肺癌，死亡率为 78.87/10 万，其后依次为胃癌、食管癌、肝癌和结直肠癌，男性前 10 位恶性肿瘤死亡病例数占男性全部恶性肿瘤死亡病例数的 89.46%；女性恶性肿瘤死亡第 1 位的是肺癌，死亡率为 32.52/10 万，其后依次为胃癌、结直肠癌、食管癌和肝癌，女性前 10 位恶性肿瘤死亡病例数占女性全部恶性肿瘤死亡病例数的 81.77%（表 4-9，图 4-9a 至图 4-9f）。

表 4-9　2020 年江苏省城市肿瘤登记地区前 10 位恶性肿瘤死亡情况

单位：1/10 万

顺位	合计				男性				女性			
	部位	死亡率	中标率	世标率	部位	死亡率	中标率	世标率	部位	死亡率	中标率	世标率
1	肺	55.66	23.83	23.51	肺	78.87	35.31	34.99	肺	32.52	13.19	12.94
2	胃	31.34	13.38	13.00	胃	43.86	19.50	19.12	胃	18.86	7.78	7.44
3	食管	23.52	9.56	9.41	食管	32.80	14.45	14.34	结直肠	14.80	5.87	5.83
4	肝	22.46	10.82	10.67	肝	31.00	15.93	15.75	食管	14.27	4.94	4.77
5	结直肠	18.30	7.78	7.73	结直肠	21.82	9.87	9.82	肝	13.94	5.90	5.80
6	胰腺	11.70	5.14	5.11	胰腺	13.11	6.13	6.08	乳房	10.68	5.48	5.31
7	乳房	10.68	5.48	5.31	前列腺	8.93	3.38	3.41	胰腺	10.29	4.20	4.18
8	前列腺	8.93	3.38	3.41	白血病	6.31	3.57	3.51	子宫颈	5.45	2.89	2.77
9	白血病	5.69	3.06	3.03	淋巴瘤	5.94	2.89	2.82	白血病	5.07	2.57	2.56
10	子宫颈	5.45	2.89	2.77	脑	5.26	3.13	3.10	胆囊	4.85	1.93	1.92

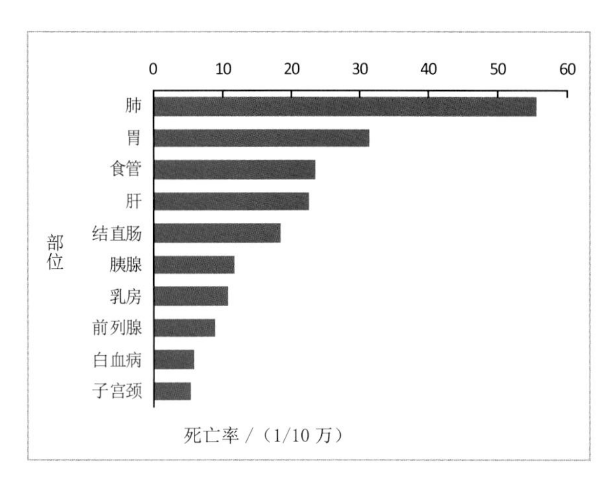

图 4-9a　2020 年江苏省城市肿瘤登记地区前 10 位恶性肿瘤死亡率

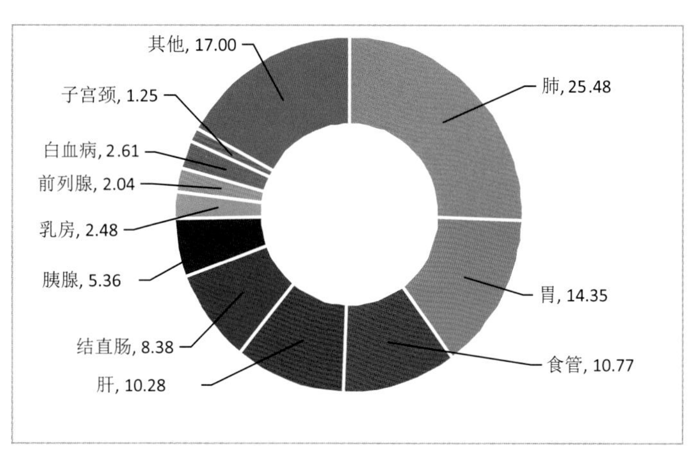

图 4-9b　2020 年江苏省城市肿瘤登记地区死亡前 10 位恶性肿瘤构成（%）

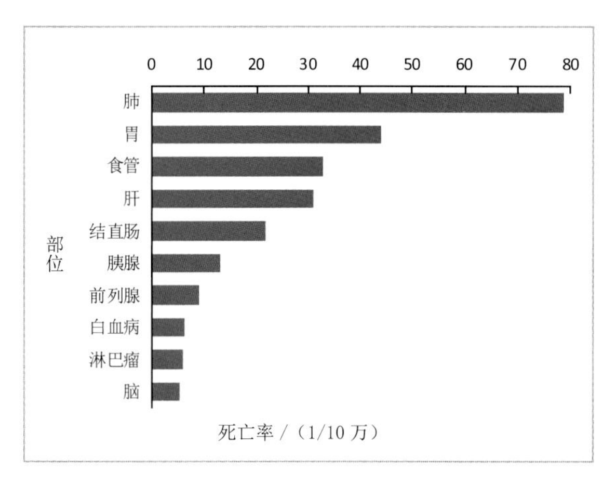

图 4-9c　2020 年江苏省城市肿瘤登记地区男性前 10 位恶性肿瘤死亡率

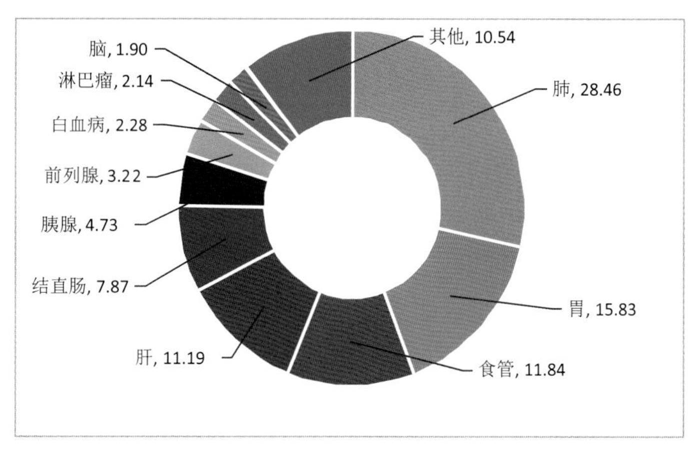

图 4-9d　2020 年江苏省城市肿瘤登记地区男性死亡前 10 位恶性肿瘤构成（%）

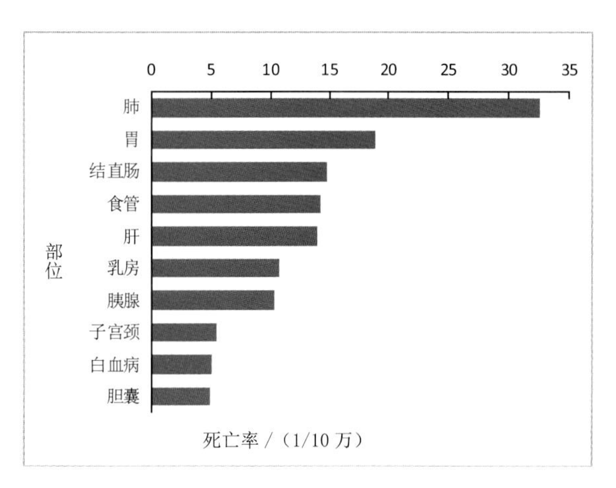

图 4-9e　2020 年江苏省城市肿瘤登记地区女性前 10 位恶性肿瘤死亡率

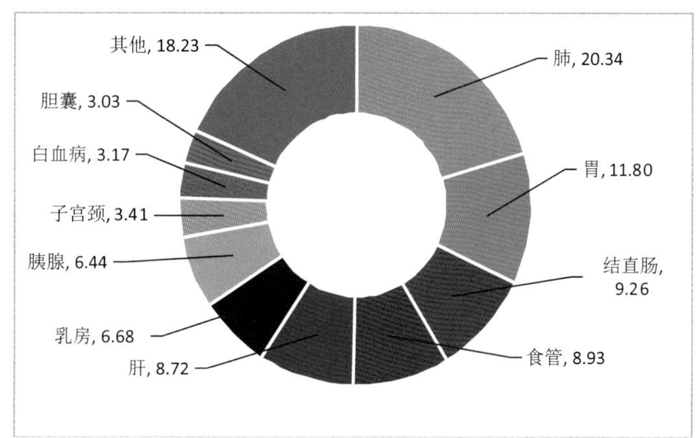

图 4-9f　2020 年江苏省城市肿瘤登记地区女性死亡前 10 位恶性肿瘤构成（%）

（五）江苏省农村肿瘤登记地区前 10 位恶性肿瘤发病情况

按发病率排序，2020 年江苏省农村登记地区恶性肿瘤发病第 1 位的是肺癌，发病率为 76.98/10 万，其后依次为女性乳腺癌、胃癌、食管癌和结直肠癌，前 10 位恶性肿瘤新发病例数占全部恶性肿瘤新发病例数的 79.55%。农村男性恶性肿瘤发病第 1 位的是肺癌，发病率为 95.65/10 万，其后依次为胃癌、食管癌、结直肠癌和肝癌，男性前 10 位恶性肿瘤新发病例数占男性全部恶性肿瘤新发病例数的 86.38%；女性恶性肿瘤发病第 1 位的是肺癌，发病率为 57.60/10 万，其后依次分别为乳腺癌、结直肠癌、甲状腺癌和胃癌，女性前 10 位恶性肿瘤新发病例数占女性全部恶性肿瘤新发病例数的 81.07%（表 4-10，图 4-10a 至图 4-10f）。

表 4-10　2020 年江苏省农村肿瘤登记地区前 10 位恶性肿瘤发病情况

单位：1/10 万

顺位	合计				男性				女性			
	部位	发病率	中标率	世标率	部位	发病率	中标率	世标率	部位	发病率	中标率	世标率
1	肺	76.98	36.26	35.80	肺	95.65	45.53	45.22	肺	57.60	27.70	27.10
2	乳房	46.20	30.13	27.98	胃	55.90	26.39	26.10	乳房	46.20	30.13	27.98
3	胃	40.40	18.37	18.05	食管	47.35	21.38	21.42	结直肠	27.28	12.71	12.39
4	食管	35.73	14.97	14.87	结直肠	38.18	19.33	19.06	甲状腺	26.51	21.92	18.95
5	结直肠	32.83	15.98	15.69	肝	36.64	19.78	19.41	胃	24.32	10.76	10.40
6	肝	26.59	13.43	13.21	前列腺	17.24	7.39	7.16	食管	23.68	8.83	8.61
7	子宫颈	18.94	11.88	11.01	胰腺	12.37	5.90	5.85	子宫颈	18.94	11.88	11.01
8	前列腺	17.24	7.39	7.16	膀胱	11.11	5.23	5.20	肝	16.16	7.14	7.07
9	甲状腺	16.46	13.72	11.85	淋巴瘤	9.30	5.06	4.95	胰腺	10.27	4.18	4.16
10	胰腺	11.34	5.02	4.99	白血病	8.40	5.41	5.42	子宫体	9.82	5.76	5.52

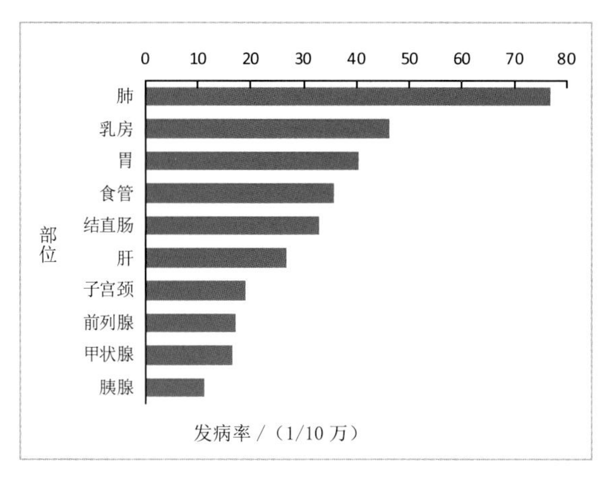

图 4-10a　2020 年江苏省农村肿瘤登记地区前 10 位恶性肿瘤发病率

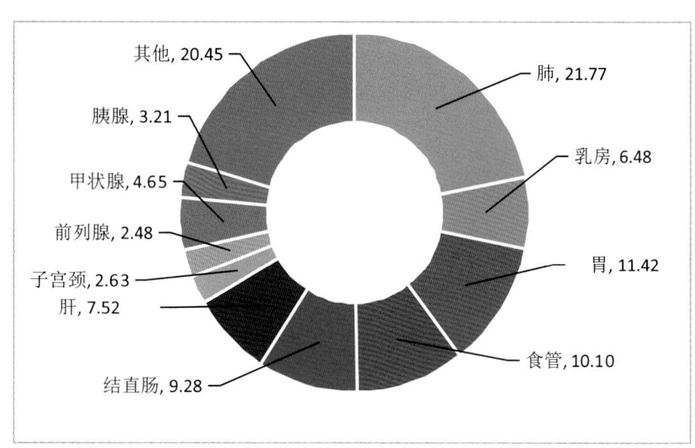

图 4-10b　2020 年江苏省农村肿瘤登记地区发病前 10 位恶性肿瘤构成（%）

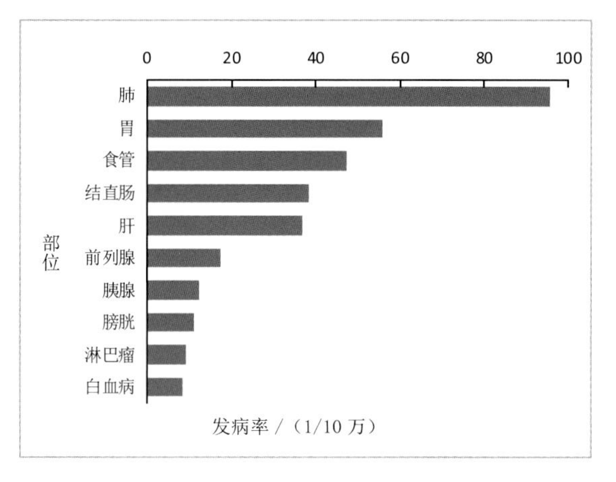

图 4-10c　2020 年江苏省农村肿瘤登记地区男性前 10 位恶性肿瘤发病率

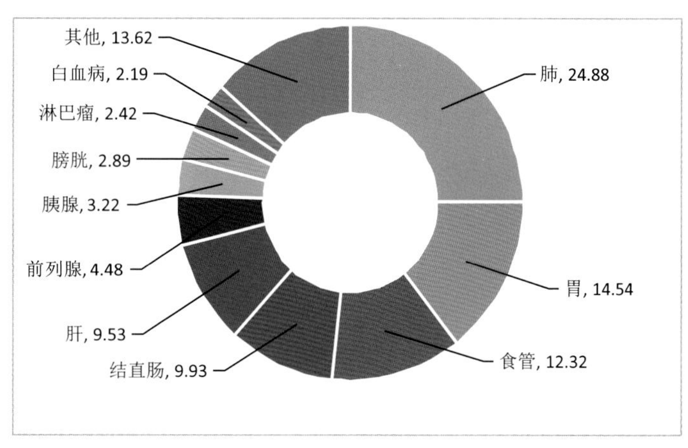

图 4-10d　2020 年江苏省农村肿瘤登记地区男性发病前 10 位恶性肿瘤构成（%）

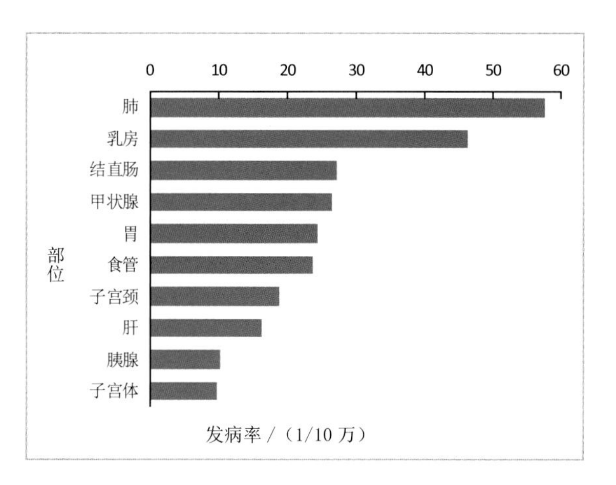

图 4-10e　2020 年江苏省农村肿瘤登记地区女性前 10 位恶性肿瘤发病率

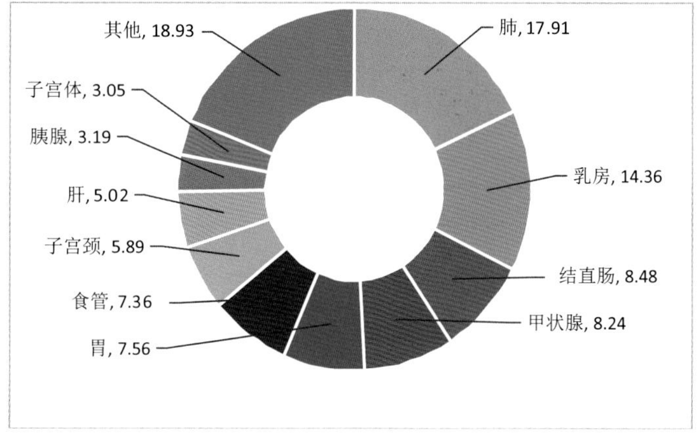

图 4-10f　2020 年江苏省农村肿瘤登记地区女性发病前 10 位恶性肿瘤构成（%）

（六）江苏省农村肿瘤登记地区前 10 位恶性肿瘤死亡情况

按死亡率排序，2020 年江苏省农村登记地区恶性肿瘤死亡第 1 位的是肺癌，死亡率为 54.92/10 万，其后依次为胃癌、食管癌、肝癌和结直肠癌，前 10 位恶性肿瘤死亡病例数占全部恶性肿瘤死亡病例数的 84.24%。农村男性恶性肿瘤死亡第 1 位的是肺癌，死亡率为 76.78/10 万，其后依次为胃癌、食管癌、肝癌和结直肠癌，男性前 10 位恶性肿瘤死亡病例数占男性全部恶性肿瘤死亡病例数的 90.65%；女性恶性肿瘤死亡第 1 位的是肺癌，死亡率为 32.24/10 万，其后依次为食管癌、胃癌、肝癌和结直肠癌，女性前 10 位恶性肿瘤死亡病例数占女性全部恶性肿瘤死亡病例数的 82.81%（表 4-11，图 4-11a 至图 4-11f）。

表 4-11　2020 年江苏省农村肿瘤登记地区前 10 位恶性肿瘤死亡情况

单位：1/10 万

顺位	合计				男性				女性			
	部位	死亡率	中标率	世标率	部位	死亡率	中标率	世标率	部位	死亡率	中标率	世标率
1	肺	54.92	23.46	23.13	肺	76.78	34.75	34.37	肺	32.24	12.93	12.69
2	胃	31.61	13.26	12.84	胃	43.21	19.32	18.83	食管	20.16	6.83	6.58
3	食管	30.38	12.00	11.77	食管	40.23	17.53	17.31	胃	19.57	7.67	7.33
4	肝	24.34	11.90	11.71	肝	33.92	17.88	17.56	肝	14.40	6.00	5.94
5	结直肠	15.17	6.50	6.38	结直肠	17.12	8.02	7.89	结直肠	13.16	5.04	4.93
6	胰腺	10.94	4.71	4.65	胰腺	12.01	5.60	5.54	胰腺	9.83	3.86	3.80
7	乳房	8.23	4.16	4.06	前列腺	6.99	2.69	2.73	乳房	8.23	4.16	4.06
8	前列腺	6.99	2.69	2.73	淋巴瘤	5.64	2.85	2.79	子宫颈	6.02	3.09	2.93
9	子宫颈	6.02	3.09	2.93	脑	5.55	3.35	3.29	脑	5.17	2.63	2.63
10	脑	5.36	3.00	2.97	白血病	5.44	3.18	3.13	胆囊	4.50	1.75	1.72

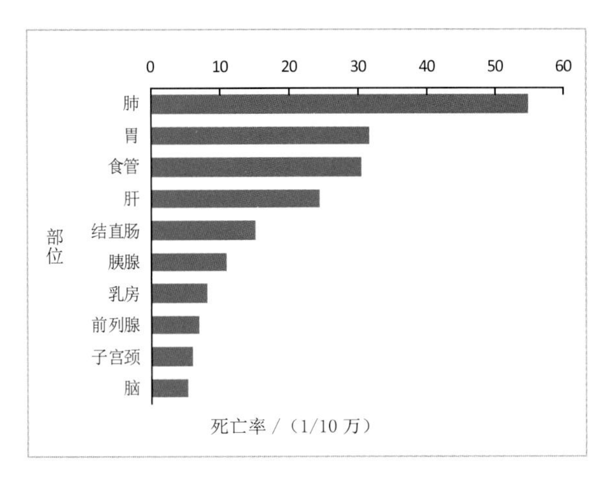

图 4-11a　2020 年江苏省农村肿瘤登记地区前 10 位恶性肿瘤死亡率

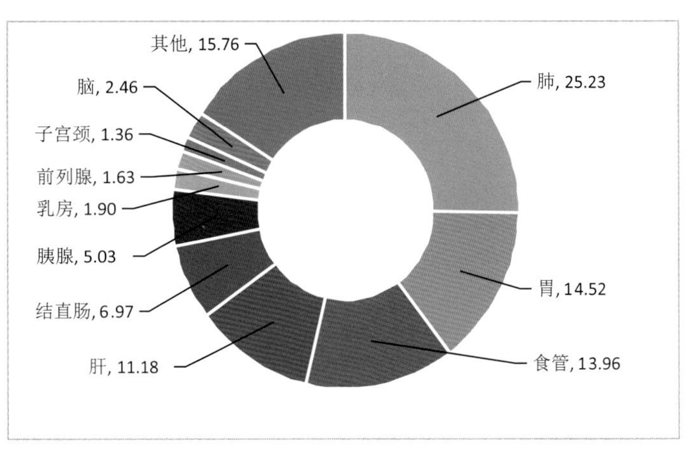

图 4-11b　2020 年江苏省农村肿瘤登记地区死亡前 10 位恶性肿瘤构成（%）

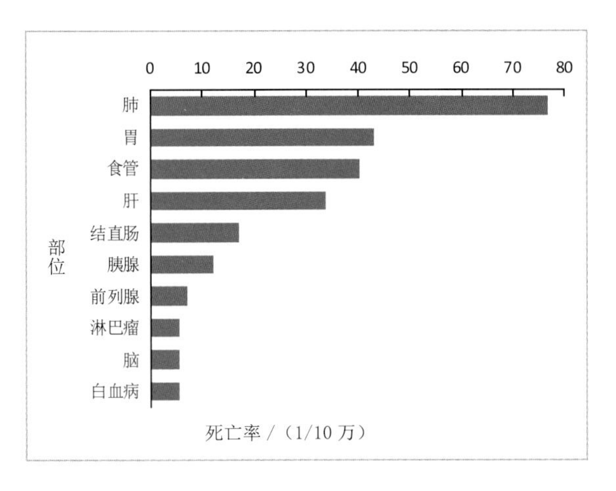

图 4-11c　2020 年江苏省农村肿瘤登记地区男性前 10 位恶性肿瘤死亡率

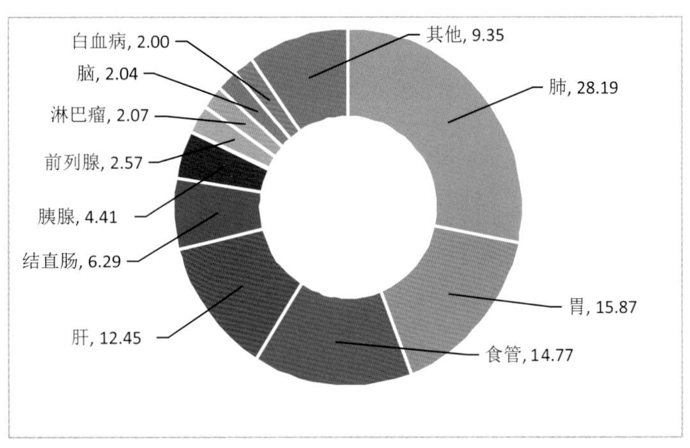

图 4-11d　2020 年江苏省农村肿瘤登记地区男性死亡前 10 位恶性肿瘤构成（%）

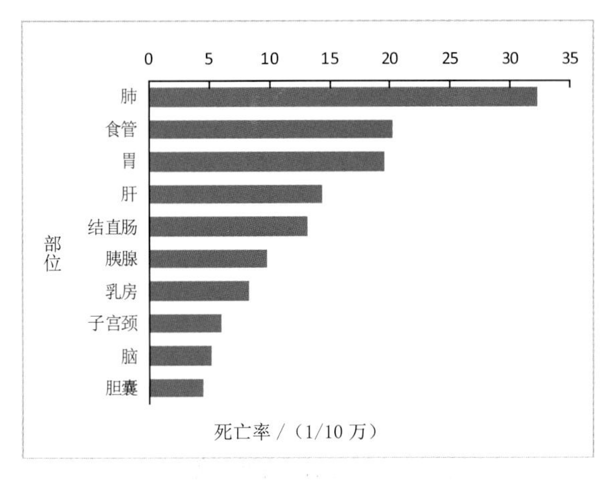

图 4-11e　2020 年江苏省农村肿瘤登记地区女性前 10 位恶性肿瘤死亡率

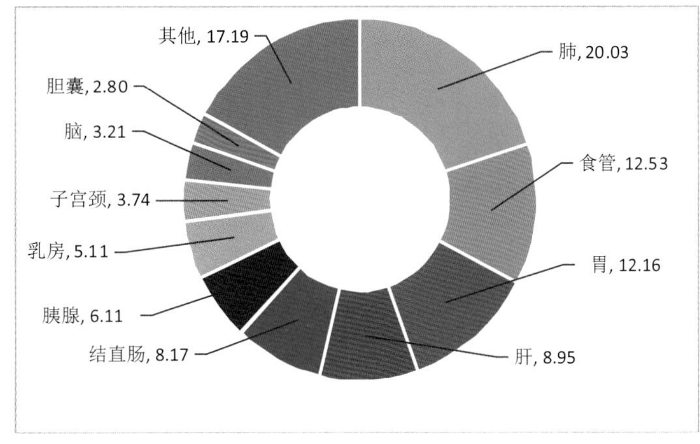

图 4-11f　2020 年江苏省农村肿瘤登记地区女性死亡前 10 位恶性肿瘤构成（%）

第五章　各部位恶性肿瘤发病和死亡情况

一、口腔和咽喉（除外鼻咽）（C00—C10，C12—C14）

2020 年江苏省肿瘤登记地区口腔和咽喉（除外鼻咽）恶性肿瘤（以下简称“口腔癌和咽癌”）新发病例数为 2 766 例，占全部癌症新发病例数的 1.09%，位居癌症发病谱第 19 位；其中男性 1 749 例，女性 1 017 例，城市地区 1 239 例，农村地区 1 527 例。全省肿瘤登记地区口腔癌和咽癌发病率为 3.97/10 万，中标发病率为 2.04/10 万，世标发病率为 2.00/10 万，0—74 岁累积发病率为 0.24%。全省男性口腔癌和咽癌中标发病率为女性的 1.80 倍，城市口腔癌和咽癌中标发病率为农村的 1.09 倍（表 5-1）。

同期全省肿瘤登记地区报告口腔癌和咽癌死亡病例 1 300 例，占全部癌症死亡病例数的 0.86%，位居癌症死亡谱第 18 位；其中男性 895 例，女性 405 例，城市地区 599 例，农村地区 701 例。全省肿瘤登记地区口腔癌和咽癌死亡率为 1.87/10 万，中标死亡率为 0.81/10 万，世标死亡率为 0.82/10 万，0—74 岁累积死亡率为 0.09%。全省男性口腔癌和咽癌中标死亡率为女性的 2.67 倍，城市口腔癌和咽癌中标死亡率为农村的 1.13 倍（表 5-1）。

表 5-1　2020 年江苏省肿瘤登记地区口腔癌和咽癌发病和死亡情况

指标	地区	性别	例数	粗率 /(1/10 万)	构成比 /%	中标率 /(1/10 万)	世标率 /(1/10 万)	0—74 岁累积率 /%	顺位
发病	全省	合计	2 766	3.97	1.09	2.04	2.00	0.24	19
		男性	1 749	4.98	1.25	2.63	2.60	0.31	15
		女性	1 017	2.95	0.89	1.46	1.40	0.16	17
	城市	合计	1 239	4.05	1.06	2.13	2.09	0.24	19
		男性	780	5.10	1.22	2.73	2.70	0.32	15
		女性	459	3.00	0.87	1.56	1.49	0.17	17
	农村	合计	1 527	3.91	1.11	1.96	1.92	0.23	19
		男性	969	4.88	1.27	2.54	2.52	0.30	15
		女性	558	2.91	0.91	1.38	1.33	0.16	17
死亡	全省	合计	1 300	1.87	0.86	0.81	0.82	0.09	18
		男性	895	2.55	0.93	1.20	1.21	0.14	13
		女性	405	1.17	0.73	0.45	0.45	0.05	18
	城市	合计	599	1.96	0.90	0.87	0.88	0.10	18
		男性	429	2.81	1.01	1.32	1.35	0.15	13
		女性	170	1.11	0.69	0.44	0.45	0.04	18
	农村	合计	701	1.80	0.83	0.77	0.77	0.09	17
		男性	466	2.35	0.86	1.10	1.10	0.13	13
		女性	235	1.23	0.76	0.46	0.46	0.05	16

口腔癌和咽癌年龄别发病率在 40 岁以前处于较低水平，之后随年龄增长快速上升，在 80—84 岁年龄组达到高峰。口腔癌和咽癌年龄别死亡率在 50 岁以后快速上升，在 85 岁及以上年龄组达到高峰。40 岁及以上各年龄组男性口腔癌和咽癌发病率和死亡率均高于女性。城市和农村地区口腔癌和咽癌年龄别发病率和死亡率虽略有差异，但总体趋势类同（图 5-1a 至图 5-1f）。

在 30 个城市肿瘤登记地区中，男性口腔癌和咽癌中标发病率最高的是常州市金坛区（5.07/10 万），其后依次为南京市六合区和南京市浦口区；女性口腔癌和咽癌中标发病率最高的是盐城市亭湖区（4.35/10 万），其后依次为盐城市大丰区和常州市区。男性口腔癌和咽癌中标死亡率最高的是连云港市区（2.52/10 万），其后依次为常州市金坛区和泰州市姜堰区；女性口腔癌和咽癌中标死亡率最高的是盐城市亭湖区（1.11/10 万），其后依次为淮安市淮安区和镇江市京口区（图 5-1g）。

在 39 个农村肿瘤登记地区中，男性口腔癌和咽癌中标发病率最高的是新沂市（4.39/10 万），其后依次为张家港市和如东县；女性口腔癌和咽癌中标发病率最高的是射阳县（3.52/10 万），其后依次为如皋市和靖江市。男性口腔癌和咽癌中标死亡率最高的是新沂市（2.48/10 万），其后依次为泰兴市和张家港市；女性口腔癌和咽癌中标死亡率最高的是海安市（0.95/10 万），其后依次为东台市和建湖县（图 5-1g）。

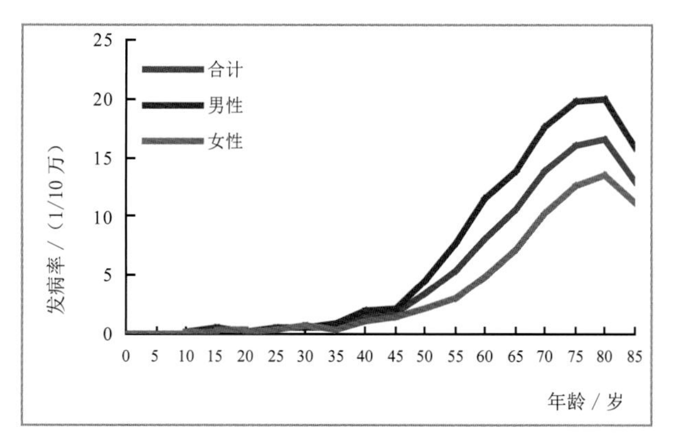

图 5-1a 全省肿瘤登记地区口腔癌和咽癌年龄别发病率

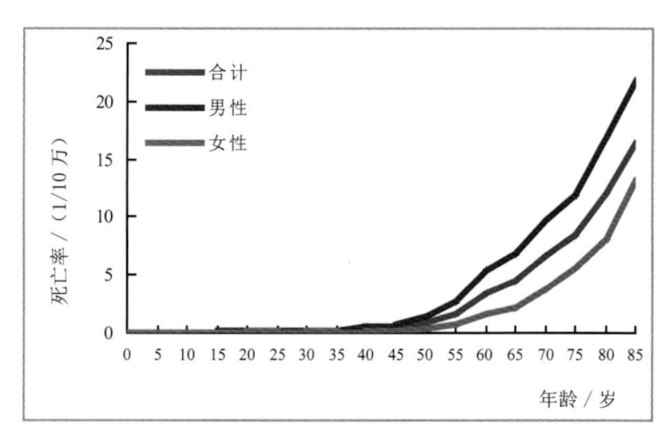

图 5-1b 全省肿瘤登记地区口腔癌和咽癌年龄别死亡率

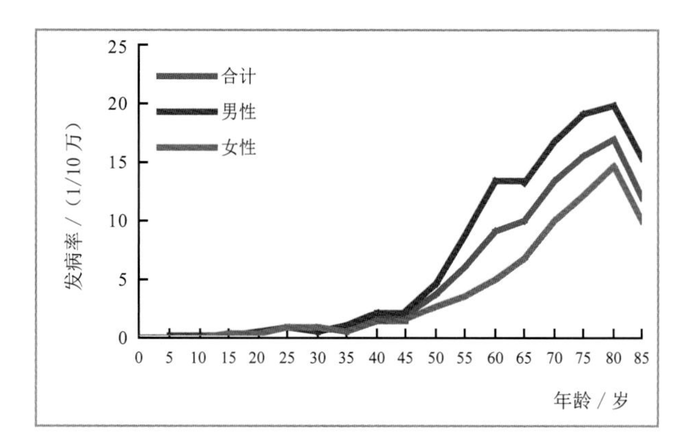

图 5-1c 城市肿瘤登记地区口腔癌和咽癌年龄别发病率

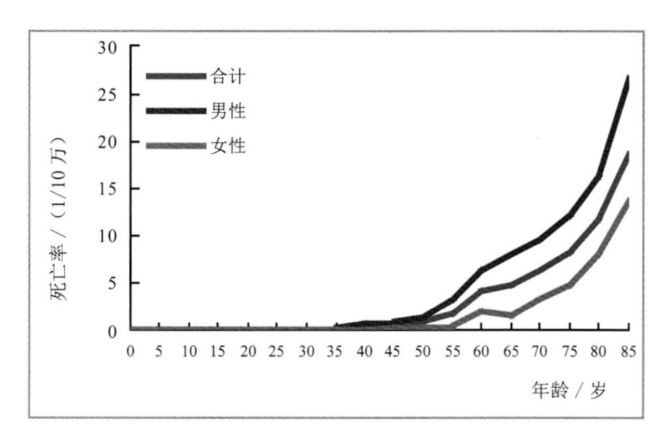

图 5-1d 城市肿瘤登记地区口腔癌和咽癌年龄别死亡率

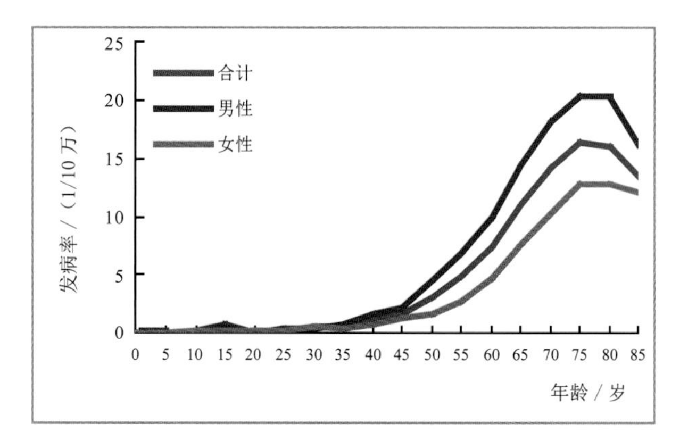

图 5-1e 农村肿瘤登记地区口腔癌和咽癌年龄别发病率

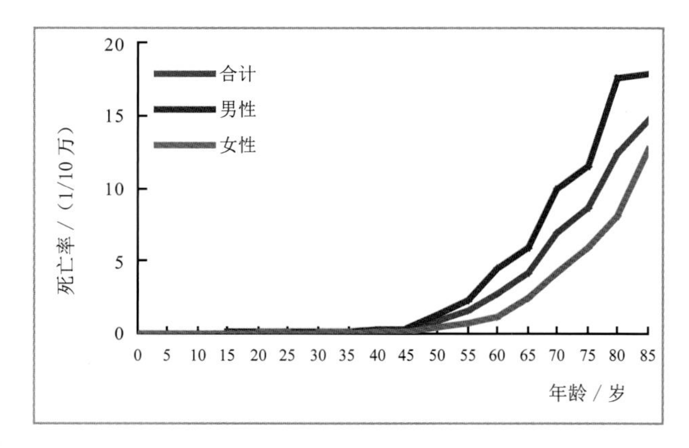

图 5-1f 农村肿瘤登记地区口腔癌和咽癌年龄别死亡率

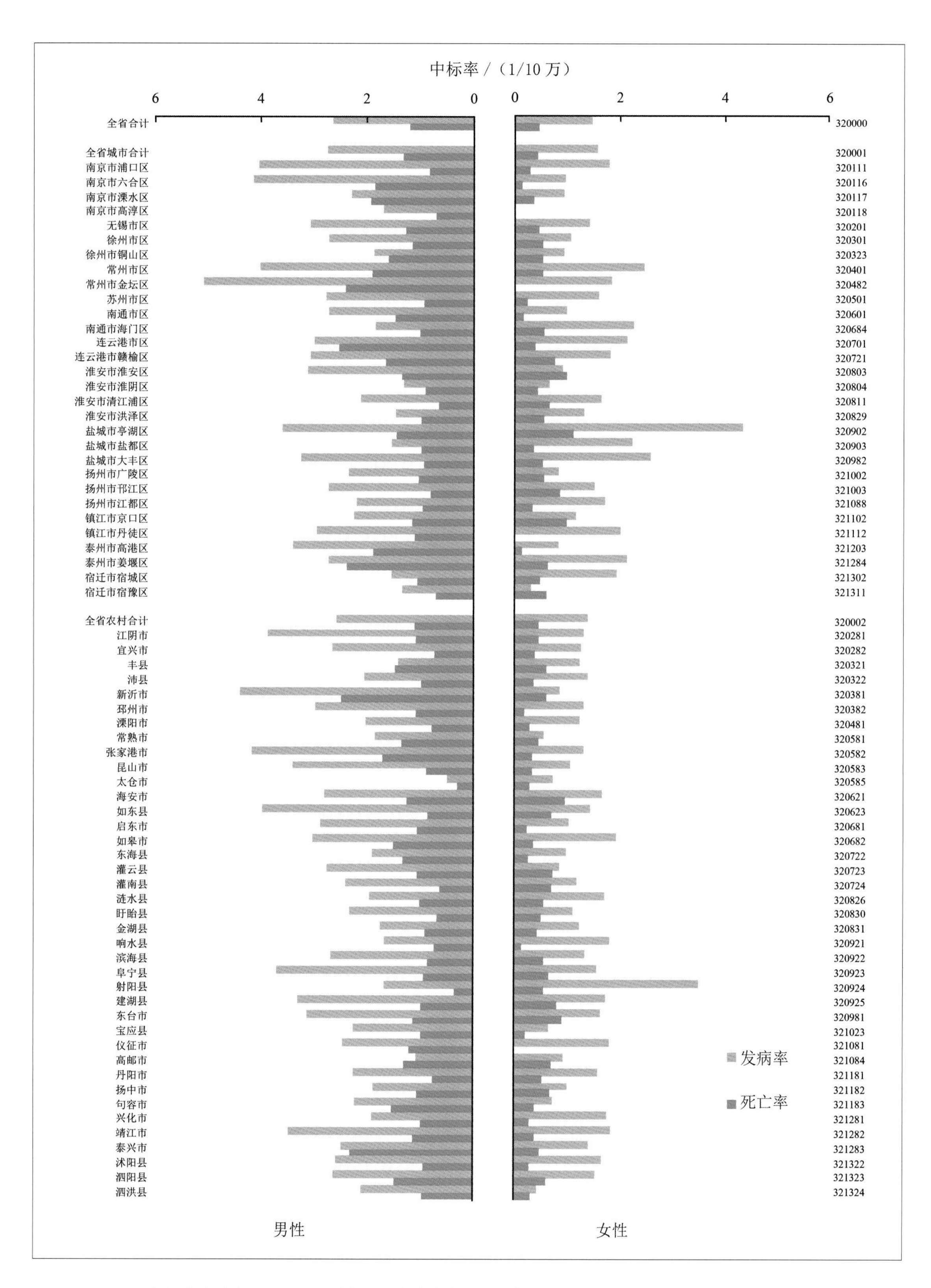

图 5-1g　2020 年江苏省肿瘤登记地区口腔癌和咽癌发病率和死亡率

2020 年江苏省全部口腔癌和咽癌新发病例中，有明确亚部位的占 92.52%。其中口腔是最常见的发病部位，于该部位发病的病例数占全部口腔癌和咽癌新发病例数的 28.31%；其次是舌、唾液腺、下咽、唇和扁桃体，于这些部位发病的病例数分别占全部口腔癌和咽癌新发病例数的 20.17%、15.40%、9.87%、8.21% 和 4.37%（图 5-1h）。

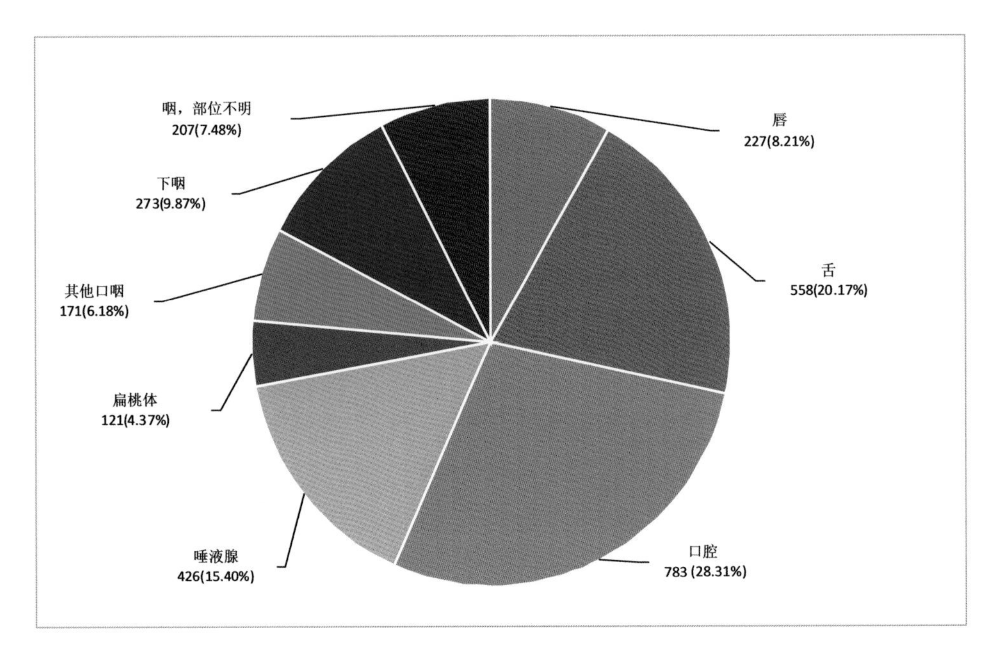

图 5-1h　2020 年江苏省肿瘤登记地区口腔癌和咽癌亚部位分布情况

二、鼻咽（C11）

2020 年江苏省肿瘤登记地区新发鼻咽癌病例 1 725 例，占全部癌症新发病例数的 0.68%，位居癌症发病谱第 20 位；其中男性 1 271 例，女性 454 例，城市地区 787 例，农村地区 938 例。全省肿瘤登记地区鼻咽癌发病率为 2.48/10 万，中标发病率为 1.52/10 万，世标发病率为 1.44/10 万，0—74 岁累积发病率为 0.16%。全省男性鼻咽癌中标发病率为女性的 2.66 倍，城市鼻咽癌中标发病率为农村的 1.03 倍（表 5-2）。

同期全省肿瘤登记地区报告鼻咽癌死亡病例 1 067 例，占全部癌症死亡病例数的 0.70%，位居癌症死亡谱第 19 位；其中男性 756 例，女性 311 例，城市地区 496 例，农村地区 571 例。全省肿瘤登记地区鼻咽癌死亡率为 1.53/10 万，中标死亡率为 0.78/10 万，世标死亡率为 0.76/10 万，0—74 岁累积死亡率为 0.08%。全省男性鼻咽癌中标死亡率为女性的 2.57 倍，城市鼻咽癌中标死亡率为农村的 1.09 倍（表 5-2）。

表 5-2　2020 年江苏省肿瘤登记地区鼻咽癌发病和死亡情况

指标	地区	性别	例数	粗率 /（1/10 万）	构成比 /%	中标率 /（1/10 万）	世标率 /（1/10 万）	0—74 岁累积率 /%	顺位
发病	全省	合计	1 725	2.48	0.68	1.52	1.44	0.16	20
		男性	1 271	3.62	0.91	2.21	2.13	0.24	16
		女性	454	1.32	0.40	0.83	0.76	0.08	20
	城市	合计	787	2.57	0.67	1.55	1.48	0.17	20
		男性	583	3.82	0.91	2.30	2.22	0.25	16
		女性	204	1.33	0.39	0.82	0.76	0.08	19
	农村	合计	938	2.40	0.68	1.50	1.42	0.16	20
		男性	688	3.46	0.90	2.15	2.06	0.24	16
		女性	250	1.31	0.41	0.85	0.77	0.08	20
死亡	全省	合计	1 067	1.53	0.70	0.78	0.76	0.08	19
		男性	756	2.15	0.78	1.13	1.11	0.12	15
		女性	311	0.90	0.56	0.44	0.42	0.05	19
	城市	合计	496	1.62	0.74	0.82	0.80	0.09	19
		男性	348	2.28	0.82	1.18	1.17	0.13	15
		女性	148	0.97	0.60	0.46	0.45	0.05	19
	农村	合计	571	1.46	0.67	0.75	0.73	0.08	20
		男性	408	2.05	0.75	1.10	1.06	0.12	15
		女性	163	0.85	0.53	0.42	0.40	0.04	19

鼻咽癌年龄别发病率和死亡率分别在 35 岁和 50 岁之前处于较低水平，于 35 岁和 50 岁以后快速上升，发病率和死亡率分别在 70—74 岁和 75—79 岁年龄组达到高峰。35 岁及以上各年龄组中，男性鼻咽癌发病率和死亡率均高于女性。城市和农村地区鼻咽癌年龄别发病率和死亡率虽然有一定的差异，但总体趋势类同（图 5-2a 至图 5-2f）。

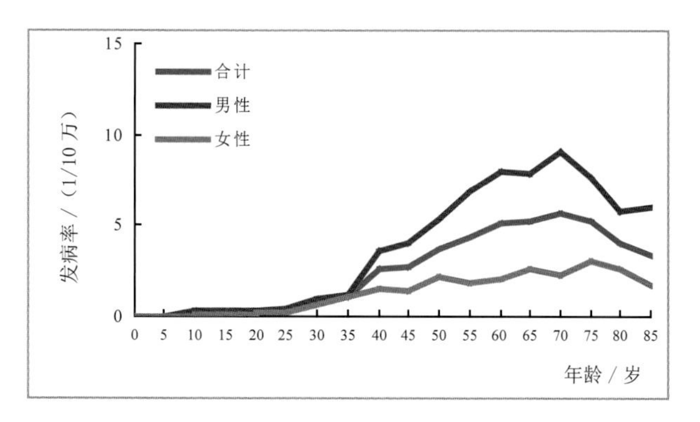

图 5-2a　全省肿瘤登记地区鼻咽癌年龄别发病率

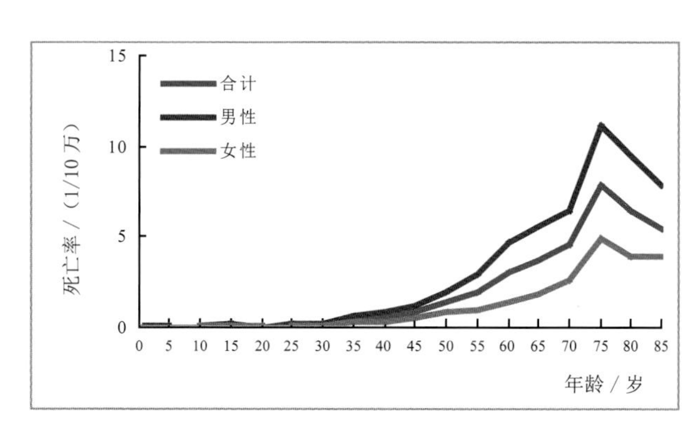

图 5-2b　全省肿瘤登记地区鼻咽癌年龄别死亡率

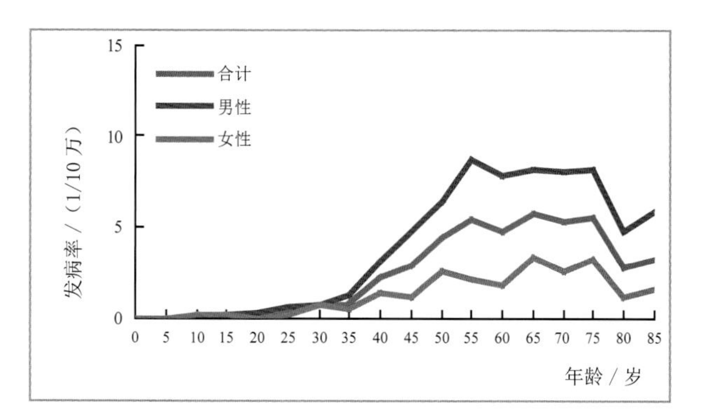

图 5-2c　城市肿瘤登记地区鼻咽癌年龄别发病率

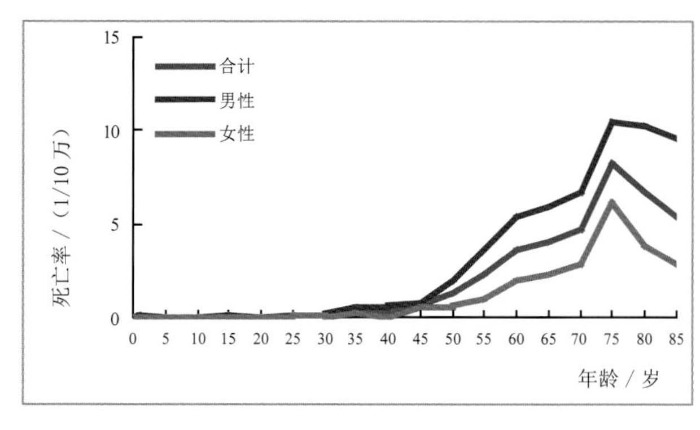

图 5-2d　城市肿瘤登记地区鼻咽癌年龄别死亡率

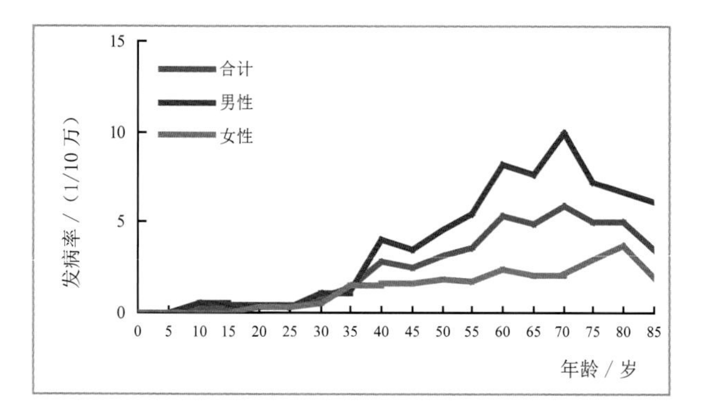

图 5-2e　农村肿瘤登记地区鼻咽癌年龄别发病率

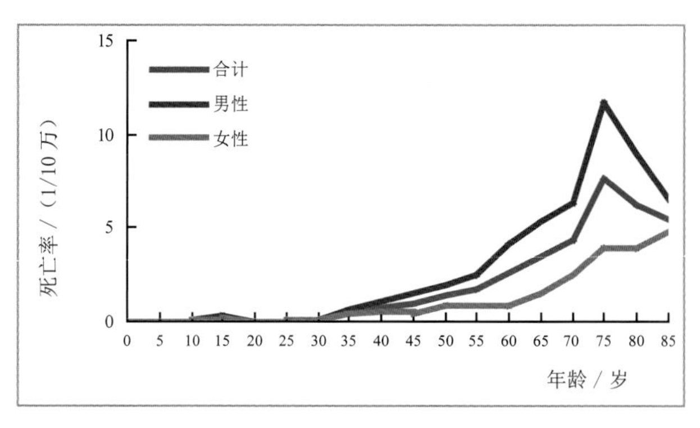

图 5-2f　农村肿瘤登记地区鼻咽癌年龄别死亡率

在 30 个城市肿瘤登记地区中，男性鼻咽癌中标发病率最高的是南京市高淳区（4.34/10 万），其后依次为南京市浦口区和泰州市高港区；女性鼻咽癌中标发病率最高的是镇江市丹徒区（1.93/10 万），其后依次为南京市溧水区和常州市金坛区。男性鼻咽癌中标死亡率最高的是南京市高淳区（2.58/10 万），其后依次为盐城市盐都区和淮安市淮安区；女性鼻咽癌中标死亡率最高的是南京市溧水区（1.09/10 万），其后依次为淮安市洪泽区和常州市金坛区（图 5-2g）。

在 39 个农村肿瘤登记地区中，男性鼻咽癌中标发病率最高的是宜兴市（4.21/10 万），其后依次为金湖县和江阴市；女性鼻咽癌中标发病率最高的是金湖县（1.93/10 万），其后依次为如东县和仪征市。男性和女性鼻咽癌中标死亡率最高的均是昆山市，中标死亡率分别为 2.67/10 万和 1.19/10 万，其后男性依次为扬中市和如皋市，女性依次为扬中市和宜兴市（图 5-2g）。

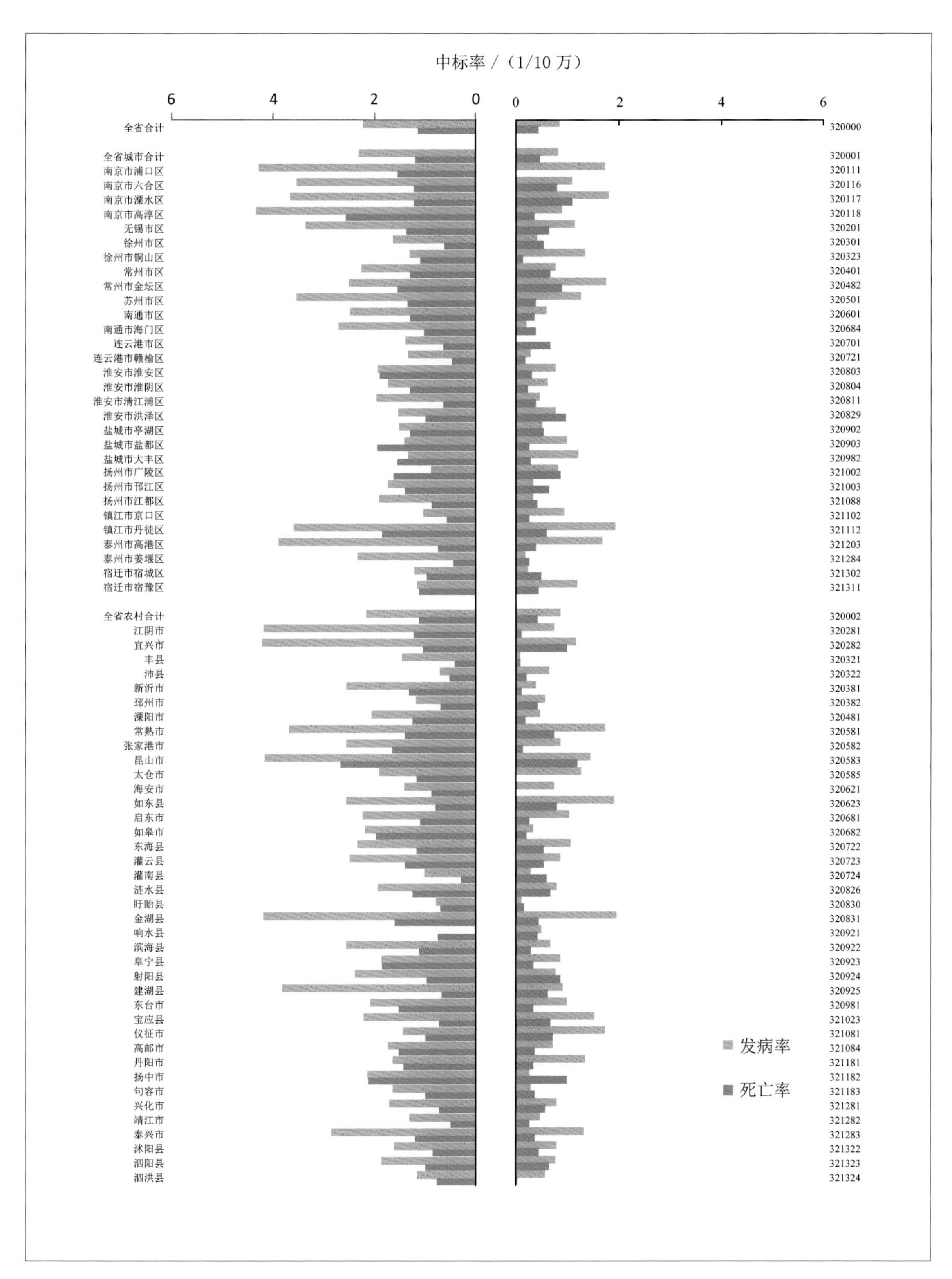

图 5-2g　2020 年江苏省肿瘤登记地区鼻咽癌发病率和死亡率

三、食管（C15）

2020年江苏省肿瘤登记地区新发食管癌病例22 413例，占全部癌症新发病例数的8.80%，位居癌症发病谱第5位；其中男性15 448例，女性6 965例，城市地区8 474例，农村地区13 939例。全省肿瘤登记地区食管癌发病率为32.20/10万，中标发病率为13.66/10万，世标发病率为13.60/10万，0—74岁累积发病率为1.67%。全省男性食管癌中标发病率为女性的2.62倍，农村食管癌中标发病率为城市的1.25倍（表5-3）。

同期全省肿瘤登记地区报告食管癌死亡病例19 050例，占全部癌症死亡病例数的12.55%，位居癌症死亡谱第3位；其中男性13 003例，女性6 047例，城市地区7 199例，农村地区11 851例。全省肿瘤登记地区食管癌死亡率为27.37/10万，中标死亡率为10.94/10万，世标死亡率为10.74/10万，0—74岁累积死亡率为1.16%。全省男性食管癌中标死亡率为女性的2.69倍，农村食管癌中标死亡率为城市的1.26倍（表5-3）。

表5-3　2020年江苏省肿瘤登记地区食管癌发病和死亡情况

指标	地区	性别	例数	粗率/(1/10万)	构成比/%	中标率/(1/10万)	世标率/(1/10万)	0—74岁累积率/%	顺位
发病	全省	合计	22 413	32.20	8.80	13.66	13.60	1.67	5
		男性	15 448	43.96	11.02	19.95	20.06	2.53	3
		女性	6 965	20.21	6.09	7.62	7.41	0.82	6
	城市	合计	8 474	27.69	7.27	11.96	11.95	1.49	5
		男性	6 043	39.54	9.47	18.10	18.29	2.36	4
		女性	2 431	15.87	4.61	6.05	5.86	0.64	7
	农村	合计	13 939	35.73	10.10	14.97	14.87	1.81	4
		男性	9 405	47.35	12.32	21.38	21.42	2.66	3
		女性	4 534	23.68	7.36	8.83	8.61	0.96	6
死亡	全省	合计	19 050	27.37	12.55	10.94	10.74	1.16	3
		男性	13 003	37.00	13.48	16.19	16.01	1.80	3
		女性	6 047	17.54	10.93	6.01	5.80	0.52	3
	城市	合计	7 199	23.52	10.77	9.56	9.41	1.03	3
		男性	5 012	32.80	11.84	14.45	14.34	1.65	3
		女性	2 187	14.27	8.93	4.94	4.77	0.42	4
	农村	合计	11 851	30.38	13.96	12.00	11.77	1.26	3
		男性	7 991	40.23	14.77	17.53	17.31	1.91	3
		女性	3 860	20.16	12.53	6.83	6.58	0.61	2

食管癌年龄别发病率和死亡率在 50 岁之前处于较低水平，之后随年龄增长快速上升，发病率和死亡率均在 80—84 岁年龄组达到高峰。50 岁及以上各年龄组中，男性食管癌发病率和死亡率均高于女性。城市和农村地区食管癌年龄别发病率和死亡率虽然有一定的差异，但总体趋势类同（图 5-3a 至图 5-3f）。

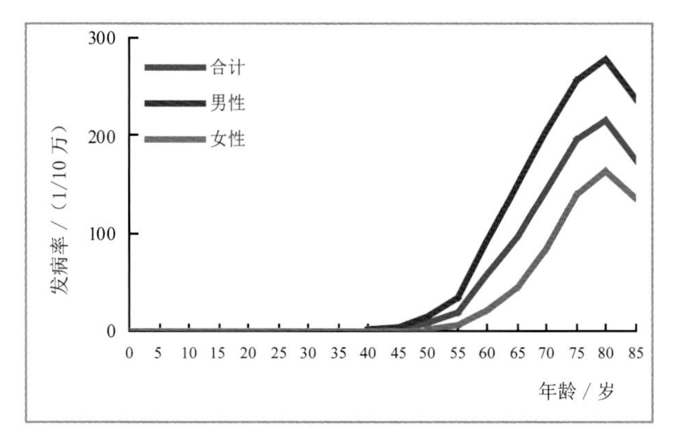

图 5-3a　全省肿瘤登记地区食管癌年龄别发病率

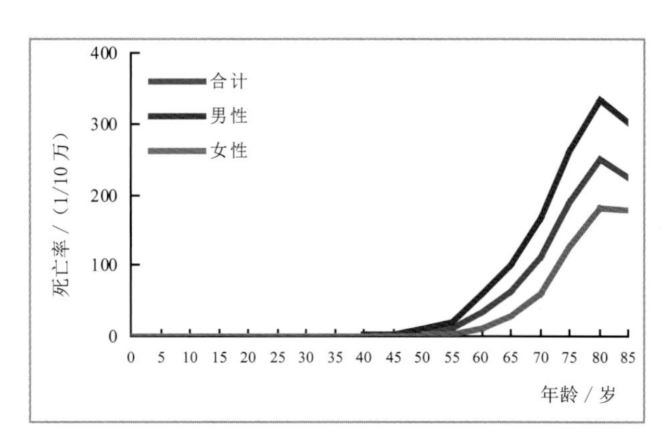

图 5-3b　全省肿瘤登记地区食管癌年龄别死亡率

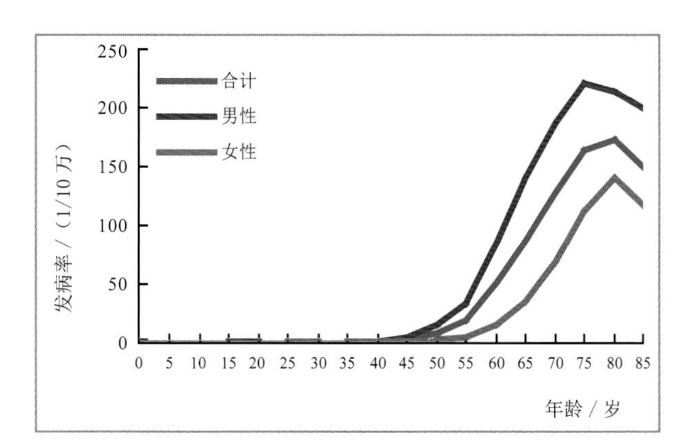

图 5-3c　城市肿瘤登记地区食管癌年龄别发病率

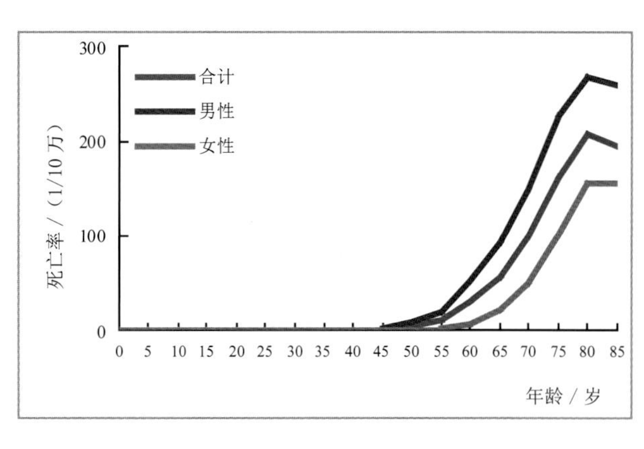

图 5-3d　城市肿瘤登记地区食管癌年龄别死亡率

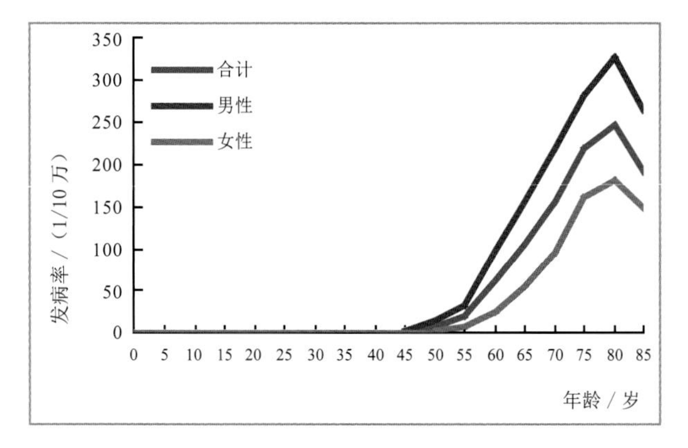

图 5-3e　农村肿瘤登记地区食管癌年龄别发病率

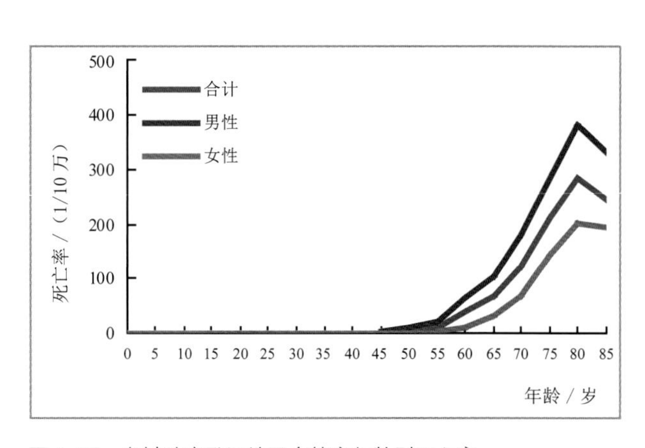

图 5-3f　农村肿瘤登记地区食管癌年龄别死亡率

在30个城市肿瘤登记地区中，男性和女性食管癌中标发病率最高的均是淮安市淮安区，中标发病率分别为40.20/10万和23.24/10万，其后男性依次为泰州市高港区和淮安市洪泽区，女性依次为淮安市洪泽区和泰州市高港区。男性和女性食管癌中标死亡率最高的均是淮安市淮安区，中标死亡率分别为36.82/10万和19.01/10万，其后男性依次为泰州市高港区和常州市金坛区，女性依次为泰州市高港区和泰州市姜堰区（图5-3g）。

在39个农村肿瘤登记地区中，男性和女性食管癌中标发病率最高的均是涟水县，中标发病率分别为47.02/10万和20.73/10万，其后男性依次为泰兴市和泗阳县，女性依次为建湖县和泗阳县。男性食管癌中标死亡率最高的是涟水县（33.40/10万），其后依次为阜宁县和泰兴市；女性食管癌中标死亡率最高的是扬中市（16.91/10万），其后依次为涟水县和阜宁县（图5-3g）。

2020年江苏省全部食管癌新发病例中，有明确亚部位的占21.66%。其中48.71%的病例发生在食管中段（中三分之一）；其次是食管下段（下三分之一），于该部位发病的病例数占全部食管癌新发病例数的20.00%；之后依次为食管上段（上三分之一）和交搭跨越，于这些部位发病的病例数分别占全部食管癌新发病例数的19.59%和11.70%（图5-3h）。

2020年江苏省全部食管癌新发病例中，有明确组织学类型的占73.92%。其中鳞状细胞癌是最常见的组织学类型，占87.64%；其次是腺癌，占10.25%；腺鳞癌占0.85%（图5-3i）。

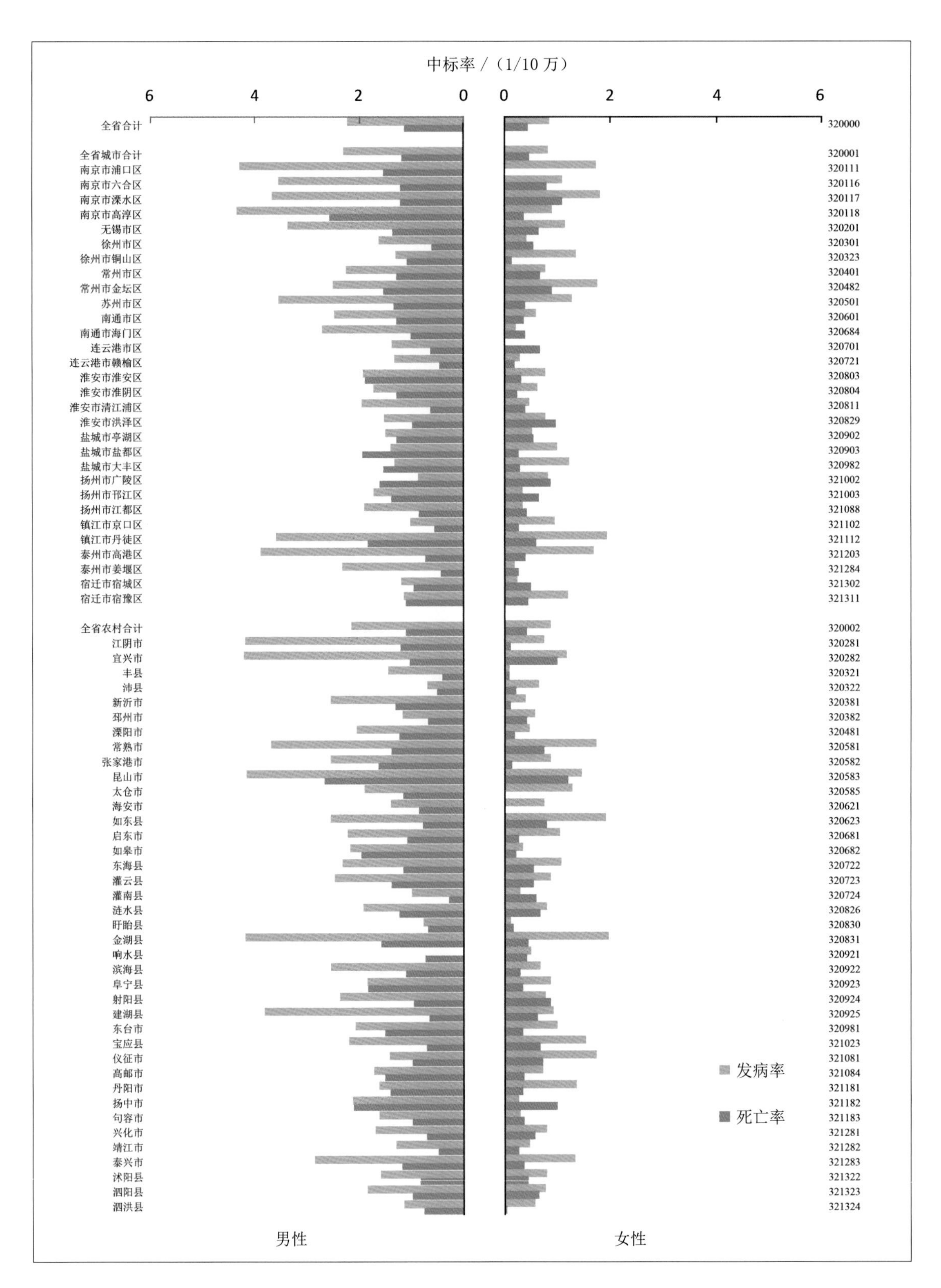

图 5-3g　2020 年江苏省肿瘤登记地区食管癌发病率和死亡率

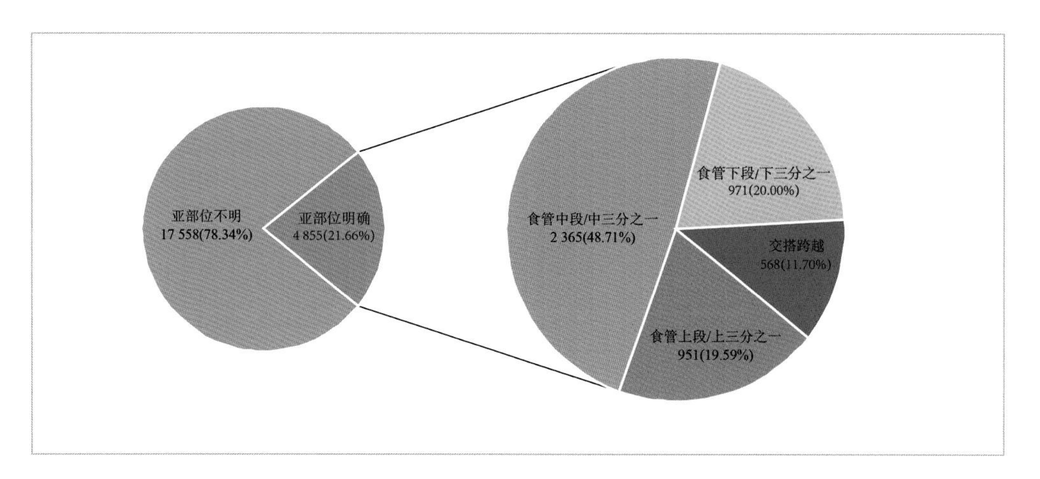

图 5-3h　2020 年江苏省肿瘤登记地区食管癌亚部位分布情况

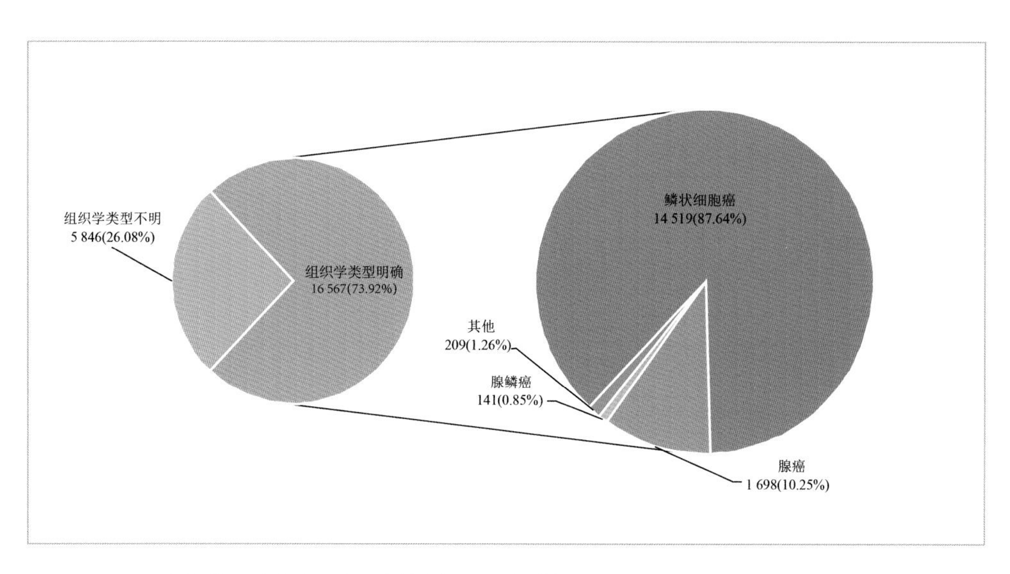

图 5-3i　2020 年江苏省肿瘤登记地区食管癌组织学分型情况

四、胃（C16）

2020 年江苏省肿瘤登记地区新发胃癌病例 28 609 例，占全部癌症新发病例数的 11.24%，位居癌症发病谱第 3 位；其中男性 20 130 例，女性 8 479 例，城市地区 12 850 例，农村地区 15 759 例。全省肿瘤登记地区胃癌发病率为 41.10/10 万，中标发病率为 18.86 /10 万，世标发病率为 18.56/10 万，0—74 岁累积发病率为 2.29%。全省男性胃癌中标发病率为女性的 2.44 倍，城市胃癌中标发病率为农村的 1.06 倍（表 5-4）。

同期全省肿瘤登记地区报告胃癌死亡病例 21 922 例，占全部癌症死亡病例数的 14.45 %，位居癌症死亡谱第 2 位；其中男性 15 285 例，女性 6 637 例，城市地区 9 593 例，农村地区 12 329 例。全省肿瘤登记地区胃癌死亡率为 31.49/10 万，中标死亡率为 13.31/10 万，世标死亡率为 12.90/10 万，0—74 岁累积死亡率为 1.39%。全省男性胃癌中标死亡率为女性的 2.51 倍，城市和农村胃癌中标死亡率水平基本一致（表 5-4）。

表 5-4　2020 年江苏省肿瘤登记地区胃癌发病和死亡情况

指标	地区	性别	例数	粗率 /（1/10 万）	构成比 / %	中标率 /（1/10 万）	世标率 /（1/10 万）	0—74 岁累积率 /%	顺位
发病	全省	合计	28 609	41.10	11.24	18.86	18.56	2.29	3
		男性	20 130	57.28	14.36	27.06	26.80	3.35	2
		女性	8 479	24.60	7.41	11.09	10.74	1.24	5
	城市	合计	12 850	41.99	11.02	19.51	19.23	2.39	3
		男性	9 027	59.07	14.14	27.95	27.72	3.49	2
		女性	3 823	24.95	7.24	11.52	11.18	1.31	5
	农村	合计	15 759	40.40	11.42	18.37	18.05	2.21	3
		男性	11 103	55.90	14.54	26.39	26.10	3.25	2
		女性	4 656	24.32	7.56	10.76	10.40	1.18	5
死亡	全省	合计	21 922	31.49	14.45	13.31	12.90	1.39	2
		男性	15 285	43.49	15.85	19.40	18.95	2.06	2
		女性	6 637	19.25	12.00	7.72	7.38	0.72	2
	城市	合计	9 593	31.34	14.35	13.38	13.00	1.39	2
		男性	6 703	43.86	15.83	19.50	19.12	2.05	2
		女性	2 890	18.86	11.80	7.78	7.44	0.73	2
	农村	合计	12 329	31.61	14.52	13.26	12.84	1.39	2
		男性	8 582	43.21	15.87	19.32	18.83	2.07	2
		女性	3 747	19.57	12.16	7.67	7.33	0.71	3

胃癌年龄别发病率和死亡率分别在40岁和50岁之前处于较低水平，之后随年龄增长快速上升，发病率和死亡率均在80—84岁年龄组达到高峰。45岁及以上各年龄组中，男性胃癌发病率和死亡率均高于女性。城市和农村地区胃癌年龄别发病率和死亡率虽然有一定的差异，但总体趋势类同（图5-4a至图5-4f）。

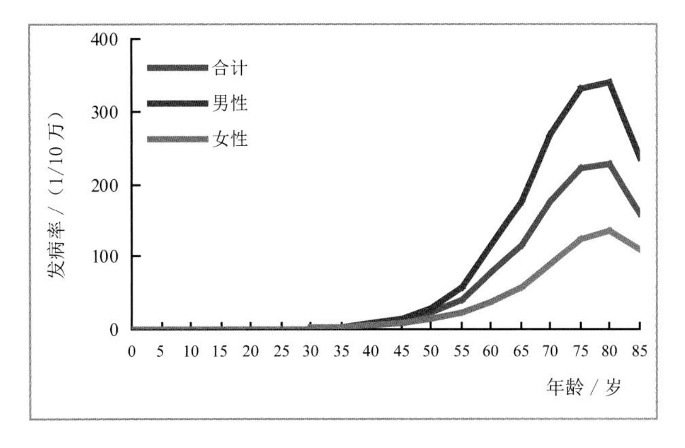

图5-4a　全省肿瘤登记地区胃癌年龄别发病率

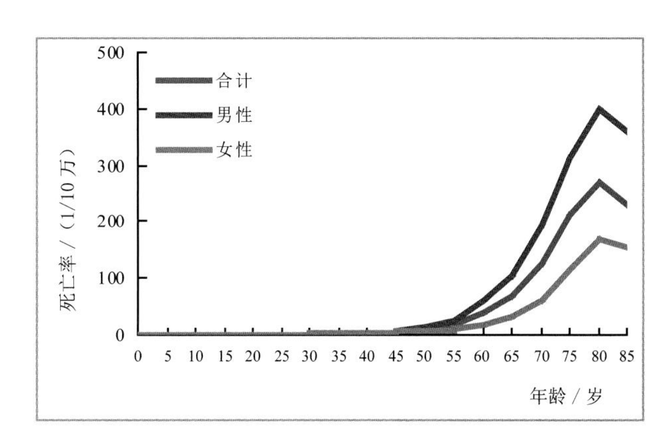

图5-4b　全省肿瘤登记地区胃癌年龄别死亡率

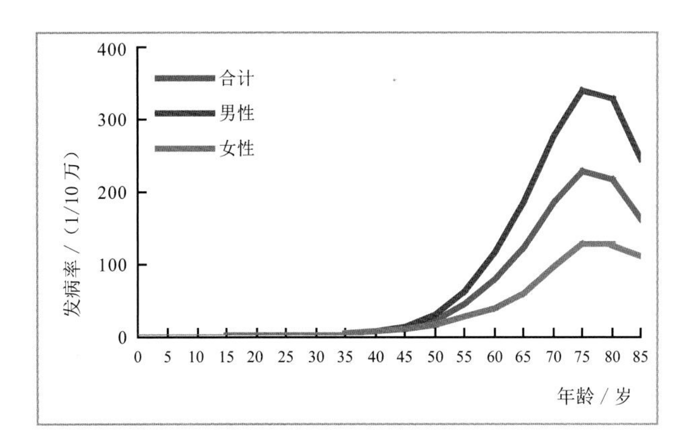

图5-4c　城市肿瘤登记地区胃癌年龄别发病率

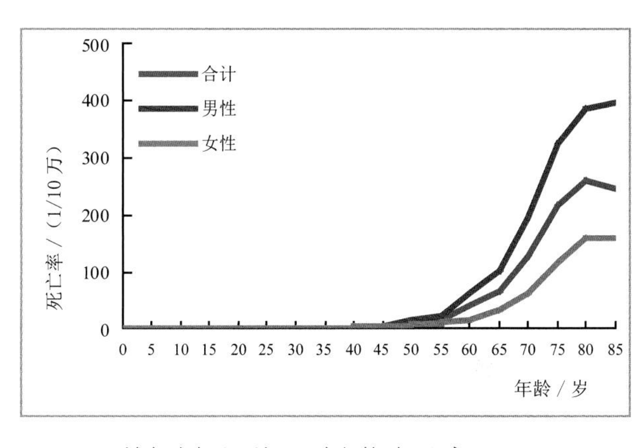

图5-4d　城市肿瘤登记地区胃癌年龄别死亡率

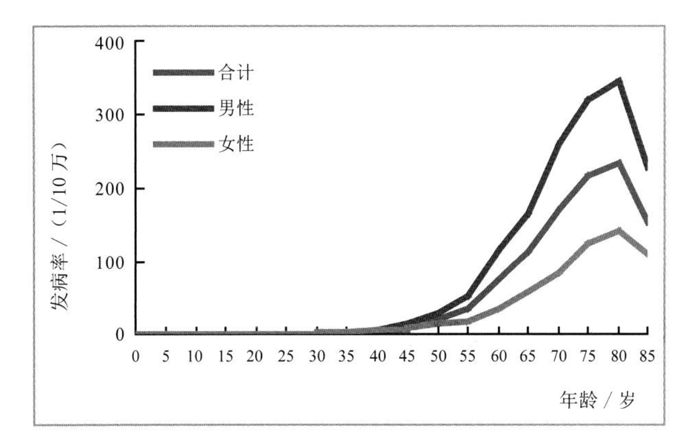

图5-4e　农村肿瘤登记地区胃癌年龄别发病率

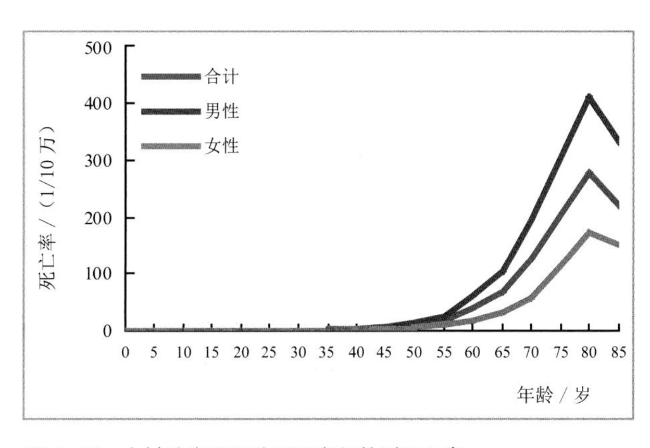

图5-4f　农村肿瘤登记地区胃癌年龄别死亡率

在30个城市肿瘤登记地区中，男性胃癌中标发病率和死亡率最高的均是镇江市丹徒区，分别为58.66/10万和41.79/10万，其后均依次为常州市金坛区和南京市六合区。女性胃癌中标发病率最高的是南京市六合区（20.51/10万），其后依次为镇江市丹徒区和常州市金坛区；中标死亡率最高的是镇江市丹徒区（16.69/10万），其后依次为南京市六合区和常州市金坛区（图5-4g）。

在39个农村肿瘤登记地区中，男性和女性胃癌中标发病率最高的均是扬中市，分别为67.94/10万和27.47/10万，其后男性依次为丹阳市和仪征市，女性依次为建湖县和丹阳市。男性胃癌中标死亡率最高的是丹阳市（44.60/10万），其后依次为扬中市和仪征市；女性胃癌中标死亡率最高的是仪征市（18.63/10万），其后依次为扬中市和建湖县（图5-4g）。

2020年江苏省全部胃癌新发病例中，有明确亚部位的占39.90%。其中56.04%的病例发生在贲门；其次是幽门窦，于该部位发病的病例数占全部胃癌新发病例数的13.78%；之后依次为胃体、胃小弯和胃底，于这些部位发病的病例数分别占全部胃癌新发病例数的12.40%、7.96%和4.15%（图5-4h）。

2020年江苏省全部胃癌新发病例中，有明确组织学类型的占74.08%。其中腺癌是最常见的组织学类型，占92.95%；其次是鳞状细胞癌，占3.48%；类癌占0.53%；腺鳞癌占0.15%（图5-4i）。

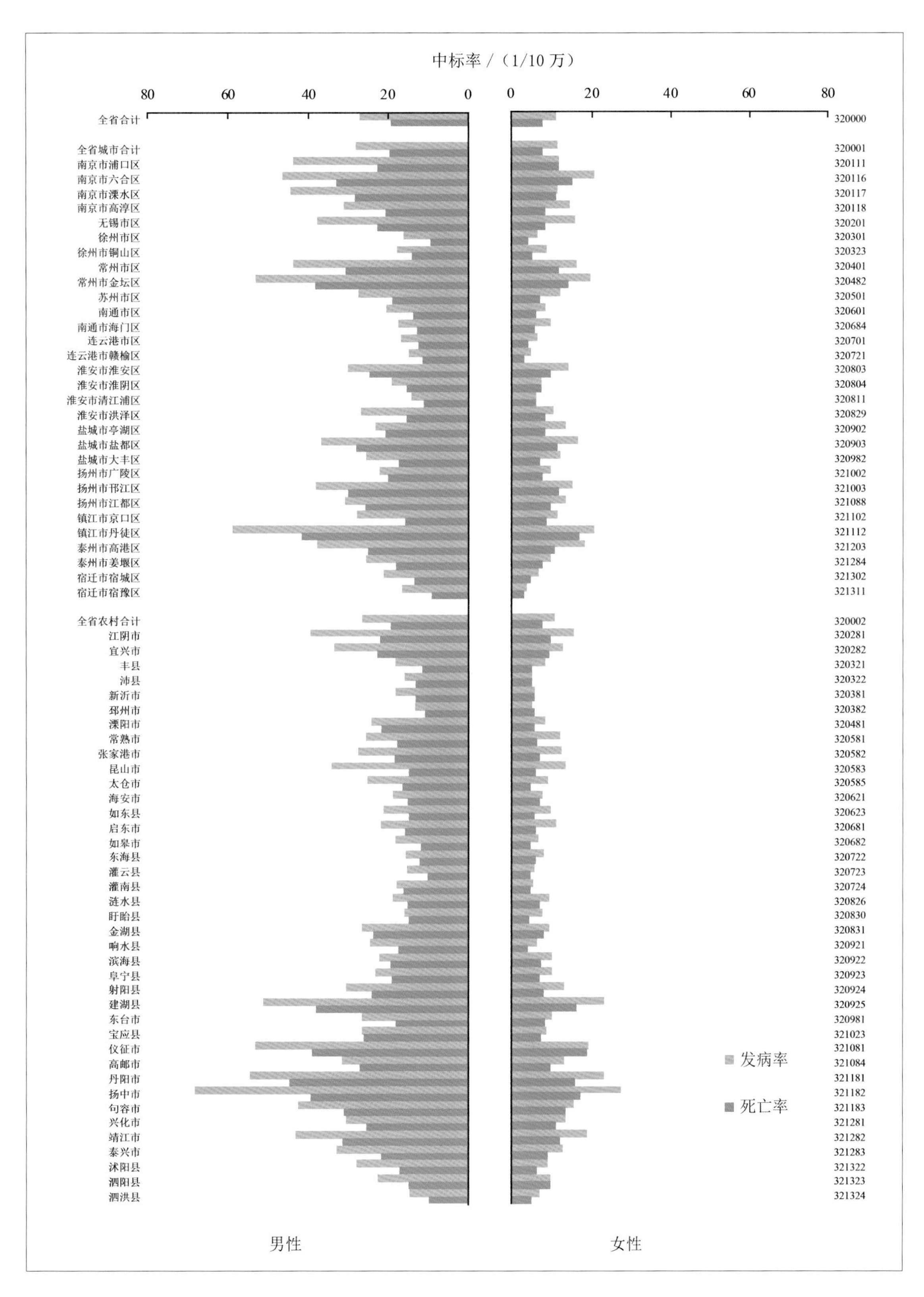

图 5-4g 2020 年江苏省肿瘤登记地区胃癌发病率和死亡率

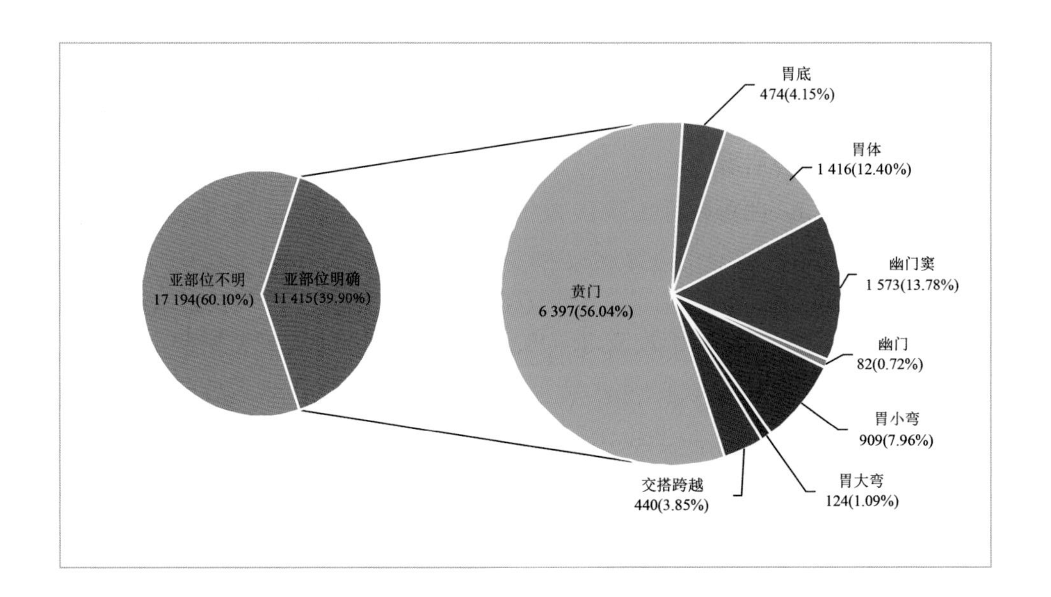

图 5-4h　2020 年江苏省肿瘤登记地区胃癌亚部位分布情况

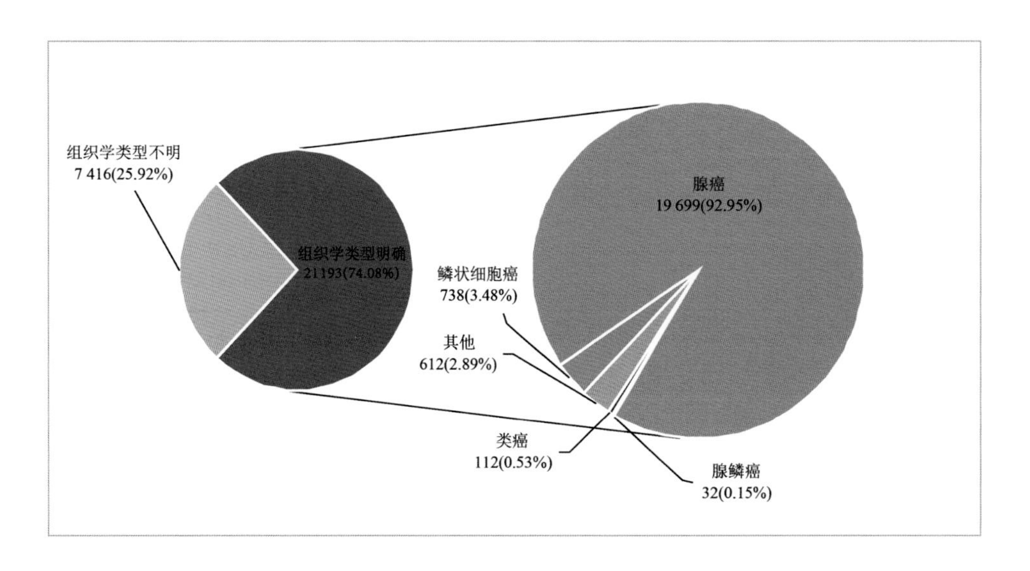

图 5-4i　2020 年江苏省肿瘤登记地区胃癌组织学分型情况

五、结直肠肛门（C18—C21）

2020 年江苏省肿瘤登记地区新发结直肠肛门恶性肿瘤（以下简称“结直肠癌”）病例 24 966 例，占全部癌症新发病例数的 9.81%，位居癌症发病谱第 4 位；其中男性 14 887 例，女性 10 079 例，城市地区 12 160 例，农村地区 12 806 例。全省肿瘤登记地区结直肠癌发病率为 35.86 /10 万，中标发病率为 17.39/10 万，世标发病率为 17.14/10 万，0—74 岁累积发病率为 2.08%。全省男性结直肠癌中标发病率为女性的 1.56 倍，城市结直肠癌中标发病率为农村的 1.20 倍（表 5-5）。

同期全省肿瘤登记地区报告结直肠癌死亡病例 11 521 例，占全部癌症死亡病例数的 7.59%，位居癌症死亡谱第 5 位；其中男性 6 734 例，女性 4 787 例，城市地区 5 602 例，农村地区 5 919 例。全省肿瘤登记地区结直肠癌死亡率为 16.55 /10 万，中标死亡率为 7.05 /10 万，世标死亡率为 6.96/10 万，0—74 岁累积死亡率为 0.72%。全省男性结直肠癌中标死亡率为女性的 1.63 倍，城市结直肠癌中标死亡率为农村的 1.20 倍（表 5-5）。

表 5-5　2020 年江苏省肿瘤登记地区结直肠癌发病和死亡情况

指标	地区	性别	例数	粗率 /（1/10 万）	构成比 /%	中标率 /（1/10 万）	世标率 /（1/10 万）	0—74 岁累积率 /%	顺位
发病	全省	合计	24 966	35.86	9.81	17.39	17.14	2.08	4
		男性	14 887	42.36	10.62	21.29	21.08	2.59	4
		女性	10 079	29.24	8.81	13.63	13.33	1.58	4
	城市	合计	12 160	39.73	10.43	19.24	19.04	2.33	4
		男性	7 304	47.80	11.44	23.84	23.70	2.91	3
		女性	4 856	31.69	9.20	14.84	14.57	1.76	4
	农村	合计	12 806	32.83	9.28	15.98	15.69	1.90	5
		男性	7 583	38.18	9.93	19.33	19.06	2.35	4
		女性	5 223	27.28	8.48	12.71	12.39	1.45	3
死亡	全省	合计	11 521	16.55	7.59	7.05	6.96	0.72	5
		男性	6 734	19.16	6.98	8.82	8.73	0.92	5
		女性	4 787	13.89	8.65	5.40	5.32	0.52	5
	城市	合计	5 602	18.30	8.38	7.78	7.73	0.80	5
		男性	3 334	21.82	7.87	9.87	9.82	1.02	5
		女性	2 268	14.80	9.26	5.87	5.83	0.58	3
	农村	合计	5 919	15.17	6.97	6.50	6.38	0.66	5
		男性	3 400	17.12	6.29	8.02	7.89	0.85	5
		女性	2 519	13.16	8.17	5.04	4.93	0.47	5

结直肠癌年龄别发病率和死亡率分别在40岁和50岁之前处于较低水平，之后随年龄增长快速上升，发病率和死亡率分别在80—84岁和85岁及以上年龄组达到高峰。40岁及以上各年龄组中，男性结直肠癌发病率和死亡率均高于女性。城市和农村地区结直肠癌年龄别发病率和死亡率虽然有一定的差异，但总体趋势类同（图5-5a至图5-5f）。

在30个城市肿瘤登记地区中，男性结直肠癌中标发病率和死亡率最高的均是常州市区，分别为37.09/10万和15.66/10万，其后均依次为无锡市区和常州市金坛区。女性结直肠癌中标发病率最高的是无锡市区（23.29/10万），其后为常州市区和苏州市区；中标死亡率最高的是常州市金坛区（8.75/10万），其后依次为常州市区和无锡市区（图5-5g）。

在39个农村肿瘤登记地区中，男性结直肠癌中标发病率和死亡率最高的均是江阴市，分别为33.53/10万和13.29/10万，发病率其后依次为太仓市和张家港市，死亡率其后依次为靖江市和丹阳市。女性结直肠癌中标发病率最高的是扬中市（22.08/10万），其后依次为太仓市和江阴市；中标死亡率最高的是启东市（7.80/10万），其后依次为丹阳市和扬中市（图5-5g）。

2020年结肠癌新发病例中，有明确亚部位的占55.54%。其中44.91%的病例发生在乙状结肠；其次是升结肠，于该部位发病的病例数占全部结肠癌新发病例数的23.97%；之后依次为横结肠、降结肠、盲肠和结肠肝曲，于这些部位发病的病例数分别占全部结肠癌新发病例数的8.28%、8.28%、6.41%和4.17%（图5-5h）。

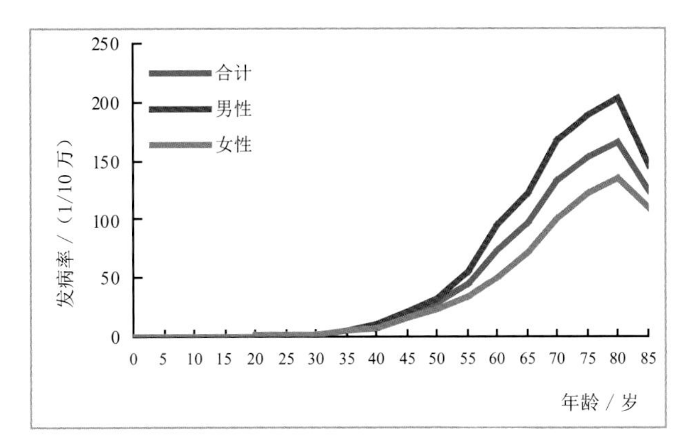

图 5-5a　全省肿瘤登记地区结直肠癌年龄别发病率

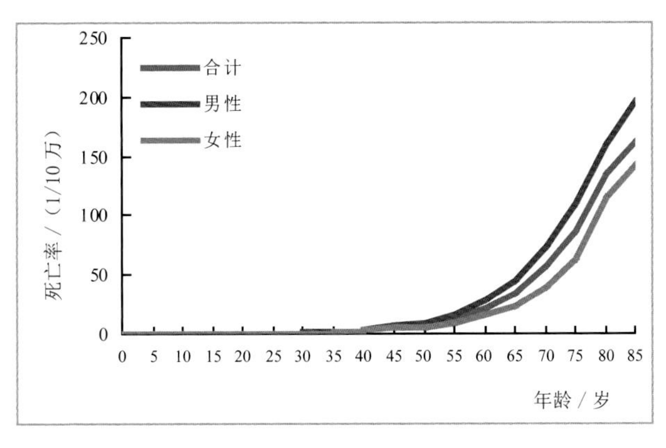

图 5-5b　全省肿瘤登记地区结直肠癌年龄别死亡率

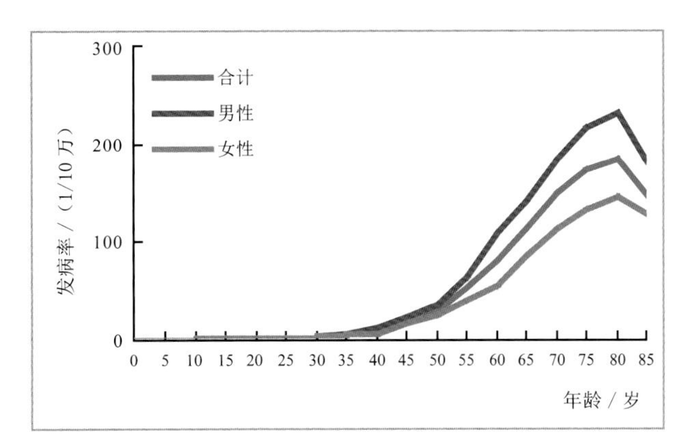

图 5-5c　城市肿瘤登记地区结直肠癌年龄别发病率

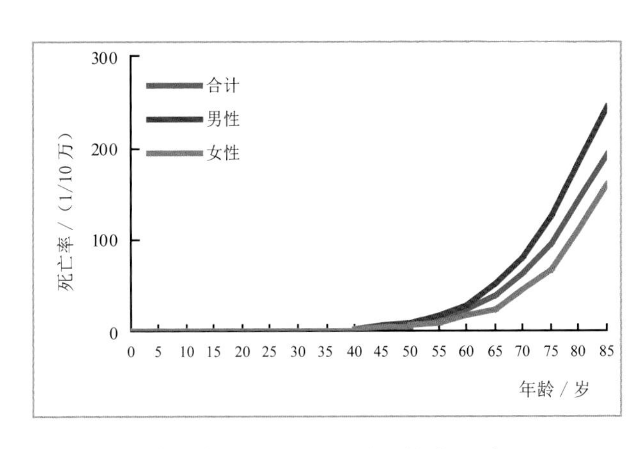

图 5-5d　城市肿瘤登记地区结直肠癌年龄别死亡率

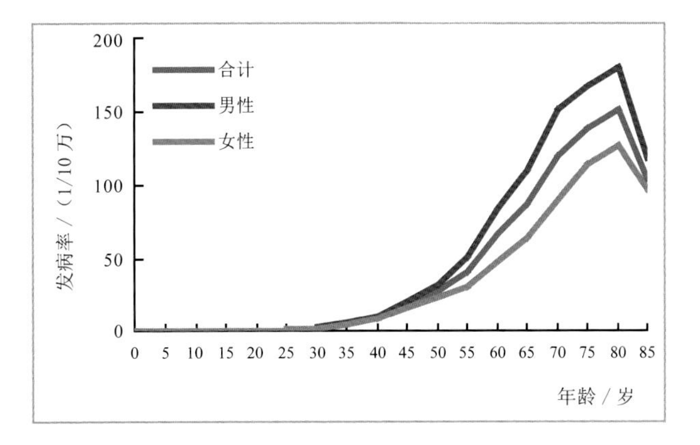

图 5-5e　农村肿瘤登记地区结直肠癌年龄别发病率

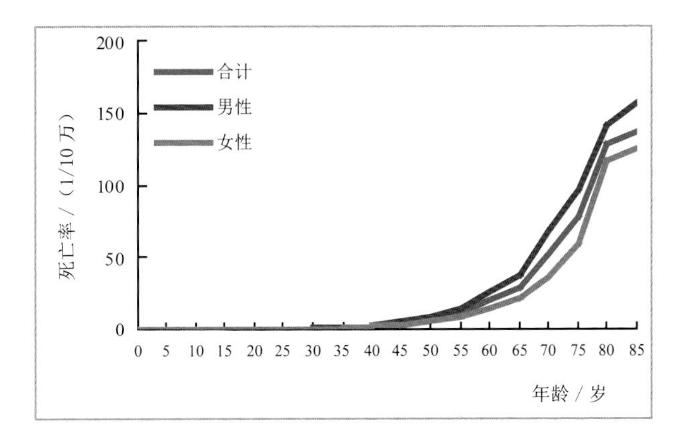

图 5-5f　农村肿瘤登记地区结直肠癌年龄别死亡率

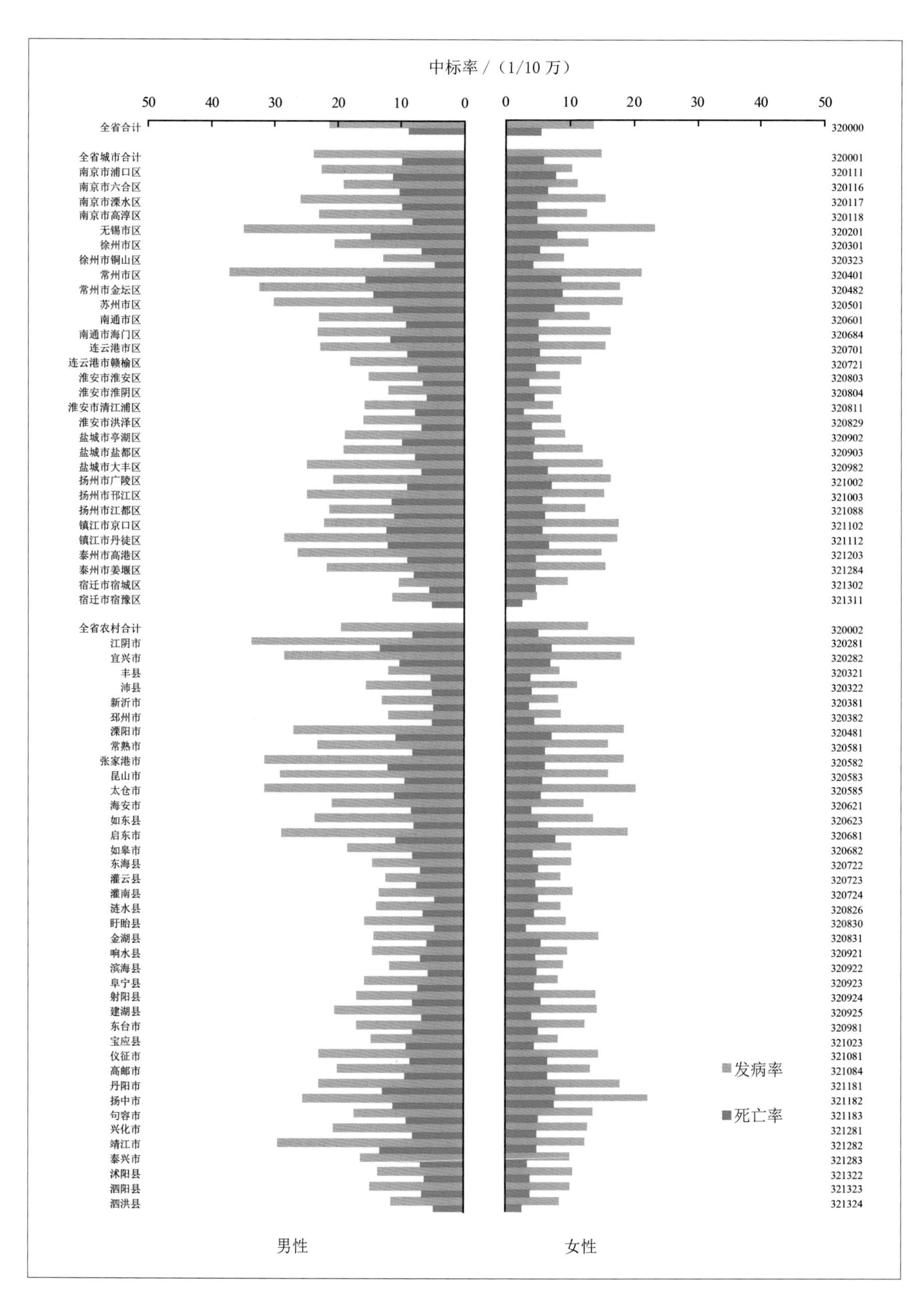

图 5-5g　2020 年江苏省肿瘤登记地区结直肠癌发病率和死亡率

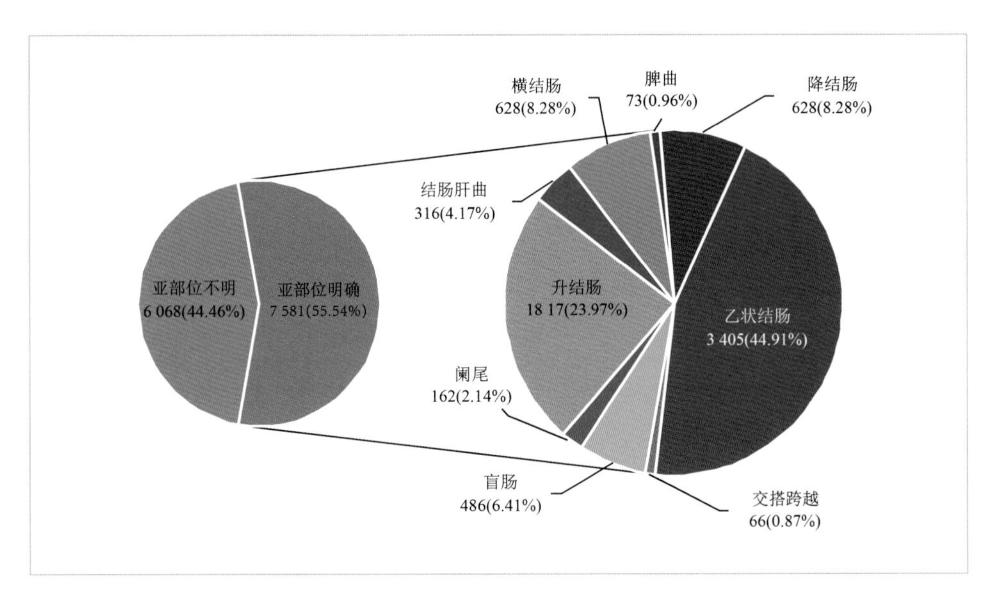

图 5-5h　2020 年江苏省肿瘤登记地区结肠癌亚部位分布情况

六、肝脏（C22）

2020 年江苏省肿瘤登记地区新发肝脏恶性肿瘤（以下简称“肝癌”）病例 17 853 例，占全部癌症新发病例数的 7.01%，位居癌症发病谱第 6 位；其中男性 12 522 例，女性 5 331 例，城市地区 7 481 例，农村地区 10 372 例。全省肿瘤登记地区肝癌发病率为 25.65 /10 万，中标发病率为 12.90/10 万，世标发病率为 12.71/10 万，0—74 岁累积发病率为 1.48%。全省男性肝癌中标发病率为女性的 2.77 倍，农村肝癌中标发病率为城市的 1.10 倍（表 5-6）。

同期全省肿瘤登记地区报告肝癌死亡病例 16 369 例，占全部癌症死亡的 10.79%，位居癌症死亡谱第 4 位；其中男性 11 475 例，女性 4 894 例，城市地区 6 874 例，农村地区 9 495 例。全省肿瘤登记地区肝癌死亡率为 23.51/10 万，中标死亡率为 11.42/10 万，世标死亡率为 11.25 /10 万，0—74 岁累积死亡率为 1.29%。全省男性肝癌中标死亡率为女性的 2.86 倍，农村肝癌中标死亡率为城市的 1.10 倍（表 5-6）。

表 5-6　2020 年江苏省肿瘤登记地区肝癌发病和死亡情况

指标	地区	性别	例数	粗率 /（1/10 万）	构成比 /%	中标率 /（1/10 万）	世标率 /（1/10 万）	0—74 岁累积率 /%	顺位
发病	全省	合计	17 853	25.65	7.01	12.90	12.71	1.48	6
		男性	12 522	35.63	8.93	19.05	18.76	2.18	5
		女性	5 331	15.47	4.66	6.87	6.79	0.78	8
	城市	合计	7 481	24.44	6.41	12.23	12.08	1.41	7
		男性	5 244	34.32	8.22	18.13	17.94	2.09	5
		女性	2 237	14.60	4.24	6.52	6.42	0.73	8
	农村	合计	10 372	26.59	7.52	13.43	13.21	1.54	6
		男性	7 278	36.64	9.53	19.78	19.41	2.24	5
		女性	3 094	16.16	5.02	7.14	7.07	0.82	8
死亡	全省	合计	16 369	23.51	10.79	11.42	11.25	1.29	4
		男性	11 475	32.65	11.90	17.03	16.77	1.92	4
		女性	4 894	14.20	8.85	5.96	5.88	0.66	4
	城市	合计	6 874	22.46	10.28	10.82	10.67	1.22	4
		男性	4 738	31.00	11.19	15.93	15.75	1.81	4
		女性	2 136	13.94	8.72	5.90	5.80	0.64	5
	农村	合计	9 495	24.34	11.18	11.90	11.71	1.34	4
		男性	6 737	33.92	12.45	17.88	17.56	2.00	4
		女性	2 758	14.40	8.95	6.00	5.94	0.67	4

肝癌年龄别发病率和死亡率在 35 岁之前处于较低水平，之后随年龄增长快速上升，发病率和死亡率均在 80—84 岁年龄组达到高峰。35 岁及以上各年龄组中，男性肝癌发病率和死亡率均高于女性。城市和农村地区肝癌年龄别发病率和死亡率虽然有一定的差异，但总体趋势类同（图 5-6a 至图 5-6f）。

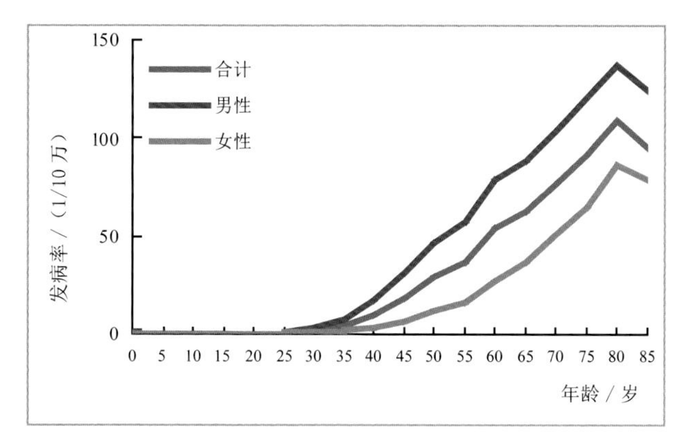

图 5-6a　全省肿瘤登记地区肝癌年龄别发病率

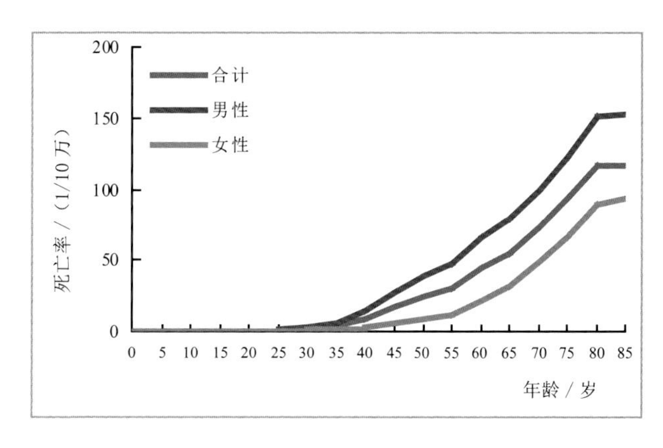

图 5-6b　全省肿瘤登记地区肝癌年龄别死亡率

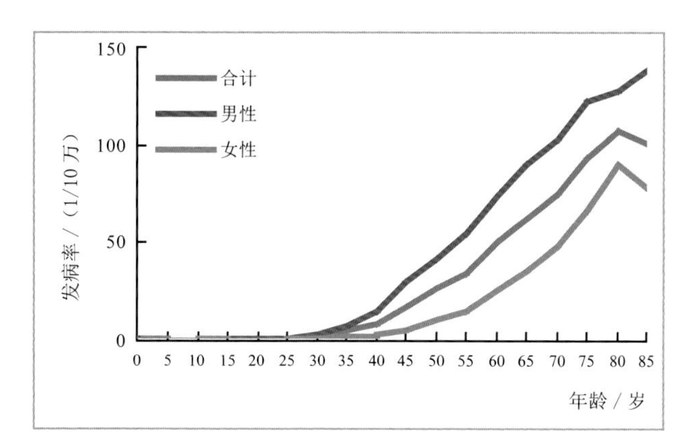

图 5-6c　城市肿瘤登记地区肝癌年龄别发病率

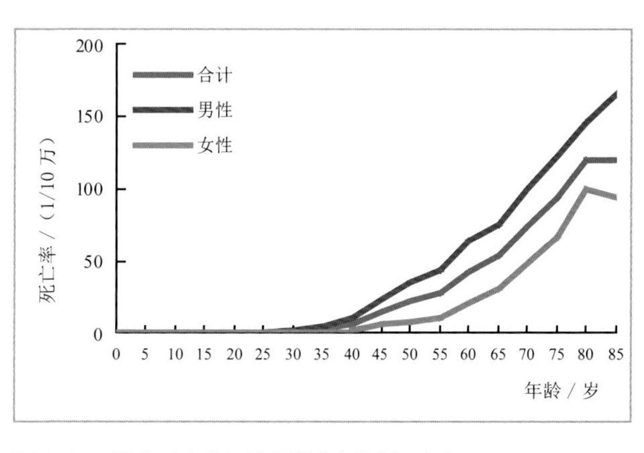

图 5-6d　城市肿瘤登记地区肝癌年龄别死亡率

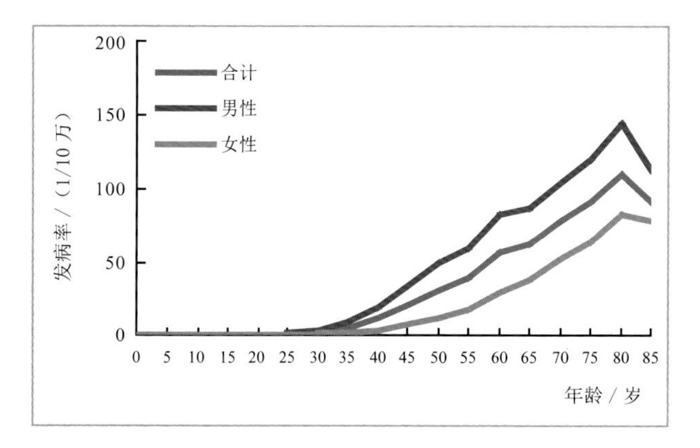

图 5-6e　农村肿瘤登记地区肝癌年龄别发病率

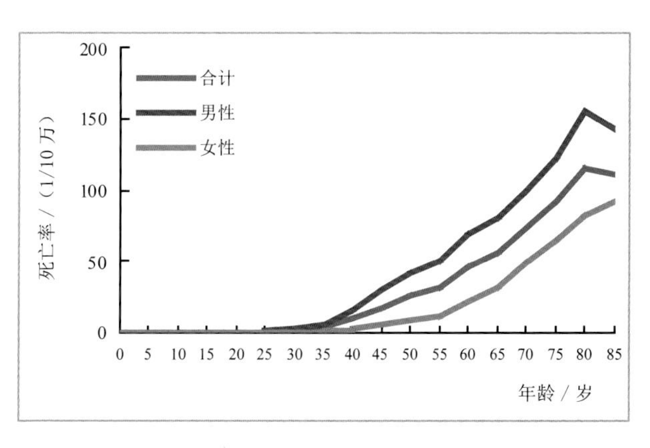

图 5-6f　农村肿瘤登记地区肝癌年龄别死亡率

在30个城市肿瘤登记地区中，男性肝癌中标发病率和死亡率最高的均是徐州市铜山区，分别为31.61/10万和24.42/10万，其后发病率依次为泰州市高港区和南通市海门区，死亡率依次为泰州市高港区和宿迁市宿豫区。女性肝癌中标发病率最高的是盐城市大丰区（11.06/10万），其后依次为盐城市亭湖区和常州市金坛区；中标死亡率最高的是常州市金坛区（11.21/10万），其后依次为镇江市丹徒区和泰州市高港区（图5-6g）。

在39个农村肿瘤登记地区中，男性肝癌中标发病率和死亡率最高的均是泰兴市，分别为35.57/10万和28.98/10万，其后发病率依次为启东市和如皋市，死亡率依次为灌云县和启东市。女性肝癌中标发病率和死亡率最高的均是泗阳县，分别为14.23/10万和12.50/10万，其后发病率依次为启东市和如皋市，死亡率依次为启东市和滨海县（图5-6g）。

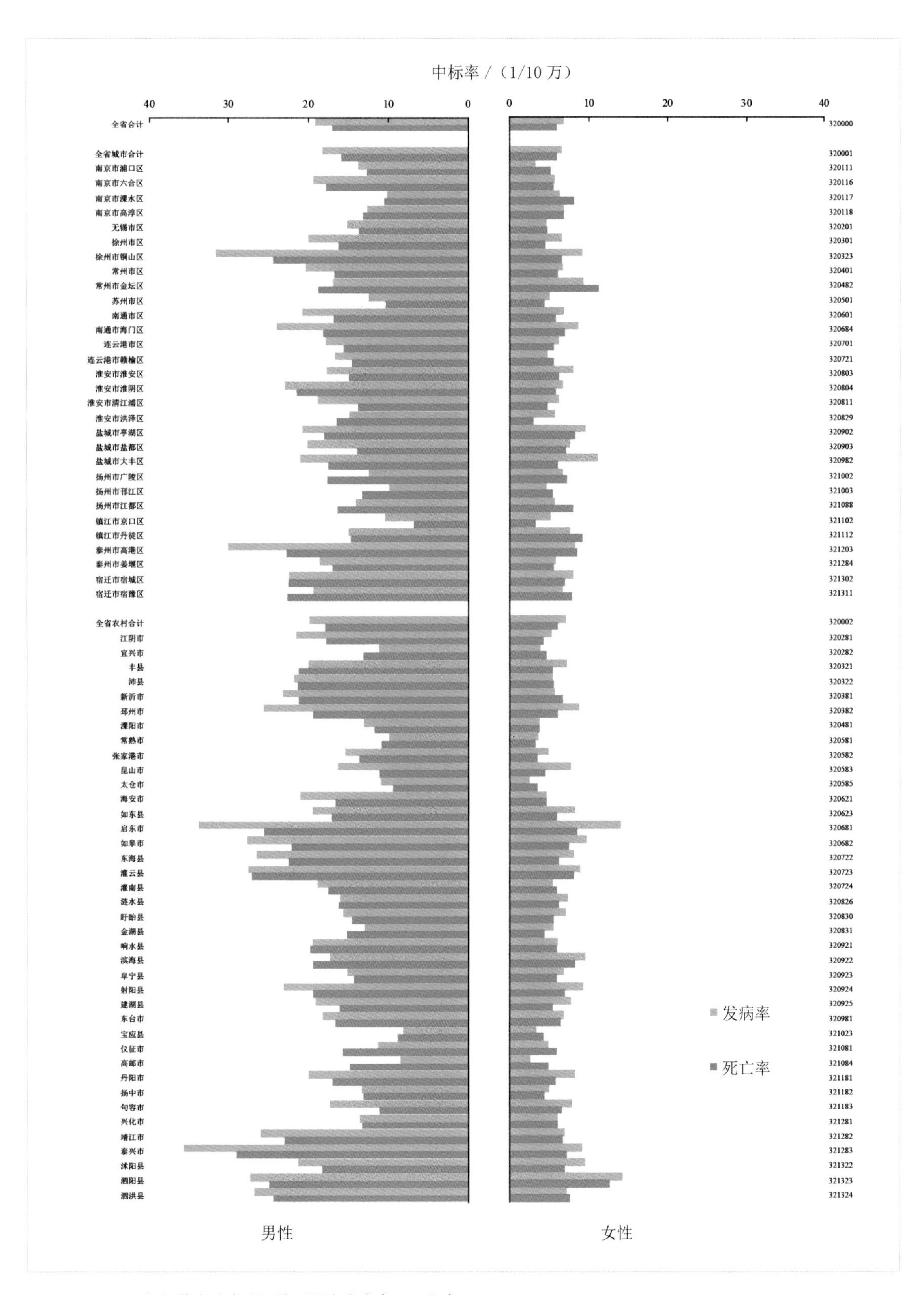

图 5-6g 2020 年江苏省肿瘤登记地区肝癌发病率和死亡率

七、胆囊及其他（C23—C24）

2020年江苏省肿瘤登记地区新发胆囊及其他恶性肿瘤（以下简称“胆囊癌”）病例3 733例，占全部癌症新发病例数的1.47%，位居癌症发病谱第18位；其中男性1 795例，女性1 938例，城市地区1 693例，农村地区2 040例。全省肿瘤登记地区胆囊癌发病率为5.36/10万，中标发病率为2.40/10万，世标发病率为2.39/10万，0—74岁累积发病率为0.28%。全省男性胆囊癌中标发病率为女性的1.02倍，城市胆囊癌中标发病率为农村的1.06倍（表5-7）。

同期全省肿瘤登记地区报告胆囊癌死亡病例2 973例，占全部癌症死亡的1.96%，位居癌症死亡谱第13位；其中男性1 368例，女性1 605例，城市地区1 332例，农村地区1 641例。全省肿瘤登记地区胆囊癌死亡率为4.27/10万，中标死亡率为1.80/10万，世标死亡率为1.78/10万，0—74岁累积死亡率为0.19%。全省女性胆囊癌中标死亡率为男性的1.04倍，城市胆囊癌中标死亡率为农村的1.05倍（表5-7）。

表5-7　2020年江苏省肿瘤登记地区胆囊癌发病和死亡情况

指标	地区	性别	例数	粗率/(1/10万)	构成比/%	中标率/(1/10万)	世标率/(1/10万)	0—74岁累积率/%	顺位
发病	全省	合计	3 733	5.36	1.47	2.40	2.39	0.28	18
		男性	1 795	5.11	1.28	2.42	2.41	0.29	14
		女性	1 938	5.62	1.69	2.38	2.36	0.28	15
	城市	合计	1 693	5.53	1.45	2.48	2.47	0.29	18
		男性	782	5.12	1.23	2.42	2.41	0.28	14
		女性	911	5.95	1.73	2.53	2.52	0.29	15
	农村	合计	2 040	5.23	1.48	2.34	2.32	0.28	17
		男性	1 013	5.10	1.33	2.42	2.40	0.30	14
		女性	1 027	5.36	1.67	2.26	2.24	0.26	15
死亡	全省	合计	2 973	4.27	1.96	1.80	1.78	0.19	13
		男性	1 368	3.89	1.42	1.76	1.75	0.20	12
		女性	1 605	4.66	2.90	1.83	1.81	0.19	11
	城市	合计	1 332	4.35	1.99	1.85	1.83	0.20	13
		男性	589	3.85	1.39	1.75	1.73	0.20	12
		女性	743	4.85	3.03	1.93	1.92	0.19	10
	农村	合计	1 641	4.21	1.93	1.76	1.74	0.19	13
		男性	779	3.92	1.44	1.77	1.76	0.21	12
		女性	862	4.50	2.80	1.75	1.72	0.18	10

胆囊癌年龄别发病率和死亡率在50岁之前处于较低水平，自50岁以后快速上升。发病率和死亡率均在80—84岁年龄组达到高峰。50岁及以上各年龄组中，男性胆囊癌发病率在55—74岁年龄组、80—84岁年龄组高于女性，而在其他年龄组均低于女性；男性胆囊癌死亡率在55—59岁年龄组、65—74岁年龄组高于女性，而在其他年龄组均低于女性。城市和农村地区胆囊癌年龄别发病率和死亡率虽然有一定的差异，但总体趋势类同(图5-7a至图5-7f)。

在30个城市肿瘤登记地区中，男性胆囊癌中标发病率最高的是连云港市赣榆区（4.02/10万），其后依次为徐州市铜山区和南京市高淳区；女性胆囊癌中标发病率最高的是南京市高淳区（4.57/10万），其后依次为镇江市丹徒区和扬州市广陵区。男性胆囊癌中标死亡率最高的是常州市金坛区（3.00/10万），其后依次为徐州市铜山区和南通市海门区；女性胆囊癌中标死亡率最高的是镇江市丹徒区（4.16/10万），其后依次为扬州市广陵区和南通市海门区（图5-7g）。

在39个农村肿瘤登记地区中，男性胆囊癌中标发病率最高的是东海县（4.95/10万），其后依次为邳州市和太仓市；女性胆囊癌中标发病率最高的是太仓市（5.05/10万），其后依次为昆山市和东台市。男性胆囊癌中标死亡率最高的是东海县（4.07/10万），其后依次为如东县和新沂市；女性胆囊癌中标死亡率最高的是昆山市（4.11/10万），其后依次为太仓市和张家港市（图5-7g）。

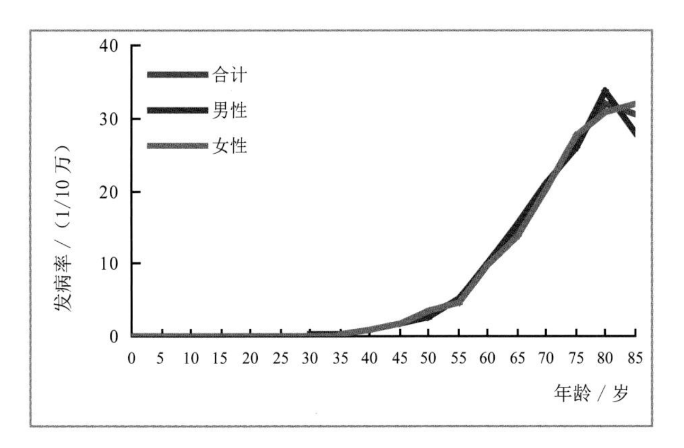

图 5-7a　全省肿瘤登记地区胆囊癌年龄别发病率

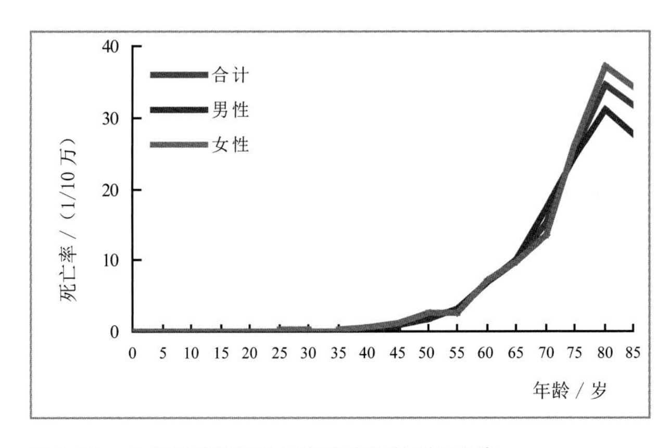

图 5-7b　全省肿瘤登记地区胆囊癌年龄别死亡率

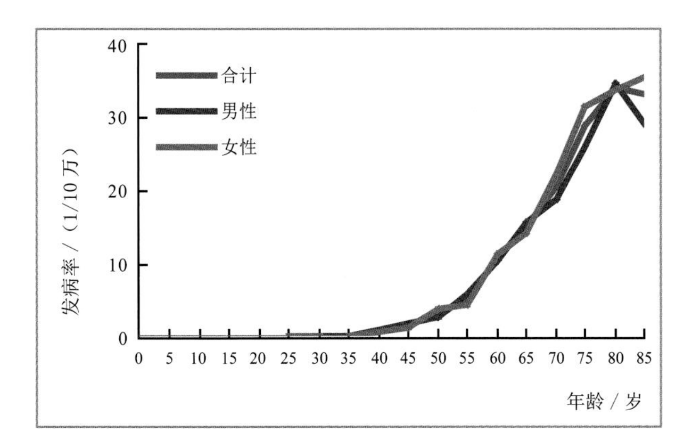

图 5-7c　城市肿瘤登记地区胆囊癌年龄别发病率

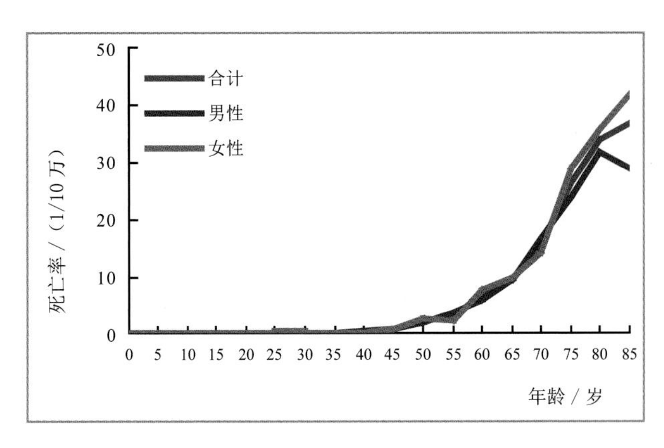

图 5-7d　城市肿瘤登记地区胆囊癌年龄别死亡率

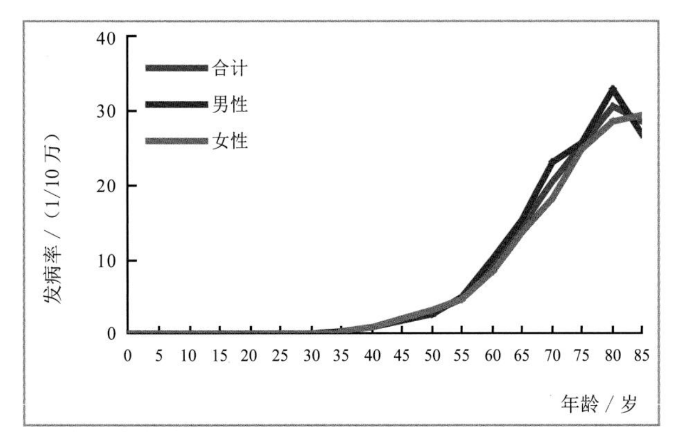

图 5-7e　农村肿瘤登记地区胆囊癌年龄别发病率

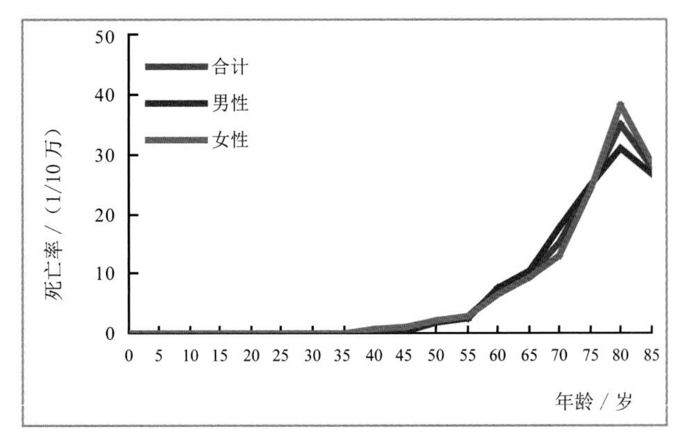

图 5-7f　农村肿瘤登记地区胆囊癌年龄别死亡率

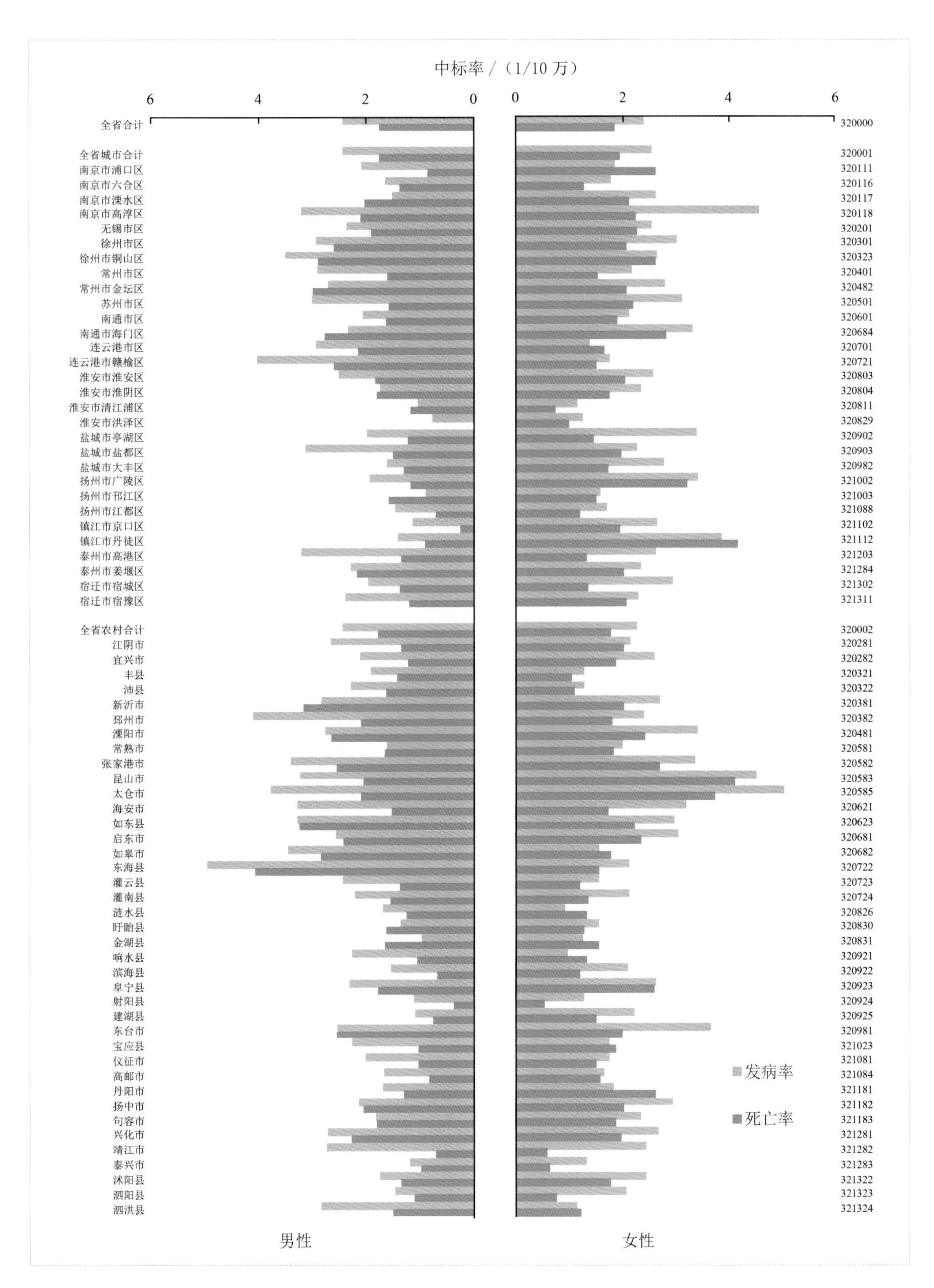

图 5-7g 2020 年江苏省肿瘤登记地区胆囊癌发病率和死亡率

八、胰腺（C25）

2020 年江苏省肿瘤登记地区新发胰腺癌病例 8 014 例，占全部癌症新发病例数的 3.15%，位居癌症发病谱第 10 位；其中男性 4 442 例，女性 3 572 例，城市地区 3 591 例，农村地区 4 423 例。全省肿瘤登记地区胰腺癌发病率为 11.51/10 万，中标发病率为 5.14/10 万，世标发病率为 5.10/10 万，0—74 岁累积发病率为 0.59%。全省男性胰腺癌中标发病率为女性的 1.41 倍，城市胰腺癌中标发病率为农村的 1.05 倍（表 5-8）。

同期全省肿瘤登记地区报告胰腺癌死亡病例 7 847 例，占全部癌症死亡病例数的 5.17%，位居癌症死亡谱第 6 位；其中男性 4 388 例，女性 3 459 例，城市地区 3 580 例，农村地区 4 267 例。全省肿瘤登记地区胰腺癌死亡率为 11.27/10 万，中标死亡率为 4.90/10 万，世标死亡率为 4.85/10 万，0—74 岁累积死亡率为 0.56%。全省男性胰腺癌中标死亡率为女性的 1.45 倍，城市胰腺癌中标死亡率为农村的 1.09 倍（表 5-8）。

表 5-8　2020 年江苏省肿瘤登记地区胰腺癌发病和死亡情况

指标	地区	性别	例数	粗率 /（1/10 万）	构成比 /%	中标率 /（1/10 万）	世标率 /（1/10 万）	0—74 岁累积率 /%	顺位
发病	全省	合计	8 014	11.51	3.15	5.14	5.10	0.59	10
		男性	4 442	12.64	3.17	6.03	5.99	0.70	7
		女性	3 572	10.36	3.12	4.27	4.24	0.49	10
	城市	合计	3 591	11.73	3.08	5.28	5.26	0.62	10
		男性	1 985	12.99	3.11	6.20	6.17	0.74	8
		女性	1 606	10.48	3.04	4.39	4.36	0.50	10
	农村	合计	4 423	11.34	3.21	5.02	4.99	0.58	10
		男性	2 457	12.37	3.22	5.90	5.85	0.68	7
		女性	1 966	10.27	3.19	4.18	4.16	0.47	9
死亡	全省	合计	7 847	11.27	5.17	4.90	4.85	0.56	6
		男性	4 388	12.49	4.55	5.83	5.77	0.67	6
		女性	3 459	10.03	6.25	4.01	3.97	0.45	6
	城市	合计	3 580	11.70	5.36	5.14	5.11	0.60	6
		男性	2 003	13.11	4.73	6.13	6.08	0.71	6
		女性	1 577	10.29	6.44	4.20	4.18	0.48	7
	农村	合计	4 267	10.94	5.03	4.71	4.65	0.52	6
		男性	2 385	12.01	4.41	5.60	5.54	0.63	6
		女性	1 882	9.83	6.11	3.86	3.80	0.42	6

胰腺癌年龄别发病率和死亡率在 45 岁前较低，45 岁开始随年龄增长快速升高。发病率和死亡率均在 80—84 岁年龄组达到高峰。45 岁及以上各年龄组中，男性胰腺癌发病率和死亡率均高于女性。城市和农村地区胰腺癌年龄别发病率和死亡率虽然有一定的差异，但总体趋势类同（图 5-8a 至图 5-8f）。

在 30 个城市肿瘤登记地区中，男性胰腺癌中标发病率最高的是盐城市大丰区（9.81/10 万），其后依次为常州市金坛区和常州市区；女性胰腺癌中标发病率最高的是镇江市京口区（6.26/10 万），其后依次为常州市金坛区和镇江市丹徒区。男性和女性胰腺癌中标死亡率最高的均是常州市金坛区，分别为 9.23/10 万和 6.15/10 万，其后男性依次为常州市区和无锡市区，女性依次为泰州市高港区和南京市浦口区（图 5-8g）。

在 39 个农村肿瘤登记地区中，男性和女性胰腺癌中标发病率最高的均是昆山市，分别为 10.66/10 万和 7.16/10 万，其后依次均为启东市和张家港市。男性胰腺癌中标死亡率最高的为启东市（8.63/10 万），其后依次为昆山市和兴化市；女性胰腺癌中标死亡率最高的为射阳县（6.23/10 万），其后依次为昆山市和启东市（图 5-8g）。

2020 年江苏省全部胰腺癌新发病例中，有明确亚部位的占 23.90%。其中 50.18% 的病例发生在胰头；其次是胰岛（朗格汉斯岛），于该部位发病的病例数占全部胰腺癌新发病例数的 26.79%；之后依次为胰尾和胰体，于这些部位发病的病例数分别占全部胰腺癌新发病例数的 9.35% 和 9.03%（图 5-8h）。

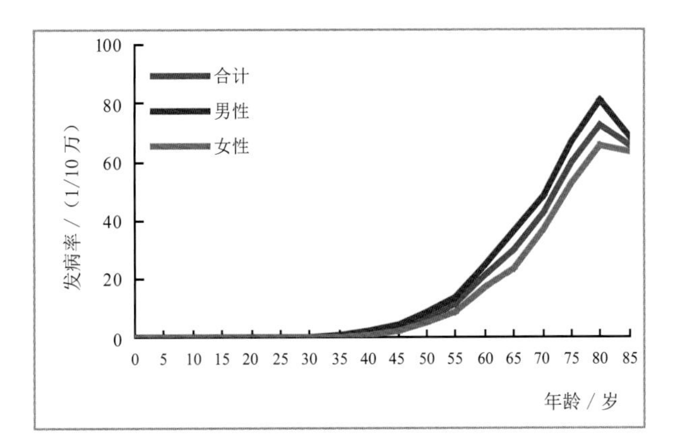

图 5-8a　全省肿瘤登记地区胰腺癌年龄别发病率

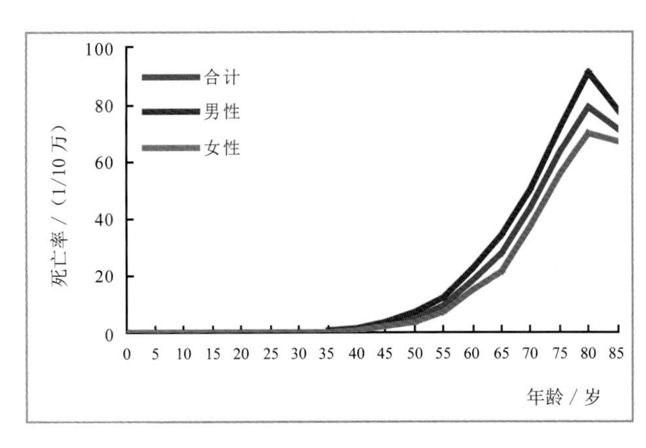

图 5-8b　全省肿瘤登记地区胰腺癌年龄别死亡率

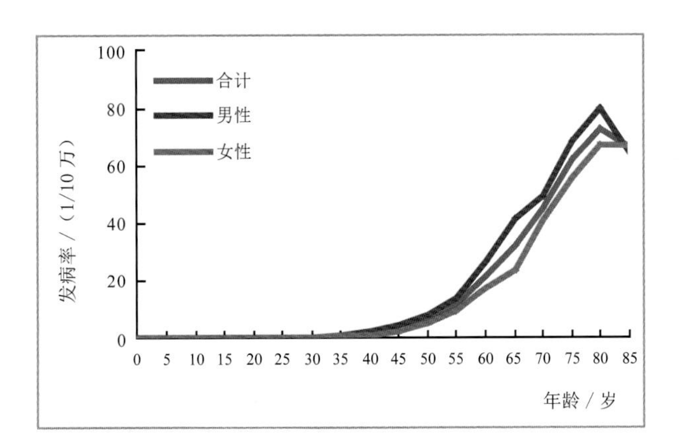

图 5-8c　城市肿瘤登记地区胰腺癌年龄别发病率

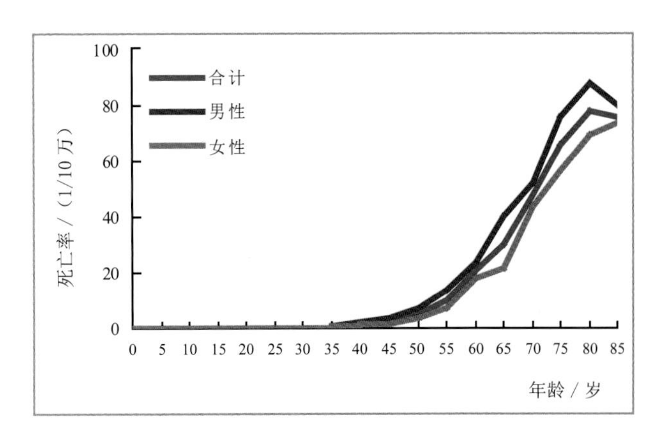

图 5-8d　城市肿瘤登记地区胰腺癌年龄别死亡率

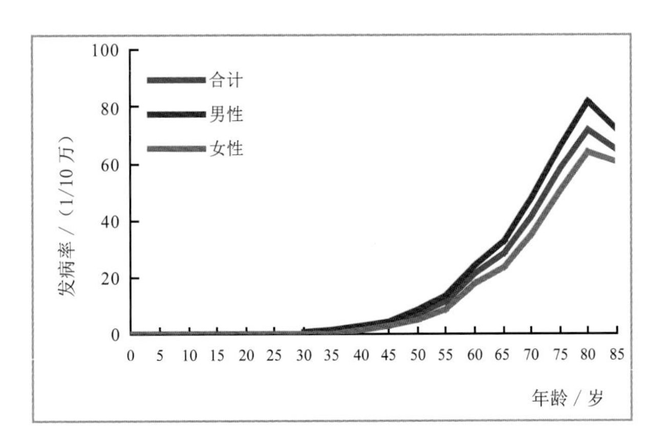

图 5-8e　农村肿瘤登记地区胰腺癌年龄别发病率

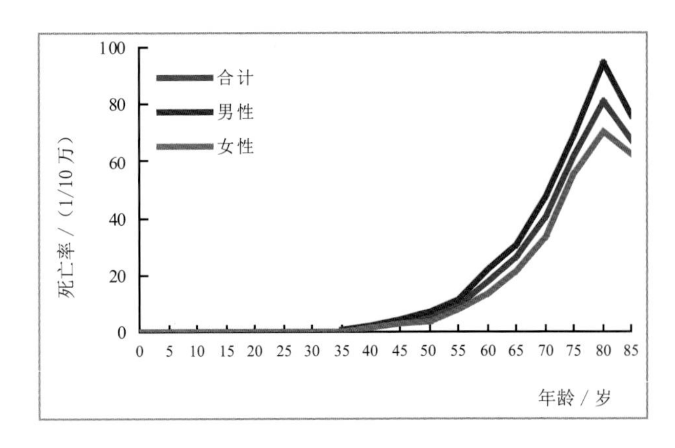

图 5-8f　农村肿瘤登记地区胰腺癌年龄别死亡率

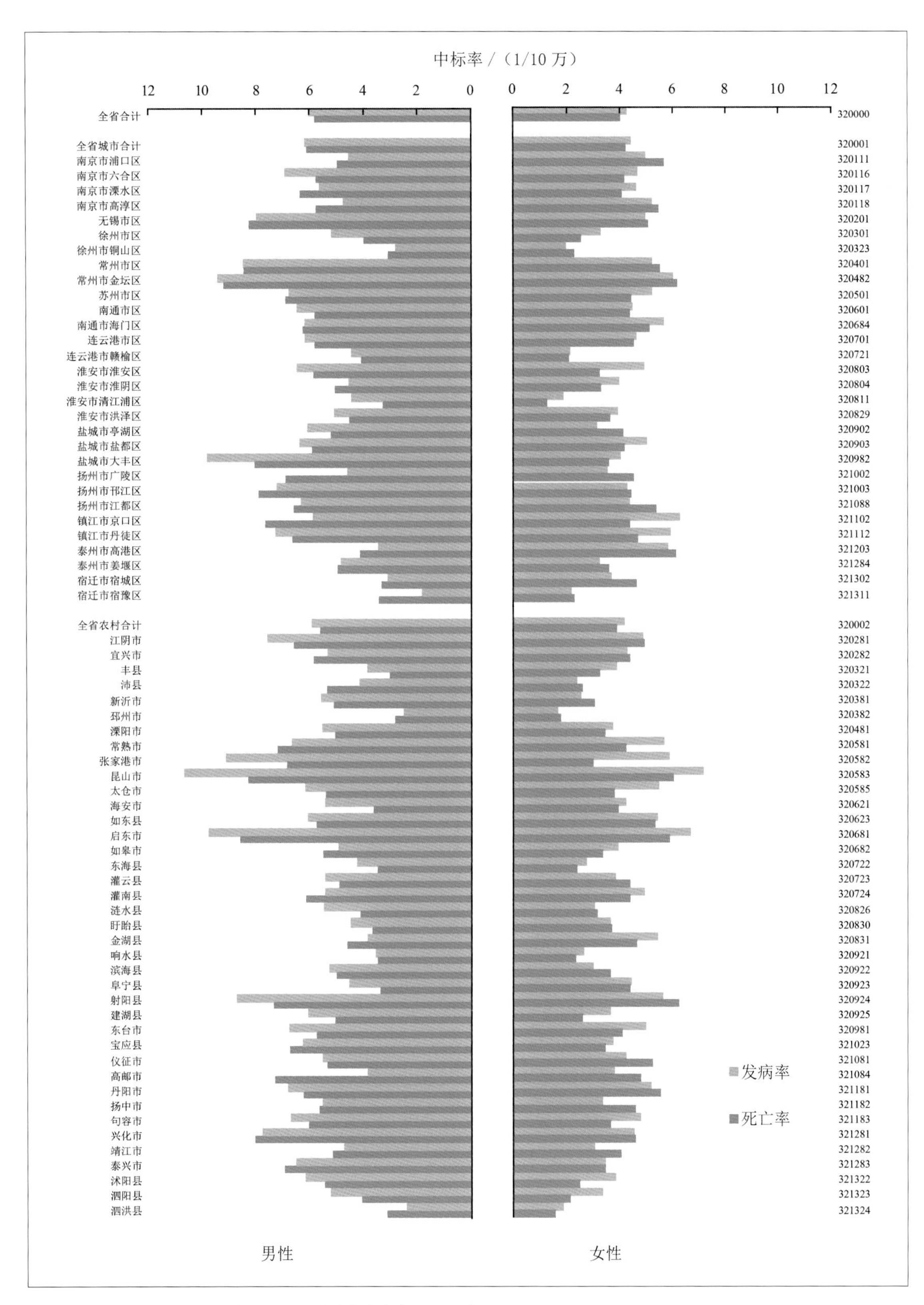

图 5-8g　2020 年江苏省肿瘤登记地区胰腺癌发病率和死亡率

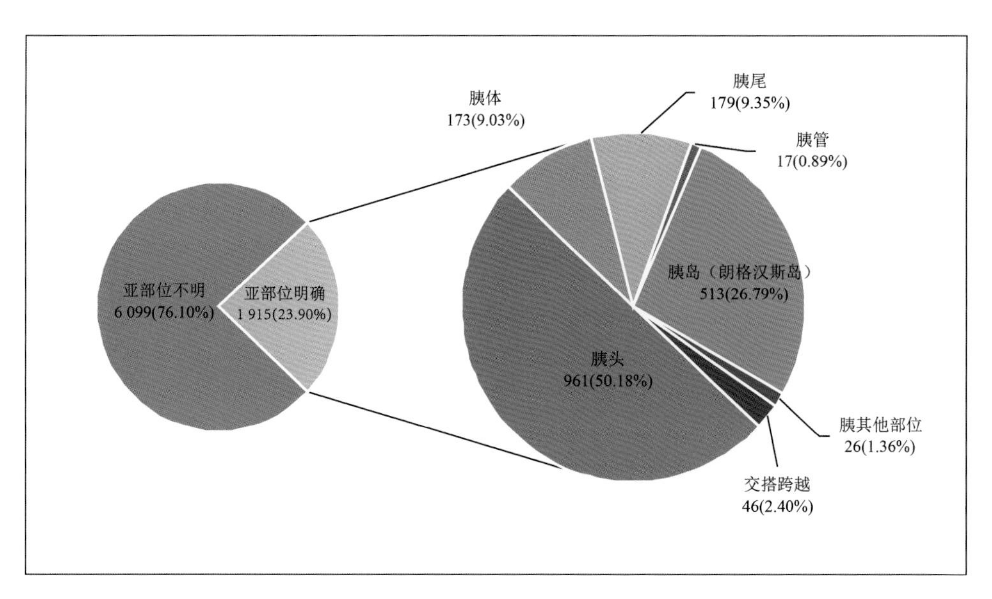

图 5-8h　2020 年江苏省肿瘤登记地区腴腺癌亚部位分布情况

九、喉（C32）

2020 年江苏省肿瘤登记地区新发喉癌病例 1 194 例，占全部癌症新发病例数的 0.47%，位居癌症发病谱第 21 位；其中男性 1 106 例，女性 88 例，城市地区 553 例，农村地区 641 例。全省肿瘤登记地区喉癌发病率为 1.72/10 万，中标发病率为 0.80/10 万，世标发病率为 0.81/10 万，0—74 岁累积发病率为 0.11%。全省男性喉癌中标发病率为女性的 13.73 倍，城市喉癌中标发病率为农村的 1.10 倍（表 5-9）。

同期全省肿瘤登记地区报告喉癌死亡病例 652 例，占全部癌症死亡病例数的 0.43%，位居癌症死亡谱第 21 位；其中男性 572 例，女性 80 例，城市地区 287 例，农村地区 365 例。全省肿瘤登记地区喉癌死亡率为 0.94/10 万，中标死亡率为 0.40/10 万，世标死亡率为 0.40/10 万，0—74 岁累积死亡率为 0.05%。全省男性喉癌中标死亡率为女性的 8.22 倍，城市喉癌中标死亡率与农村基本一致（表 5-9）。

表 5-9　2020 年江苏省肿瘤登记地区喉癌发病和死亡情况

指标	地区	性别	例数	粗率 /（1/10 万）	构成比 /%	中标率 /（1/10 万）	世标率 /（1/10 万）	0—74 岁累积率 /%	顺位
发病	全省	合计	1 194	1.72	0.47	0.80	0.81	0.11	21
		男性	1 106	3.15	0.79	1.51	1.54	0.20	17
		女性	88	0.26	0.08	0.11	0.10	0.01	23
	城市	合计	553	1.81	0.47	0.84	0.86	0.11	21
		男性	516	3.38	0.81	1.61	1.64	0.21	17
		女性	37	0.24	0.07	0.10	0.10	0.01	23
	农村	合计	641	1.64	0.46	0.77	0.78	0.10	21
		男性	590	2.97	0.77	1.44	1.46	0.19	17
		女性	51	0.27	0.08	0.11	0.11	0.01	23
死亡	全省	合计	652	0.94	0.43	0.40	0.40	0.05	21
		男性	572	1.63	0.59	0.74	0.74	0.09	17
		女性	80	0.23	0.14	0.09	0.09	0.01	23
	城市	合计	287	0.94	0.43	0.40	0.40	0.05	21
		男性	260	1.70	0.61	0.77	0.77	0.09	16
		女性	27	0.18	0.11	0.06	0.06	0.00	23
	农村	合计	365	0.94	0.43	0.40	0.40	0.05	21
		男性	312	1.57	0.58	0.71	0.71	0.08	17
		女性	53	0.28	0.17	0.11	0.11	0.01	23

喉癌年龄别发病率和死亡率分别在 45 岁和 55 岁之前较低，之后随年龄增长快速上升，发病率和死亡率均在 80—84 岁年龄组达到高峰。45 岁及以上各年龄组中，男性喉癌发病率和死亡率均高于女性。城市和农村地区喉癌年龄别发病率和死亡率虽然有一定的差异，但总体趋势类同（图 5-9a 至图 5-9f）。

在 30 个城市肿瘤登记地区中，男性喉癌中标发病率最高的是无锡市区（2.45/10 万），其后依次为常州市区和淮安市清江浦区；女性喉癌中标发病率最高的是盐城市亭湖区（0.64/10 万），其后依次为南京市六合区和淮安市洪泽区。男性和女性喉癌中标死亡率最高的均是淮安市洪泽区，分别为 1.60/10 万和 0.27/10 万，其后男性依次为连云港市赣榆区和泰州市高港区，女性依次为连云港市区和连云港市赣榆区（图 5-9g）。

在 39 个农村肿瘤登记地区中，男性喉癌中标发病率最高的是江阴市（3.46/10 万），其后依次为新沂市和靖江市；女性喉癌中标发病率最高的是仪征市（0.46/10 万），其后依次为阜宁县和射阳县。男性喉癌中标死亡率最高的是太仓市（1.71/10 万），其后依次为丹阳市和邳州市；女性喉癌中标死亡率最高的是阜宁县（0.64/10 万），其后依次为响水县和丹阳市（图 5-9g）。

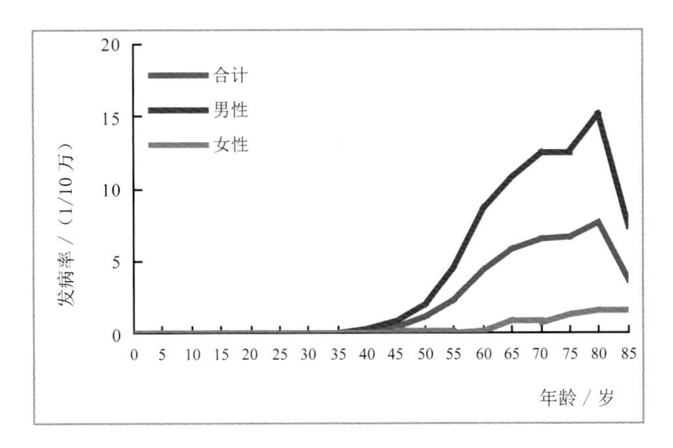

图 5-9a 全省肿瘤登记地区喉癌年龄别发病率

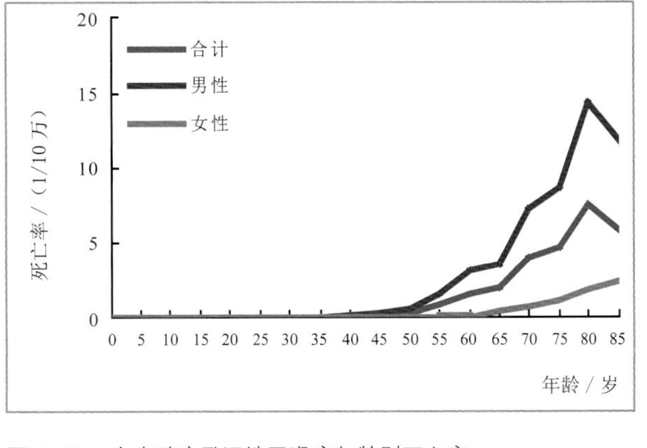

图 5-9b 全省肿瘤登记地区喉癌年龄别死亡率

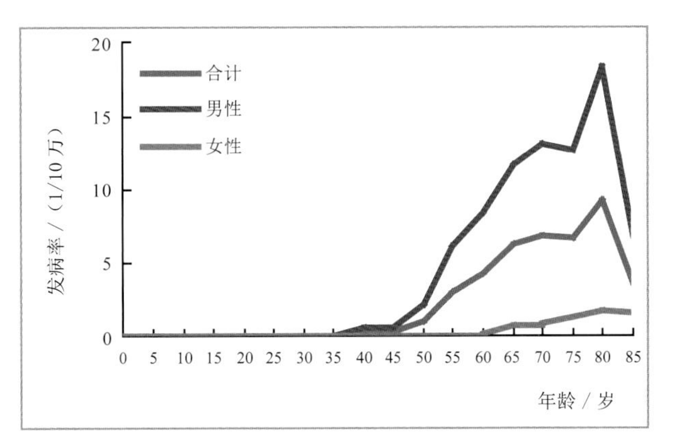

图 5-9c 城市肿瘤登记地区喉癌年龄别发病率

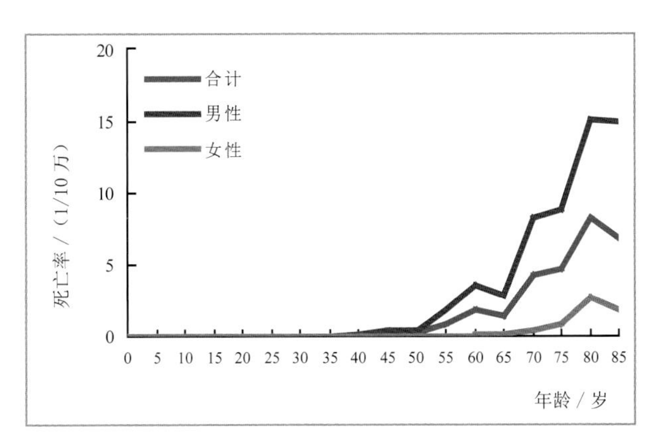

图 5-9d 城市肿瘤登记地区喉癌年龄别死亡率

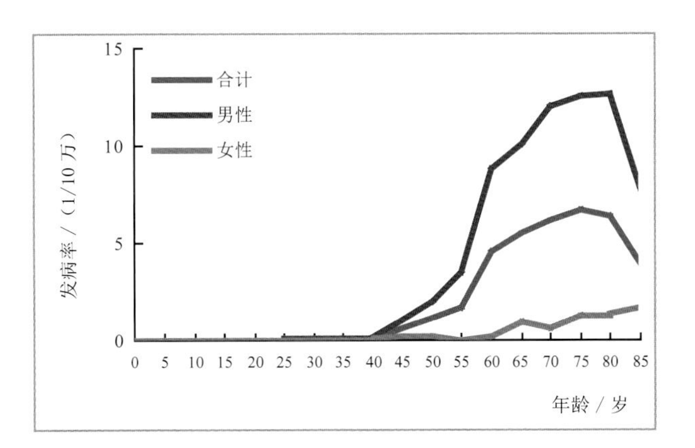

图 5-9e 农村肿瘤登记地区喉癌年龄别发病率

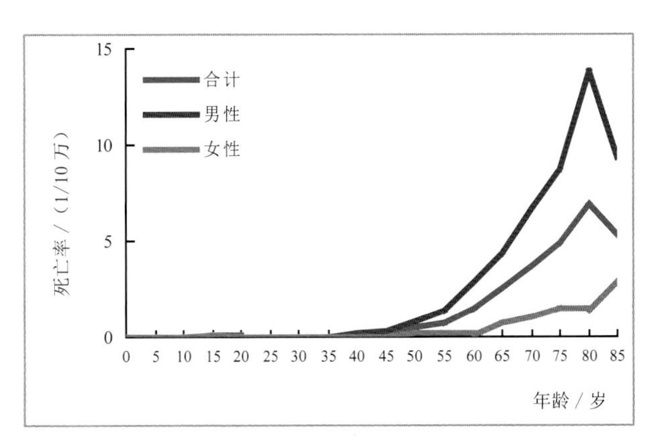

图 5-9f 农村肿瘤登记地区喉癌年龄别死亡率

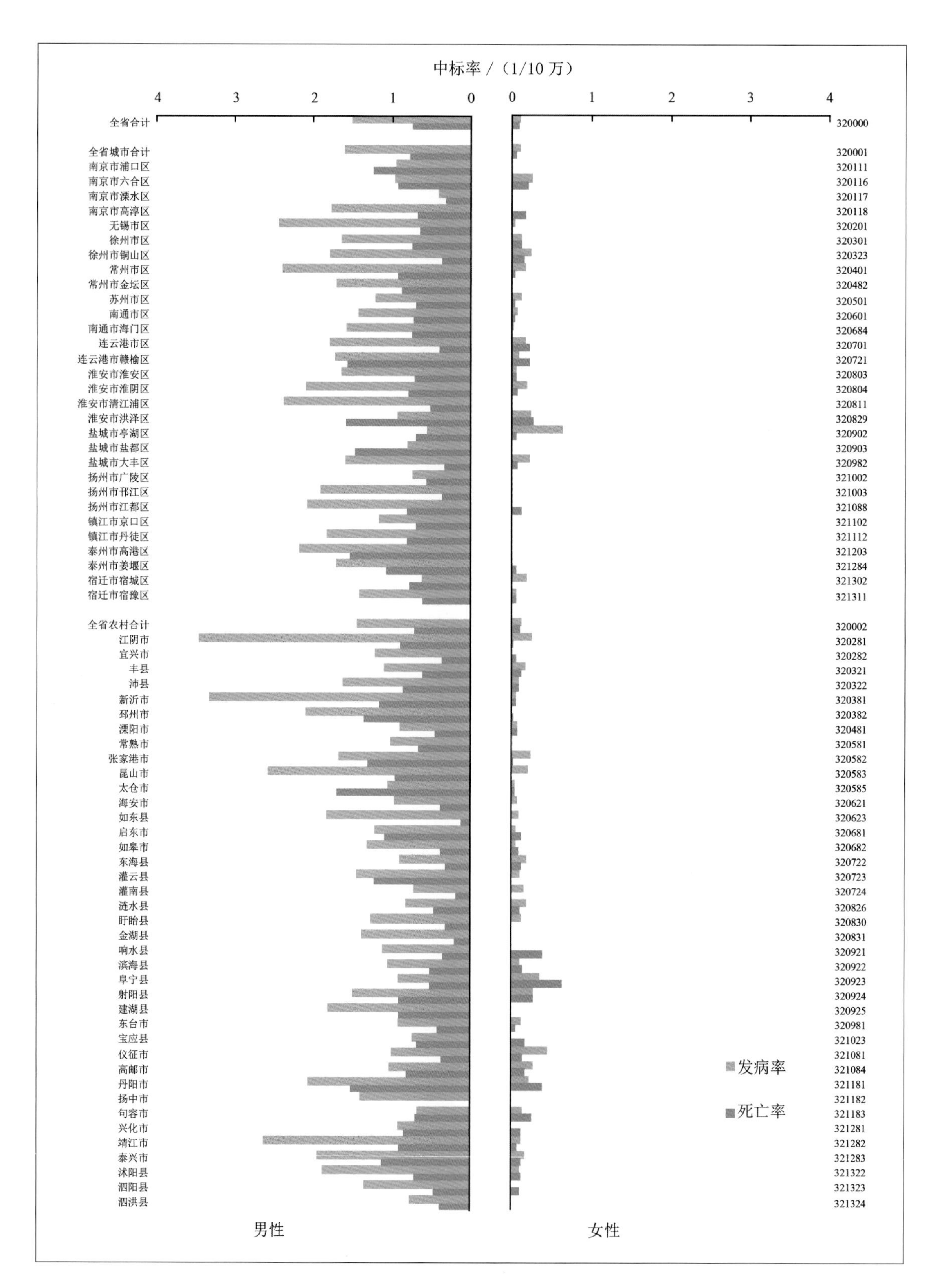

图 5-9g　2020 年江苏省肿瘤登记地区喉癌发病率和死亡率

十、气管、支气管、肺（C33—C34）

2020年江苏省肿瘤登记地区新发气管、支气管、肺恶性肿瘤（以下简称“肺癌”）病例55 385例，占全部癌症新发病例数的21.76%，位居癌症发病谱第1位；其中男性34 520例，女性20 865例，城市地区25 358例，农村地区30 027例。全省肿瘤登记地区肺癌发病率为79.56/10万，中标发病率为37.98/10万，世标发病率为37.47/10万，0—74岁累积发病率为4.61%。全省男性肺癌中标发病率为女性的1.57倍，城市肺癌中标发病率为农村的1.11倍（表5-10）。

同期全省肿瘤登记地区报告肺癌死亡病例38 457例，占全部癌症死亡病例数的25.34%，位居癌症死亡谱第1位；其中男性27 301例，女性11 156例，城市地区17 035例，农村地区21 422例。全省肿瘤登记地区肺癌死亡率为55.24/10万，中标死亡率为23.61/10万，世标死亡率为23.29/10万，0—74岁累积死亡率为2.71%。全省男性肺癌中标死亡率为女性的2.69倍，城市和农村肺癌中标死亡率相当（表5-10）。

表5-10　2020年江苏省肿瘤登记地区肺癌发病和死亡情况

指标	地区	性别	例数	粗率/(1/10万)	构成比/%	中标率/(1/10万)	世标率/(1/10万)	0—74岁累积率/%	顺位
发病	全省	合计	55 385	79.56	21.76	37.98	37.47	4.61	1
		男性	34 520	98.23	24.62	46.86	46.56	5.81	1
		女性	20 865	60.53	18.24	29.79	29.09	3.44	1
	城市	合计	25 358	82.86	21.74	40.19	39.62	4.90	1
		男性	15 522	101.57	24.32	48.60	48.32	6.07	1
		女性	9 836	64.19	18.63	32.41	31.60	3.74	1
	农村	合计	30 027	76.98	21.77	36.26	35.80	4.40	1
		男性	18 998	95.65	24.88	45.53	45.22	5.62	1
		女性	11 029	57.60	17.91	27.70	27.10	3.20	1
死亡	全省	合计	38 457	55.24	25.34	23.61	23.29	2.71	1
		男性	27 301	77.69	28.31	34.99	34.63	4.05	1
		女性	11 156	32.36	20.17	13.03	12.79	1.38	1
	城市	合计	17 035	55.66	25.48	23.83	23.51	2.72	1
		男性	12 052	78.87	28.46	35.31	34.99	4.07	1
		女性	4 983	32.52	20.34	13.19	12.94	1.39	1
	农村	合计	21 422	54.92	25.23	23.46	23.13	2.70	1
		男性	15 249	76.78	28.19	34.75	34.37	4.03	1
		女性	6 173	32.24	20.03	12.93	12.69	1.38	1

肺癌年龄别发病率和死亡率分别在40岁和45岁之前处于较低水平，之后随年龄增长快速上升，发病率和死亡率均在80—84岁年龄组达到高峰。40岁及以上各年龄组中，除40—54岁年龄组男性肺癌发病率低于女性外，其他各年龄组男性肺癌发病率均高于女性；而男性肺癌死亡率在40岁及以上各年龄组均高于女性。城市和农村地区肺癌年龄别发病率和死亡率虽然有一定的差异，但总体趋势类同（图5-10a至图5-10f）。

在30个城市肿瘤登记地区中，男性肺癌中标发病率和中标死亡率最高的均是宿迁市宿豫区，分别为63.51/10万和53.39/10万，其后均依次为宿迁市宿城区和泰州市高港区。女性肺癌中标发病率最高的是泰州市姜堰区（43.92/10万），其后依次为无锡市区和苏州市区；中标死亡率最高的是宿迁市宿城区（20.36/10万），其后依次为盐城市盐都区和淮安市淮安区（图5-10g）。

在39个农村肿瘤登记地区中，男性肺癌中标发病率最高的是江阴市（65.48/10万），其后依次为邳州市和昆山市；女性肺癌中标发病率最高的是昆山市（61.94/10万），其后依次为江阴市和启东市。男性肺癌中标死亡率最高的是邳州市（48.98/10万），其后依次为响水县和新沂市；女性肺癌中标死亡率最高的是东海县（18.67/10万），其后依次为邳州市和建湖县（图5-10g）。

2020年肺癌新发病例中，有明确亚部位的占29.33%。其中53.91%的病例发生在肺上叶；其次是肺下叶，于该部位发病的病例数占全部肺癌新发病例数的32.35%；之后依次为肺中叶、主支气管和交搭跨越，于这些部位发病的病例数分别占全部肺癌新发病例数的8.96%、2.47%和1.65%（图5-10h）。

2020年江苏省全部肺癌新发病例中，有明确组织学类型的病例占57.77%。其中腺癌是最常见的组织学类型，占69.51%；其次是鳞状细胞癌和小细胞癌，分别占19.56%和8.13%（图5-10i）。

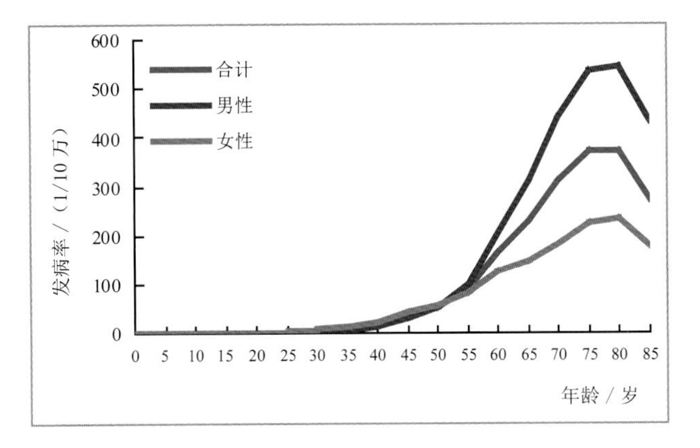

图 5-10a　全省肿瘤登记地区肺癌年龄别发病率

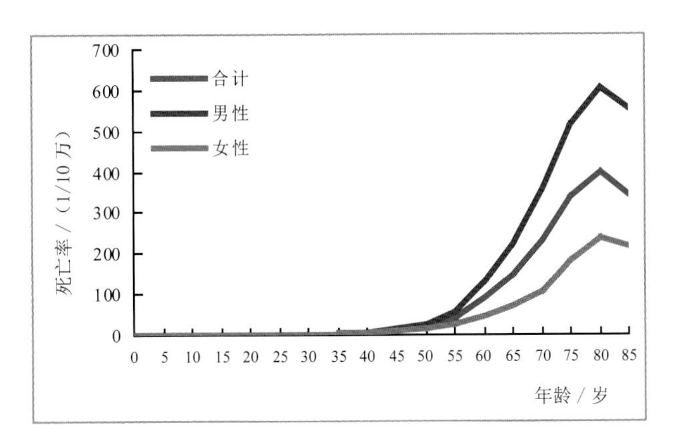

图 5-10b　全省肿瘤登记地区肺癌年龄别死亡率

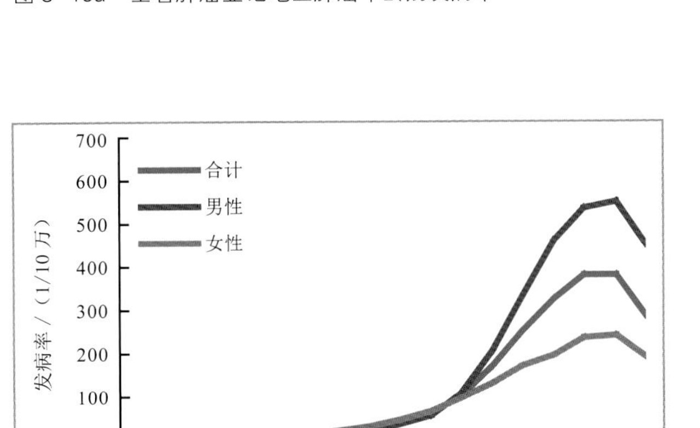

图 5-10c　城市肿瘤登记地区肺癌年龄别发病率

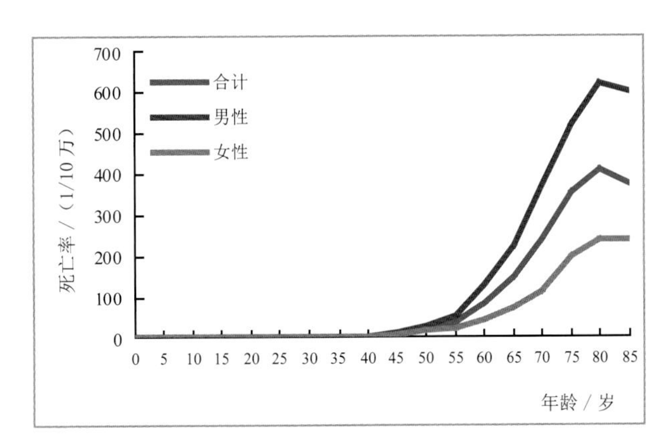

图 5-10d　城市肿瘤登记地区肺癌年龄别死亡率

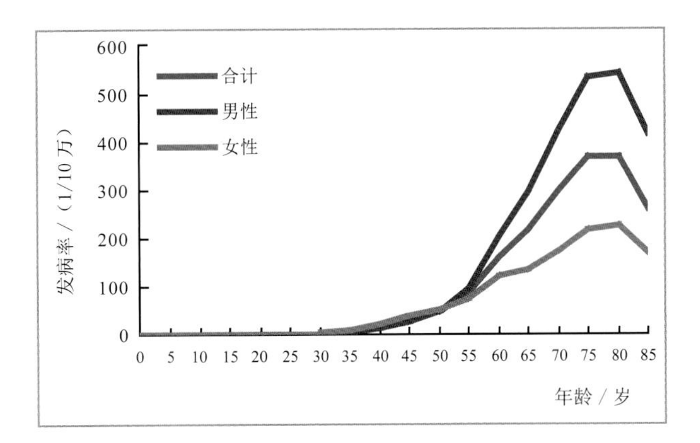

图 5-10e　农村肿瘤登记地区肺癌年龄别发病率

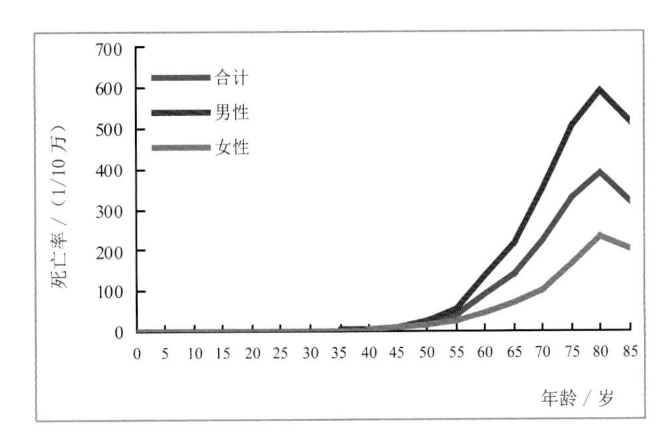

图 5-10f　农村肿瘤登记地区肺癌年龄别死亡率

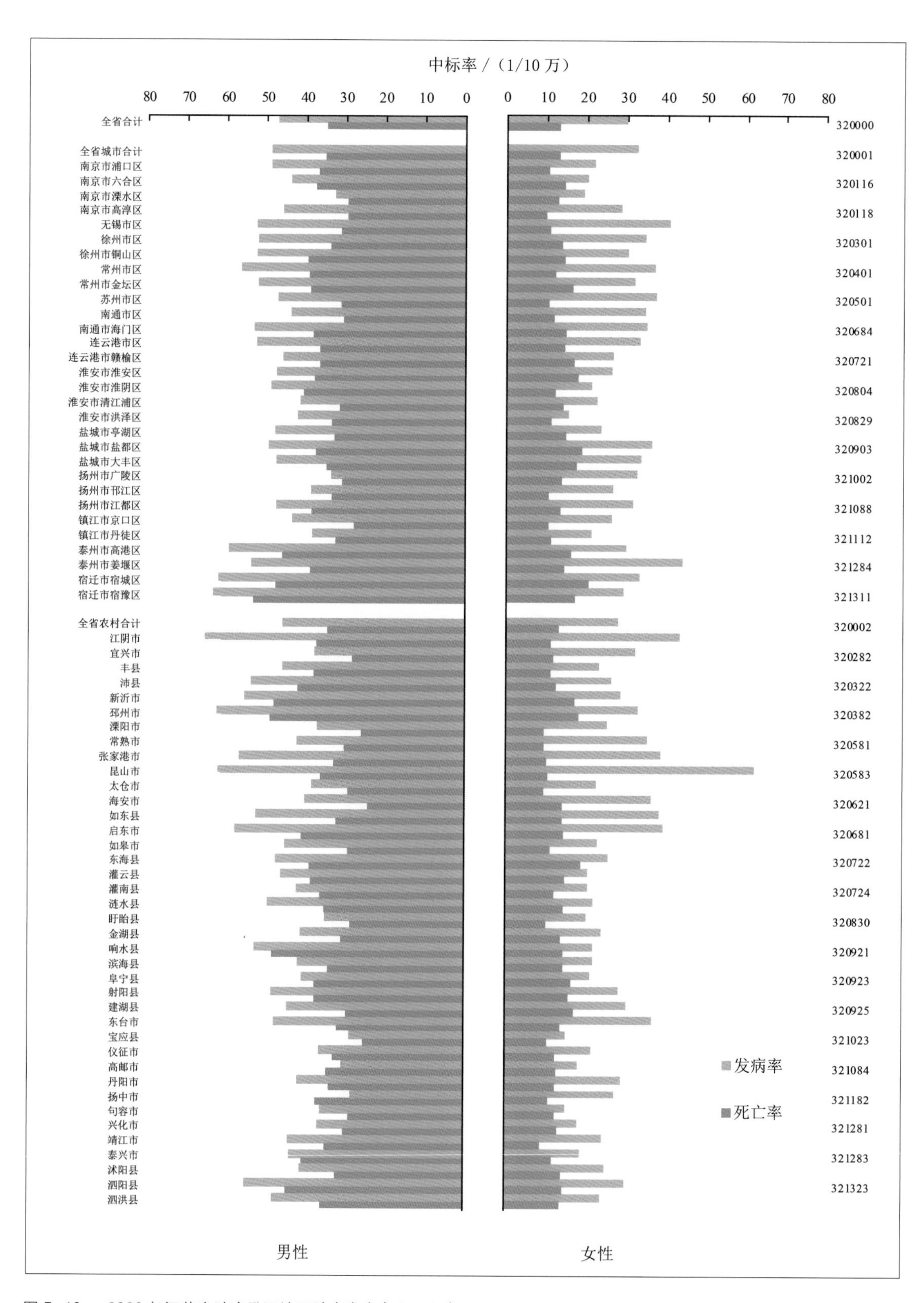

图 5-10g　2020 年江苏省肿瘤登记地区肺癌发病率和死亡率

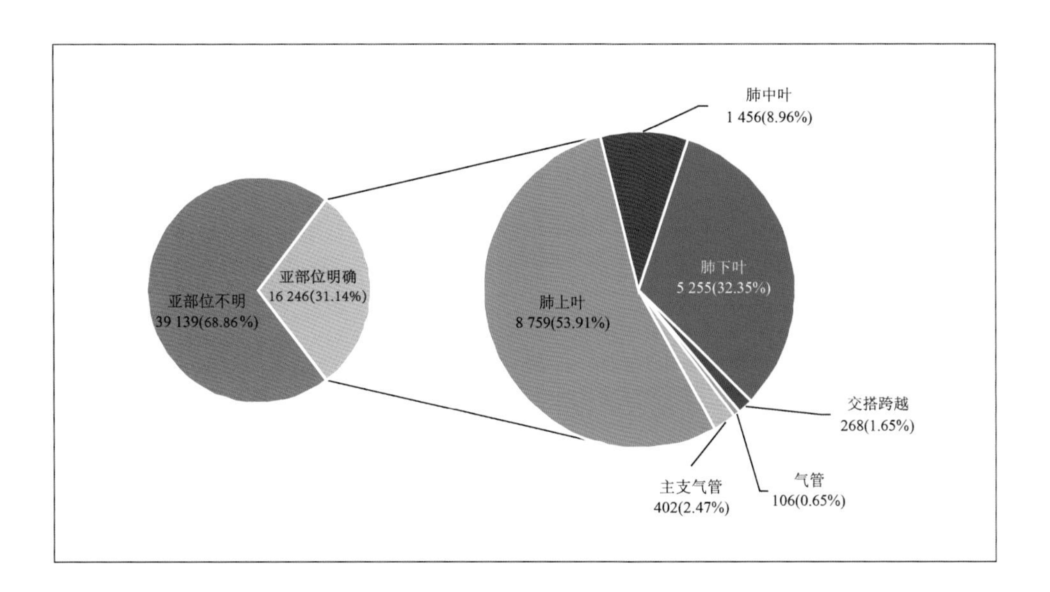

图 5-10h　2020 年江苏省肿瘤登记地区肺癌亚部位分布情况

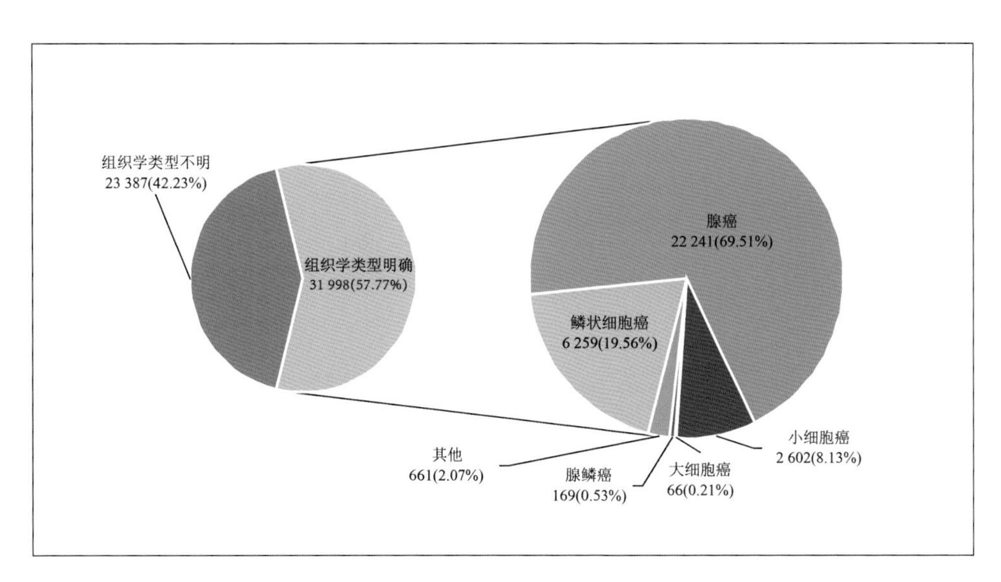

图 5-10i　2020 年江苏省肿瘤登记地区肺癌组织学分型情况

十一、骨和关节软骨（C40—C41）

2020 年江苏省肿瘤登记地区新发骨和关节软骨恶性肿瘤（以下简称“骨癌”）病例 1 069 例，占全部癌症新发病例数的 0.42%，位居癌症发病谱第 22 位；其中男性 614 例，女性 455 例，城市地区 446 例，农村地区 623 例。全省肿瘤登记地区骨癌发病率为 1.54/10 万，中标发病率为 0.91/10 万，世标发病率为 0.88/10 万，0—74 岁累积发病率为 0.09%。全省男性骨癌中标发病率为女性的 1.46 倍，农村骨癌中标发病率为城市的 1.09 倍（表 5-11）。

同期全省肿瘤登记地区报告骨癌死亡病例 1 017 例，占全部癌症死亡病例数的 0.67%，位居癌症死亡谱第 20 位；其中男性 591 例，女性 426 例，城市地区 406 例，农村地区 611 例。全省肿瘤登记地区骨癌死亡率为 1.46/10 万，中标死亡率为 0.74/10 万，世标死亡率为 0.72/10 万，0—74 岁累积死亡率为 0.07%。全省男性骨癌中标死亡率为女性的 1.51 倍，农村骨癌中标死亡率为城市的 1.23 倍（表 5-11）。

表 5-11 2020 年江苏省肿瘤登记地区骨癌发病和死亡情况

指标	地区	性别	例数	粗率 /（1/10 万）	构成比 /%	中标率 /（1/10 万）	世标率 /（1/10 万）	0—74 岁累积率 /%	顺位
发病	全省	合计	1 069	1.54	0.42	0.91	0.88	0.09	22
		男性	614	1.75	0.44	1.08	1.04	0.10	18
		女性	455	1.32	0.40	0.74	0.71	0.07	19
	城市	合计	446	1.46	0.38	0.87	0.85	0.08	22
		男性	259	1.69	0.41	1.09	1.05	0.10	18
		女性	187	1.22	0.35	0.66	0.64	0.06	20
	农村	合计	623	1.60	0.45	0.95	0.91	0.09	22
		男性	355	1.79	0.46	1.08	1.04	0.11	18
		女性	268	1.40	0.44	0.82	0.78	0.08	19
死亡	全省	合计	1 017	1.46	0.67	0.74	0.72	0.07	20
		男性	591	1.68	0.61	0.89	0.87	0.09	16
		女性	426	1.24	0.77	0.59	0.57	0.05	16
	城市	合计	406	1.33	0.61	0.65	0.65	0.06	20
		男性	223	1.46	0.53	0.73	0.72	0.07	17
		女性	183	1.19	0.75	0.58	0.58	0.05	17
	农村	合计	611	1.57	0.72	0.80	0.77	0.08	19
		男性	368	1.85	0.68	1.02	0.98	0.10	16
		女性	243	1.27	0.79	0.59	0.57	0.06	15

骨癌年龄别发病率和死亡率在 55 岁之前处于较低水平，之后随年龄增长快速上升。发病率和死亡率分别在 80—84 岁和 85 岁及以上年龄组达到高峰。55 岁及以上各年龄组中，男性骨癌发病率和死亡率均高于女性。城市和农村地区骨癌年龄别发病率和死亡率虽然有一定的差异，但总体趋势类同（图 5-11a 至图 5-11f）。

在 30 个城市肿瘤登记地区中，男性骨癌中标发病率最高的是镇江市丹徒区（2.08/10 万），其后依次为泰州市姜堰区和徐州市铜山区；女性骨癌中标发病率最高的是泰州市高港区（1.93/10 万），其后依次为宿迁市宿城区和扬州市江都区。男性骨癌中标死亡率最高的是盐城市盐都区（1.89/10 万），其后依次为宿迁市宿城区和徐州市铜山区；女性骨癌中标死亡率最高的是宿迁市宿城区（1.93/10 万），其后依次为和扬州市广陵区和扬州市江都区（图 5-11g）。

在 39 个农村肿瘤登记地区中，男性骨癌中标发病率最高的是扬中市（3.65/10 万），其后依次为金湖县和太仓市；女性骨癌中标发病率最高的是如东县（4.14/10 万），其后依次为阜宁县和盱眙县。男性骨癌中标死亡率最高的是扬中市（2.45/10 万），其后依次为金湖县和高邮市；女性骨癌中标死亡率最高的是兴化市（1.45/10 万），其后依次为阜宁县和射阳县（图 5-11g）。

2020 年江苏省全部骨癌新发病例中，发生于四肢的骨和关节软骨的占 36.76%，发生于其他和未特指部位的骨和关节软骨的占 63.24%（图 5-11h）。

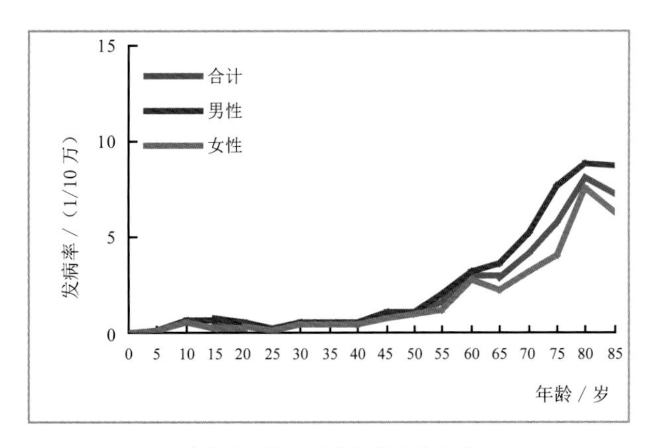

图 5-11a　全省肿瘤登记地区骨癌年龄别发病率

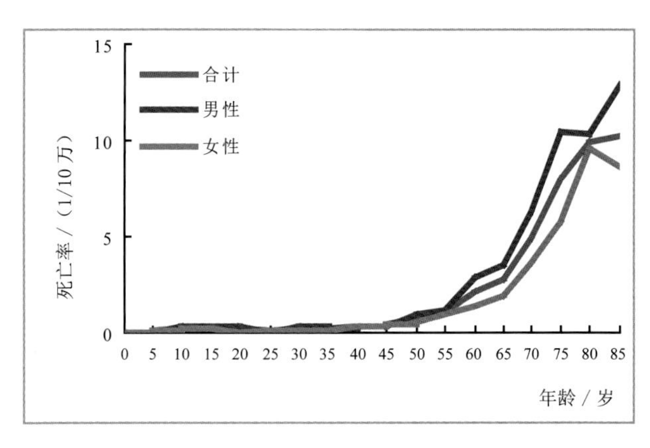

图 5-11b　全省肿瘤登记地区骨癌年龄别死亡率

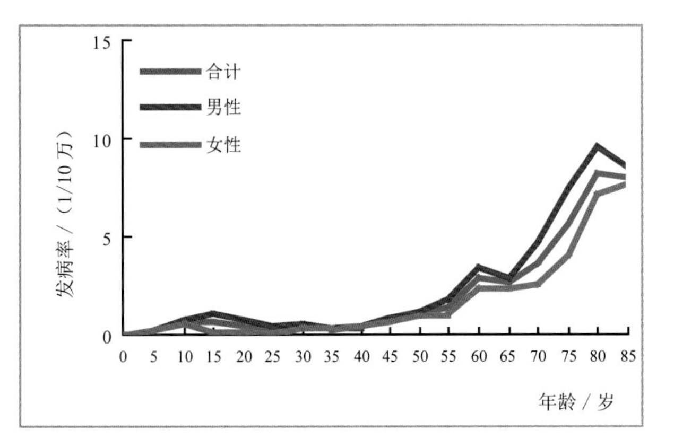

图 5-11c　城市肿瘤登记地区骨癌年龄别发病率

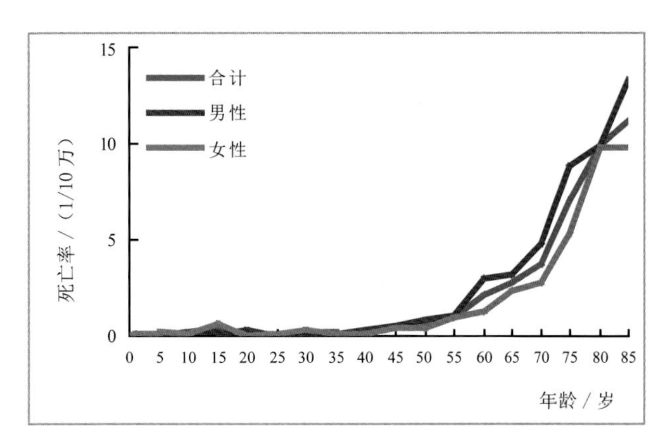

图 5-11d　城市肿瘤登记地区骨癌年龄别死亡率

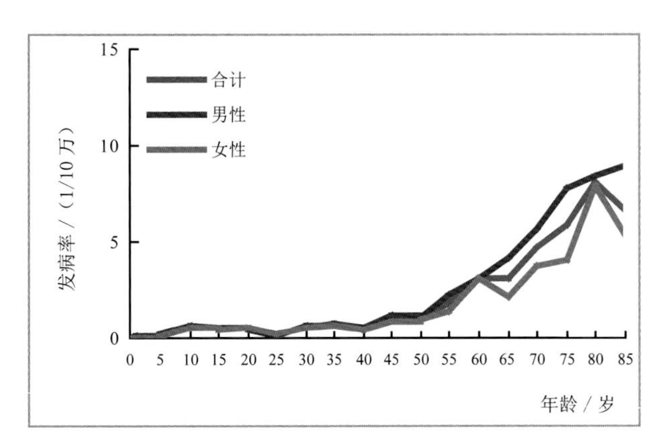

图 5-11e　农村肿瘤登记地区骨癌年龄别发病率

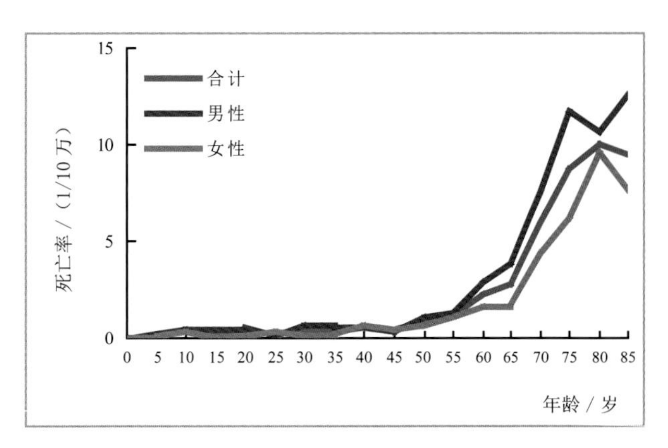

图 5-11f　农村肿瘤登记地区骨癌年龄别死亡率

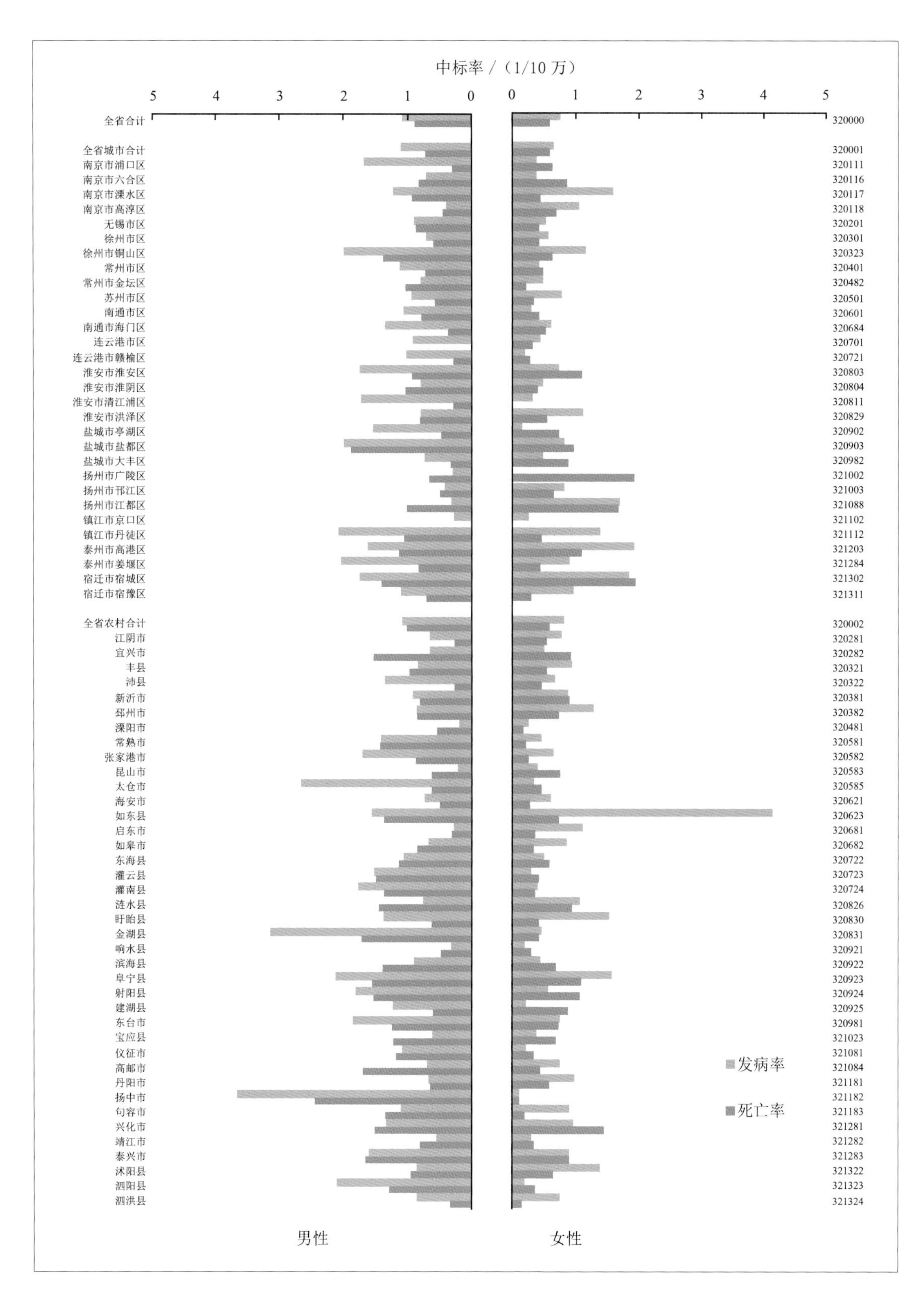

图 5-11g 2020 年江苏省肿瘤登记地区骨癌发病率和死亡率

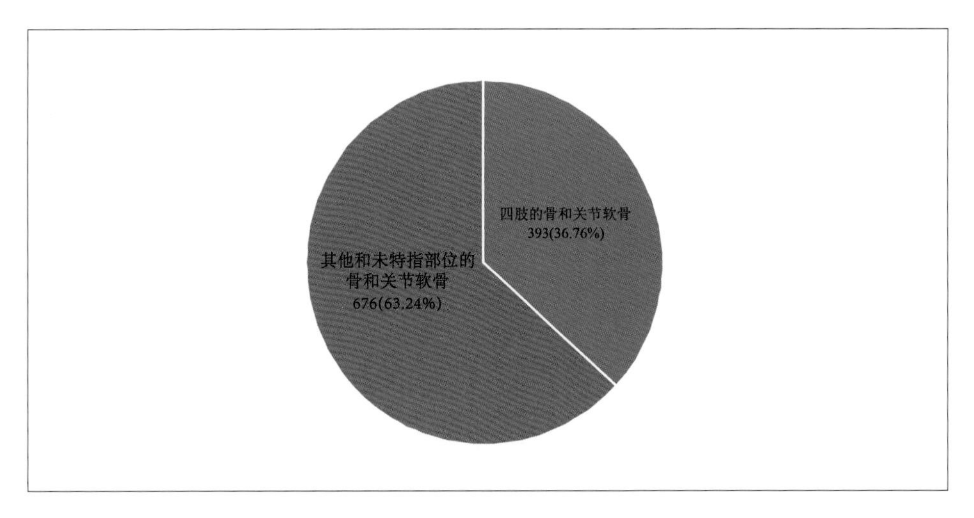

图 5-11h　2020 年江苏省肿瘤登记地区骨癌亚部位分布情况

十二、女性乳腺（C50）

2020 年江苏省肿瘤登记地区新发女性乳腺癌病例 16 675 例，占女性全部癌症新发病例数的 14.58%，位居女性癌症发病谱第 2 位；其中城市地区 7 829 例，农村地区 8 846 例。全省肿瘤登记地区女性乳腺癌发病率为 48.38/10 万，中标发病率为 31.23/10 万，世标发病率为 29.07 /10 万，0—74 岁累积发病率为 3.11%。城市女性乳腺癌中标发病率为农村的 1.08 倍（表 5-12）。

同期全省肿瘤登记地区报告女性乳腺癌死亡病例 3 212 例，占女性全部癌症死亡病例数的 5.81%，位居女性癌症死亡谱第 7 位；其中城市地区 1 636 例，农村地区 1 576 例。全省肿瘤登记地区女性乳腺癌死亡率为 9.32/10 万，中标死亡率为 4.74/10 万，世标死亡率为 4.61/10 万，0—74 岁累积死亡率为 0.51%。城市女性乳腺癌中标死亡率为农村的 1.32 倍（表 5-12）。

表 5-12　2020 年江苏省肿瘤登记地区女性乳腺癌发病和死亡情况

指标	地区	例数	粗率 /（1/10 万）	女性癌症构成比 /%	中标率 /（1/10 万）	世标率 /（1/10 万）	0—74 岁累积率 /%	女性癌症顺位
发病	全省	16 675	48.38	14.58	31.23	29.07	3.11	2
	城市	7 829	51.09	14.83	32.63	30.47	3.27	2
	农村	8 846	46.20	14.36	30.13	27.98	2.98	2
死亡	全省	3 212	9.32	5.81	4.74	4.61	0.51	7
	城市	1 636	10.68	6.68	5.48	5.31	0.58	6
	农村	1 576	8.23	5.11	4.16	4.06	0.45	7

女性乳腺癌年龄别发病率在 25 岁前较低，之后随年龄增长快速上升，于 45—49 岁和 60—64 岁年龄组出现两个高峰，65 岁后发病率快速下降。年龄别死亡率在 40 岁前较低，之后随年龄增长快速上升，于 85 岁及以上年龄组达到高峰。城乡地区间女性乳腺癌年龄别发病率和死亡率虽然有一定的差异，但总体趋势类同（图 5-12a，图 5-12b）。

在 30 个城市肿瘤登记地区中，女性乳腺癌中标发病率最高的是常州市区（44.15/10 万），其后依次为连云港市区和扬州市广陵区；女性乳腺癌中标死亡率最高的是常州市金坛区（8.97/10 万），其后依次为连云港市区和淮安市清江浦区（图 5-12c）。

在 39 个农村肿瘤登记地区中，女性乳腺癌中标发病率最高的是丹阳市（47.70/10 万），其后依次为如东县和启东市；女性乳腺癌中标死亡率最高的是灌云县（6.97/10 万），其后依次为东台市和灌南县（图 5-12c）。

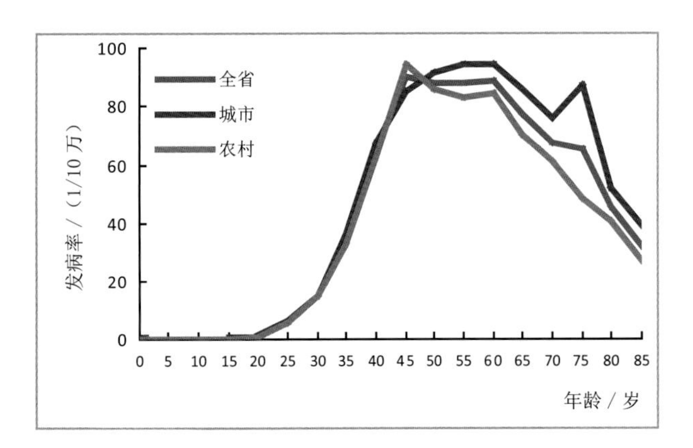

图 5-12a　全省肿瘤登记地区女性乳腺癌年龄别发病率

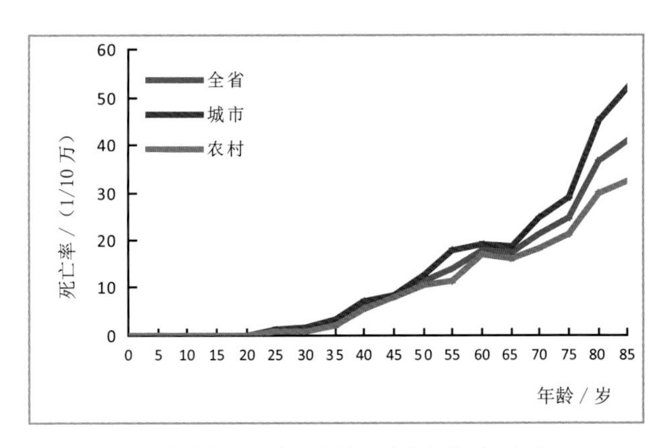

图 5-12b　全省肿瘤登记地区女性乳腺癌年龄别死亡率

2020 年江苏省全部女性乳腺癌新发病例中，有明确亚部位的占 17.05%。其中 37.46% 的病例发生于上外象限；其次是交搭跨越，于该部位发病的病例数占全部女性乳腺癌新发病例数的占 26.45%；之后依次为上内象限、下外象限、中央部、下内象限、乳头和乳晕、腋尾部，于这些部位发病的病例数分别占全部女性乳腺癌新发病例数的 14.77%、7.63%、4.96%、4.64%、3.66%、0.42%（图 5-12d）。

2020 年江苏省全部女性乳腺癌新发病例中，有明确组织学类型的占 80.82%。其中导管癌是最常见的组织学类型，占 77.66%；其次是小叶性癌，占 2.78%；佩吉特病占 2.66%；髓样癌占 0.13%（图 5-12e）。

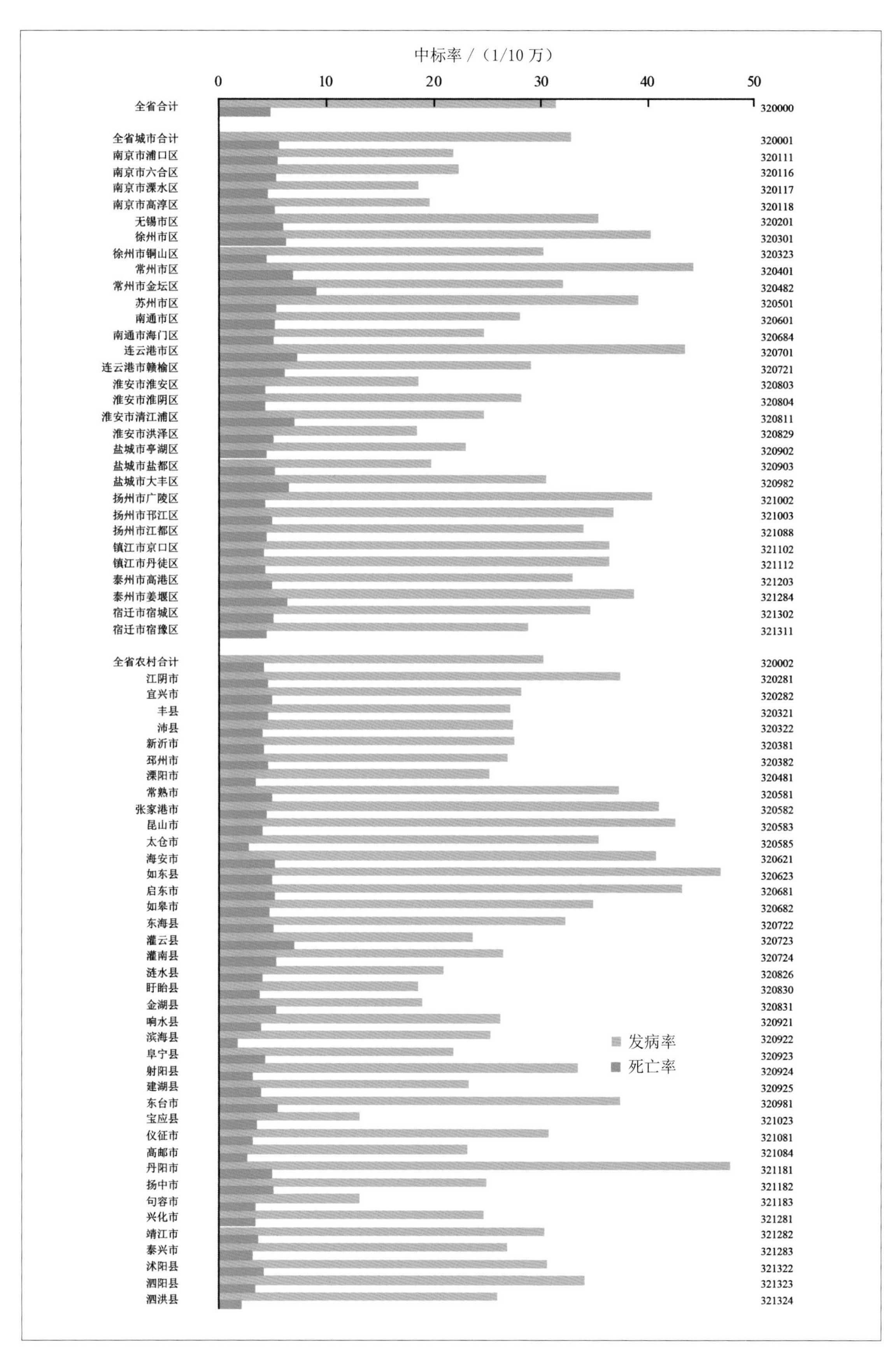

图 5-12c　2020 年江苏省肿瘤登记地区女性乳腺癌发病率和死亡率

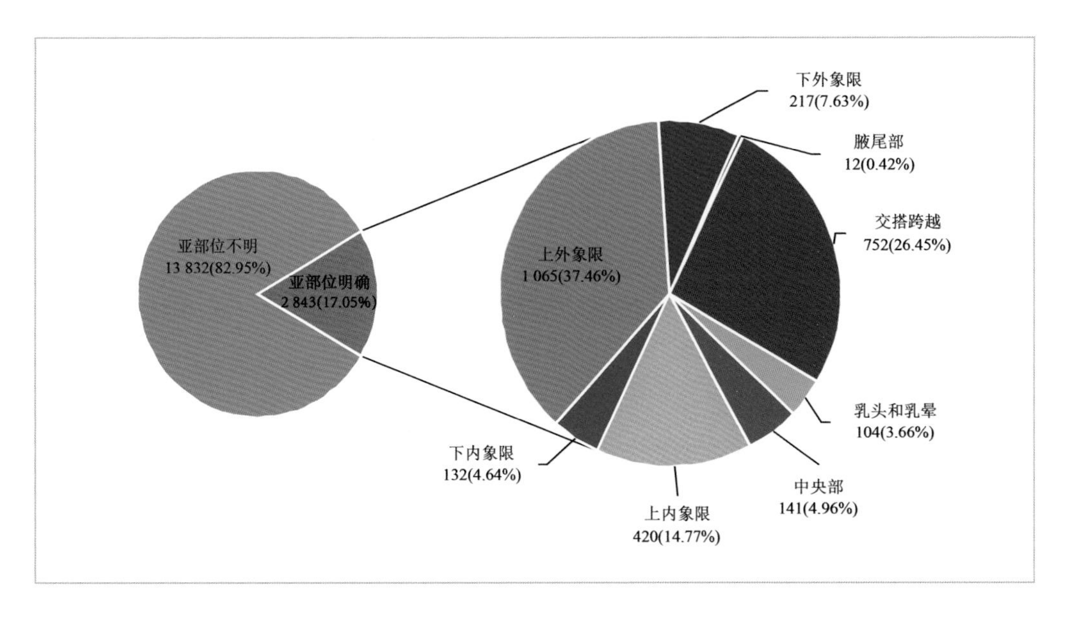

图 5-12d　2020 年江苏省肿瘤登记地区女性乳腺癌亚部位分布情况

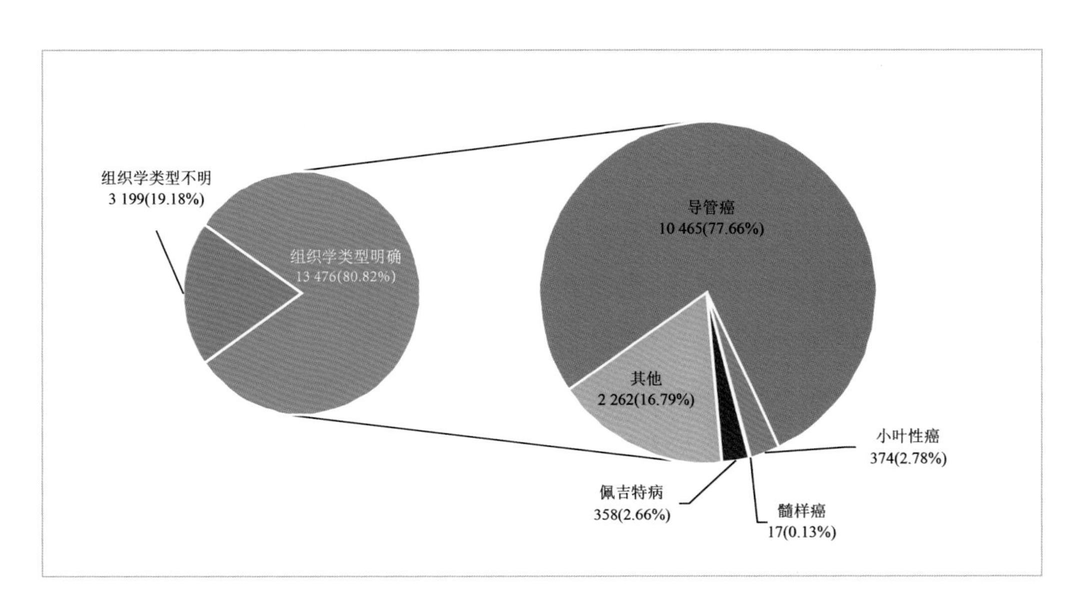

图 5-12e　2020 年江苏省肿瘤登记地区女性乳腺癌组织学分型情况

十三、子宫颈（C53）

2020 年江苏省肿瘤登记地区新发子宫颈癌病例 6 404 例，占女性全部癌症新发病例数的 5.60%，位居女性癌症发病谱第 7 位；其中城市地区 2 777 例，农村地区 3 627 例。全省肿瘤登记地区子宫颈癌发病率为 18.58/10 万，中标发病率为 11.77/10 万，世标发病率为 10.91/10 万，0—74 岁累积发病率为 1.18%，农村子宫颈癌中标发病率和城市相当（表 5-13）。

同期全省肿瘤登记地区报告子宫颈癌死亡病例 1 988 例，占女性全部癌症死亡病例数的 3.59%，位居女性癌症死亡谱第 8 位；其中城市地区 835 例，农村地区 1 153 例。全省肿瘤登记地区子宫颈癌死亡率为 5.77/10 万，中标死亡率为 3.01/10 万，世标死亡率为 2.87/10 万，0—74 岁累积死亡率为 0.31%，农村中标死亡率为城市的 1.07 倍（表 5-13）。

表 5-13　2020 年江苏省肿瘤登记地区子宫颈癌发病和死亡情况

指标	地区	例数	粗率 /（1/10 万）	女性癌症构成比 /%	中标率 /（1/10 万）	世标率 /（1/10 万）	0—74 岁累积率 /%	女性癌症顺位
发病	全省	6 404	18.58	5.60	11.77	10.91	1.18	7
	城市	2 777	18.12	5.26	11.64	10.78	1.16	6
	农村	3 627	18.94	5.89	11.88	11.01	1.19	7
死亡	全省	1 988	5.77	3.59	3.01	2.87	0.31	8
	城市	835	5.45	3.41	2.89	2.77	0.30	8
	农村	1 153	6.02	3.74	3.09	2.93	0.32	8

子宫颈癌年龄别发病率在 25 岁前较低，之后随年龄增长快速上升，于 50—54 岁年龄组达到高峰，随后逐渐下降，但在 70—74 岁年龄组又出现一个小高峰；年龄别死亡率在 35 岁前较低，之后随年龄增长快速上升，于 80—84 岁年龄组达到高峰。城市和农村地区子宫颈癌年龄别发病率和死亡率虽然有一定的差异，但总体趋势类同（图 5-13a，图 5-13b）。

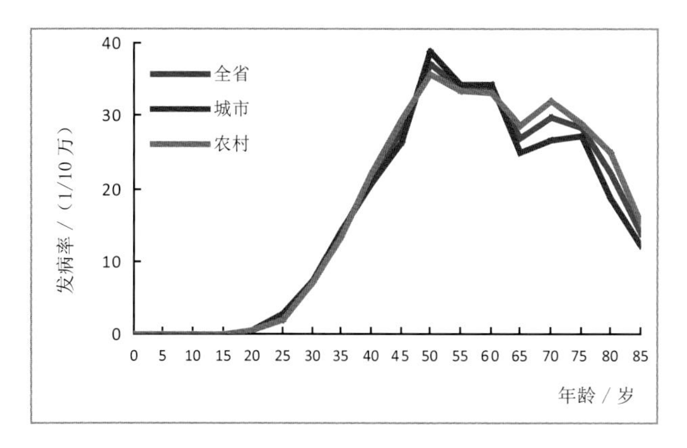

图 5-13a　全省肿瘤登记地区子宫颈癌年龄别发病率

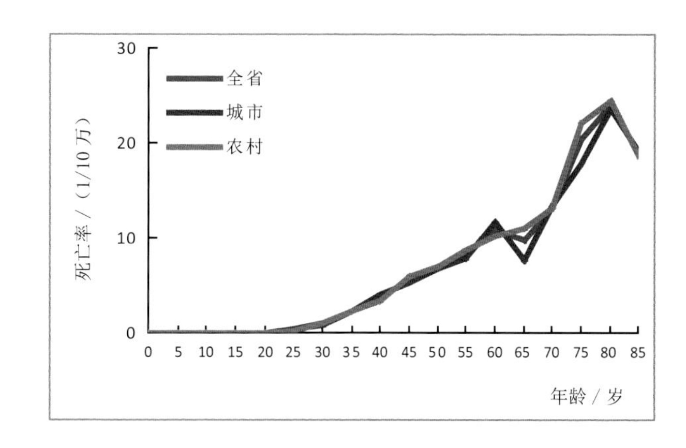

图 5-13b　全省肿瘤登记地区子宫颈癌年龄别死亡率

在 30 个城市肿瘤登记地区中，子宫颈癌的中标发病率和中标死亡率最高的均是盐城市盐都区，分别为 21.68/10 万和 5.46/10 万，其后发病率依次为常州市金坛区和泰州市姜堰区，死亡率依次为淮安市洪泽区和盐城市亭湖区（图 5-13c）。

在 39 个农村肿瘤登记地区中，子宫颈癌的中标发病率最高的是射阳县（22.08/10 万），其后依次为常熟市和建湖县；子宫颈癌中标死亡率最高的是建湖县（5.63/10 万），其后依次为金湖县和滨海县（图 5-13c）。

2020 年江苏省全部子宫颈癌新发病例中，有明确亚部位的占 5.73%。其中 55.04% 的病例发生在外宫颈；其次是宫颈内膜，于该部位发病的病例数占全部子宫颈癌新发病例数的 37.60%；之后为交搭跨越，于该部位发病的病例数占全部子宫颈癌新发病例数的 7.36%（图 5-13d）。

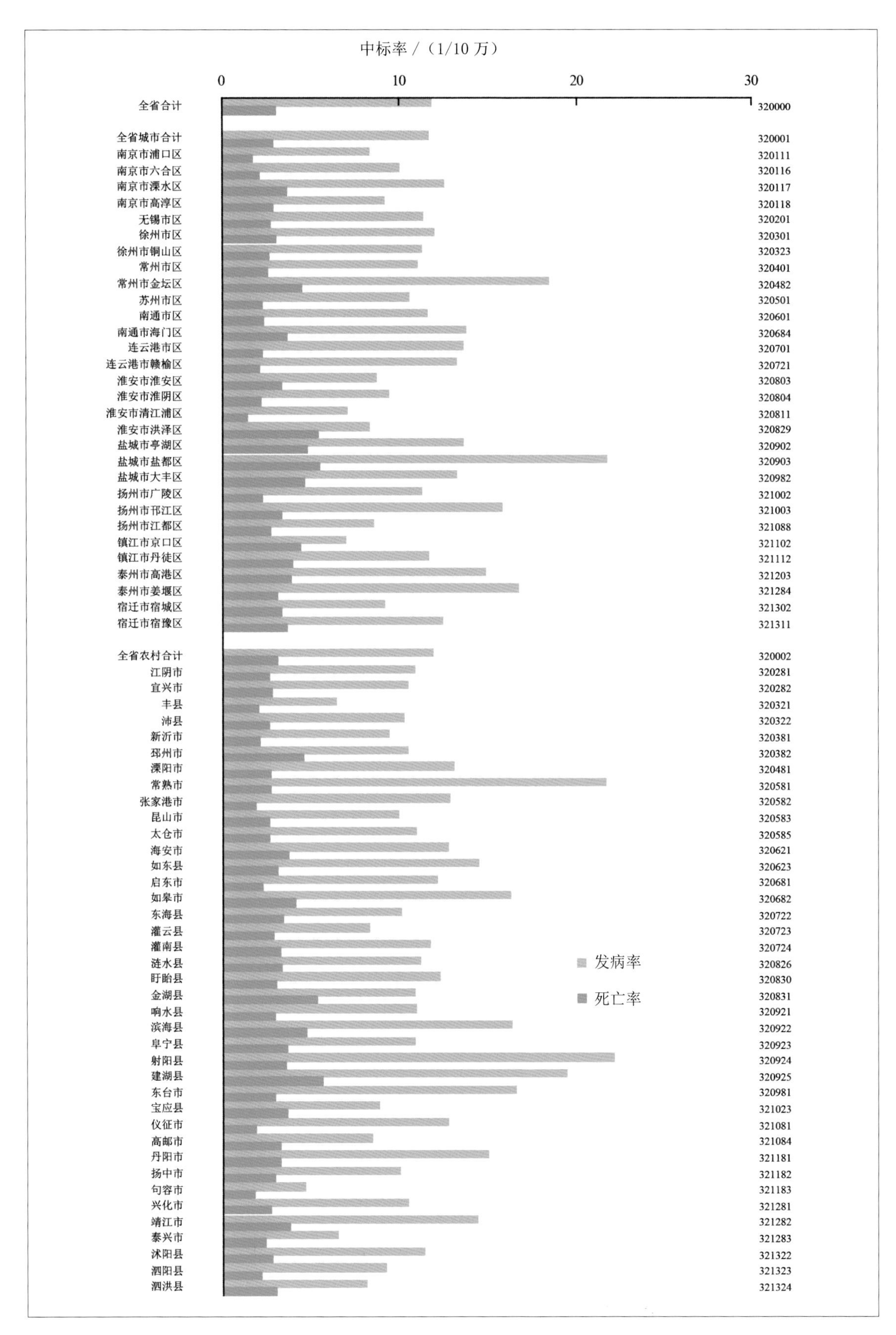

图 5-13c　2020 年江苏省肿瘤登记地区子宫颈癌发病率和死亡率

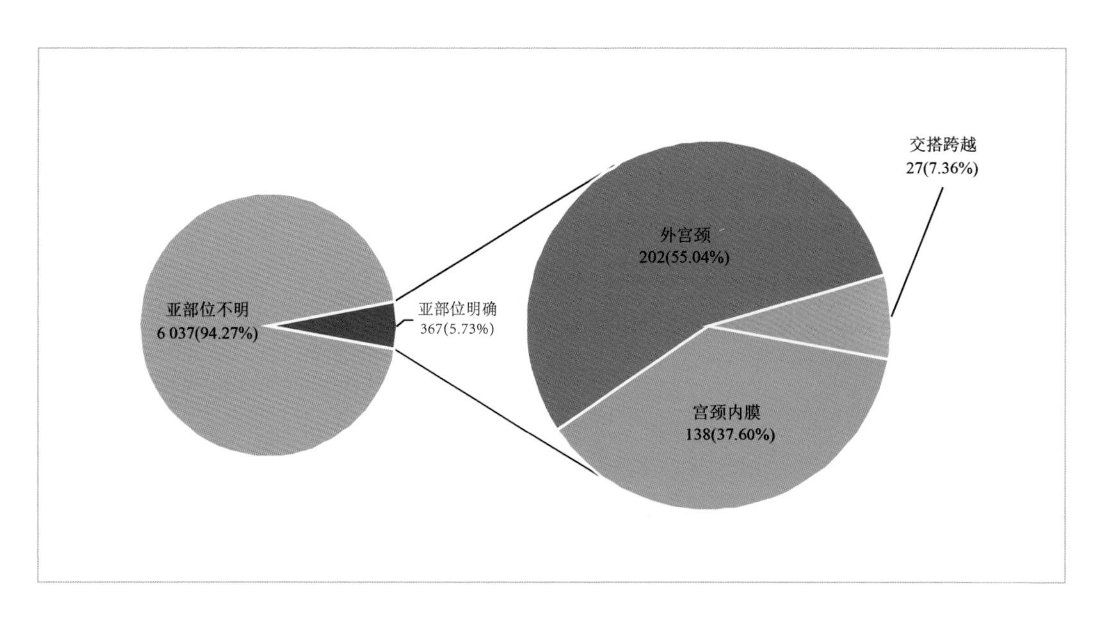

图 5-13d　2020 年江苏省肿瘤登记地区子宫颈癌亚部位分布情况

十四、子宫体及子宫部位不明（C54—C55）

2020 年江苏省肿瘤登记地区新发子宫体及子宫部位不明恶性肿瘤（简称“子宫体癌”）病例 3 582 例，占女性全部癌症新发病例数的 3.13%，位居女性癌症发病谱第 9 位；其中城市地区 1 702 例，农村地区 1 880 例。全省肿瘤登记地区子宫体癌发病率为 10.39/10 万，中标发病率为 6.10/10 万，世标发病率为 5.85/10 万，0—74 岁累积发病率为 0.66%。城市子宫体癌中标发病率为农村的 1.14 倍（表 5-14）。

同期全省肿瘤登记地区报告子宫体癌死亡病例 746 例，占女性全部癌症死亡病例数的 1.35%，位居女性癌症死亡谱第 14 位；其中城市地区 330 例，农村地区 416 例。全省肿瘤登记地区子宫体癌死亡率为 2.16/10 万，中标死亡率为 0.99/10 万，世标死亡率为 0.97/10 万，0—74 岁累积死亡率为 0.11%。城市子宫体癌中标死亡率和农村相当（表 5-14）。

表 5-14　2020 年江苏省肿瘤登记地区子宫体癌发病和死亡情况

指标	地区	例数	粗率 /（1/10 万）	女性癌症构成比 /%	中标率 /（1/10 万）	世标率 /（1/10 万）	0—74 岁累积率 /%	女性癌症顺位
发病	全省	3 582	10.39	3.13	6.10	5.85	0.66	9
	城市	1 702	11.11	3.22	6.54	6.28	0.71	9
	农村	1 880	9.82	3.05	5.76	5.52	0.62	10
死亡	全省	746	2.16	1.35	0.99	0.97	0.11	14
	城市	330	2.15	1.35	0.98	0.97	0.11	14
	农村	416	2.17	1.35	1.00	0.97	0.11	14

子宫体癌年龄别发病率在 30 岁前较低，之后随年龄增长快速上升，于 55—59 岁年龄组达到高峰，全省随后随年龄增长逐渐下降；年龄别死亡率在 45 岁前较低，之后随年龄增长快速上升，于 85 岁及以上年龄组达到高峰。城市和农村地区子宫体癌年龄别发病率和死亡率虽然有一定的差异，但总体趋势类同（图 5-14a，图 5-14b）。

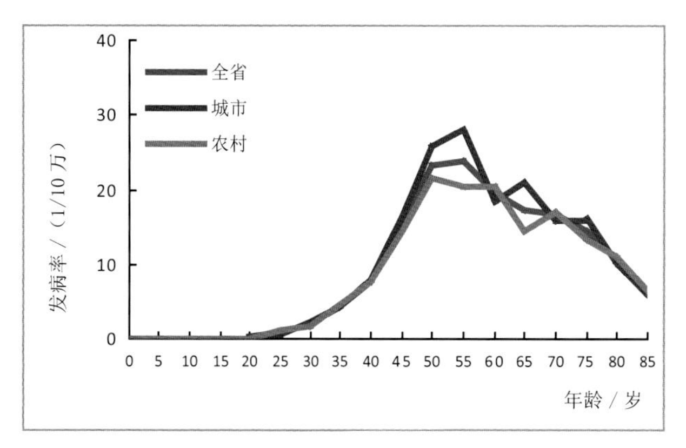

图 5-14a　全省肿瘤登记地区子宫体癌年龄别发病率

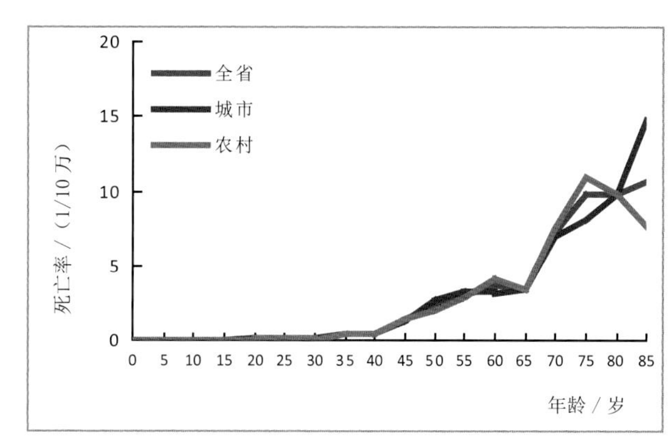

图 5-14b　全省肿瘤登记地区子宫体癌年龄别死亡率

在 30 个城市肿瘤登记地区中，子宫体癌中标发病率最高的是连云港市区（9.25/10 万），其后依次为无锡市区和宿迁市宿城区；子宫体癌中标死亡率最高的是扬州市江都区（1.74/10 万），其后依次为宿迁市宿城区和南京市六合区（图 5-14c）。

在 39 个农村肿瘤登记地区中，子宫体癌中标发病率最高的是仪征市（18.82/10 万），其后依次为如东县和启东市；子宫体癌中标死亡率最高的是灌南县（1.90/10 万），其后依次为句容市和邳州市（图 5-14c）。

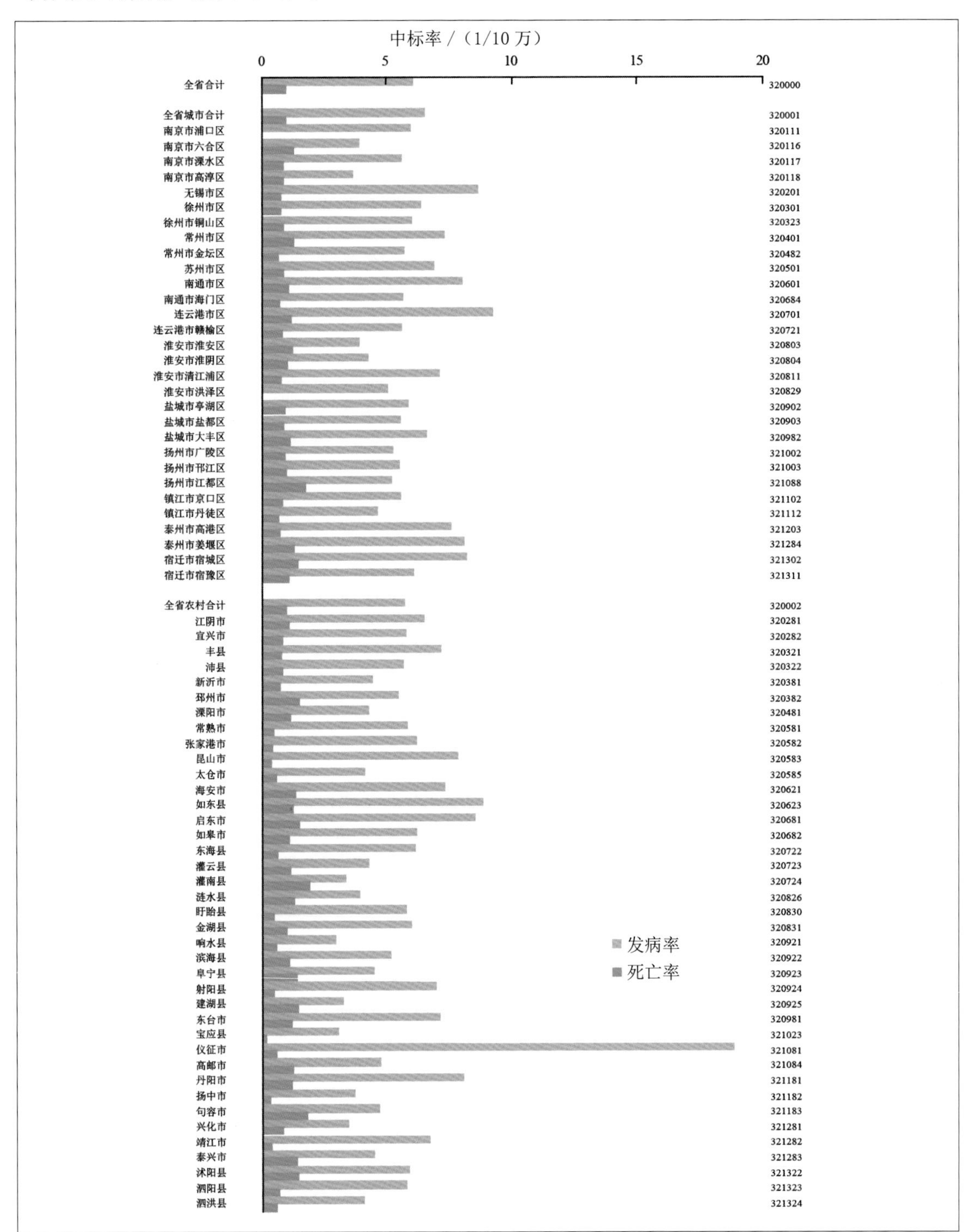

图 5-14c　2020 年江苏省肿瘤登记地区子宫体癌发病率和死亡率

十五、卵巢（C56）

2020 年江苏省肿瘤登记地区新发卵巢癌病例 2 828 例，占女性全部癌症新发病例数的 2.47%，位居女性癌症发病谱第 12 位；新发病例中城市地区 1 339 例，农村地区 1 489 例。全省肿瘤登记地区卵巢癌发病率为 8.20/10 万，中标发病率为 5.10/10 万，世标发病率为 4.87/10 万，0—74 岁累积发病率为 0.53%；城市卵巢癌中标发病率为农村的 1.12 倍（表 5-15）。

同期全省肿瘤登记地区报告卵巢癌死亡病例为 1 443 例，占女性全部癌症死亡病例数的 2.61%，位居女性癌症死亡谱第 13 位；死亡病例中城市地区 654 例，农村地区 789 例。全省肿瘤登记地区卵巢癌死亡率为 4.19/10 万，中标死亡率为 2.11/10 万，世标死亡率为 2.07/10 万，0—74 岁累积死亡率为 0.25%；城市卵巢癌中标死亡率为农村的 1.08 倍（表 5-15）。

表 5-15　2020 年江苏省肿瘤登记地区卵巢癌发病和死亡情况

指标	地区	例数	粗率 /（1/10 万）	女性癌症构成比 /%	中标率 /（1/10 万）	世标率 /（1/10 万）	0—74 岁累积率 /%	女性癌症顺位
发病	全省	2 828	8.20	2.47	5.10	4.87	0.53	12
	城市	1 339	8.74	2.54	5.44	5.20	0.58	12
	农村	1 489	7.78	2.42	4.84	4.61	0.50	12
死亡	全省	1 443	4.19	2.61	2.11	2.07	0.25	13
	城市	654	4.27	2.67	2.20	2.15	0.26	12
	农村	789	4.12	2.56	2.04	2.01	0.24	13

卵巢癌年龄别发病率在 35 岁前较低，之后随年龄增长快速上升，于 50—54 岁和 70—74 岁年龄组出现两个高峰，75 岁后发病率下降。农村地区第二个发病高峰在 65—69 岁年龄组提前出现；城市地区则只有一个发病高峰，在 70—74 岁年龄组。卵巢癌年龄别死亡率在 40 岁之前较低，之后随年龄增长快速上升，于 80—84 岁年龄组达到高峰，随后开始下降。城市地区死亡高峰在 75—79 岁年龄组出现（图 5-15a，图 5-15b）。

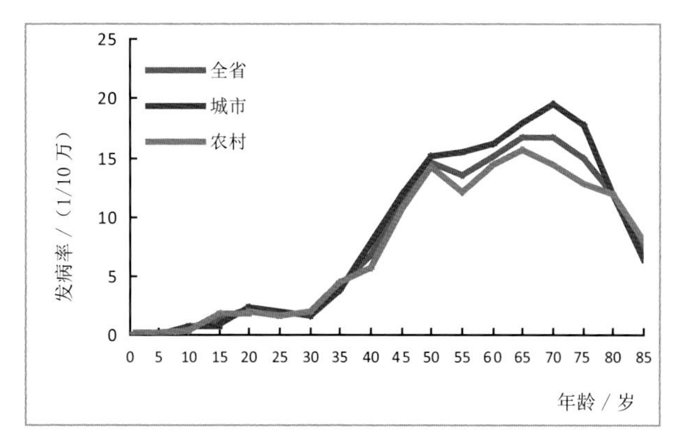

图 5-15a　全省肿瘤登记地区卵巢癌年龄别发病率

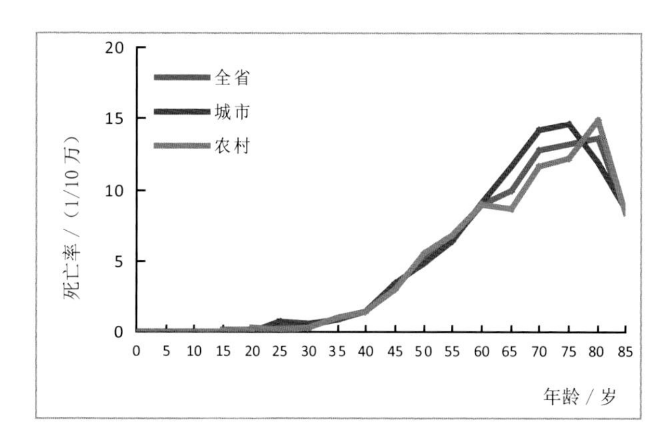

图 5-15b　全省肿瘤登记地区卵巢癌年龄别死亡率

在 30 个城市肿瘤登记地区中，卵巢癌中标发病率最高的是扬州市广陵区（8.33/10 万），其后依次为苏州市区和泰州市姜堰区；卵巢癌中标死亡率最高的是常州市金坛区（5.32/10 万），其后依次为连云港市区和扬州市广陵区（图 5-15c）。

在 39 个农村肿瘤登记地区中，卵巢癌中标发病率最高的是如皋市（9.28/10 万），其后依次为靖江市和启东市；卵巢癌中标死亡率最高的是启东市（3.50/10 万），其后依次为射阳县和丹阳市（图 5-15c）。

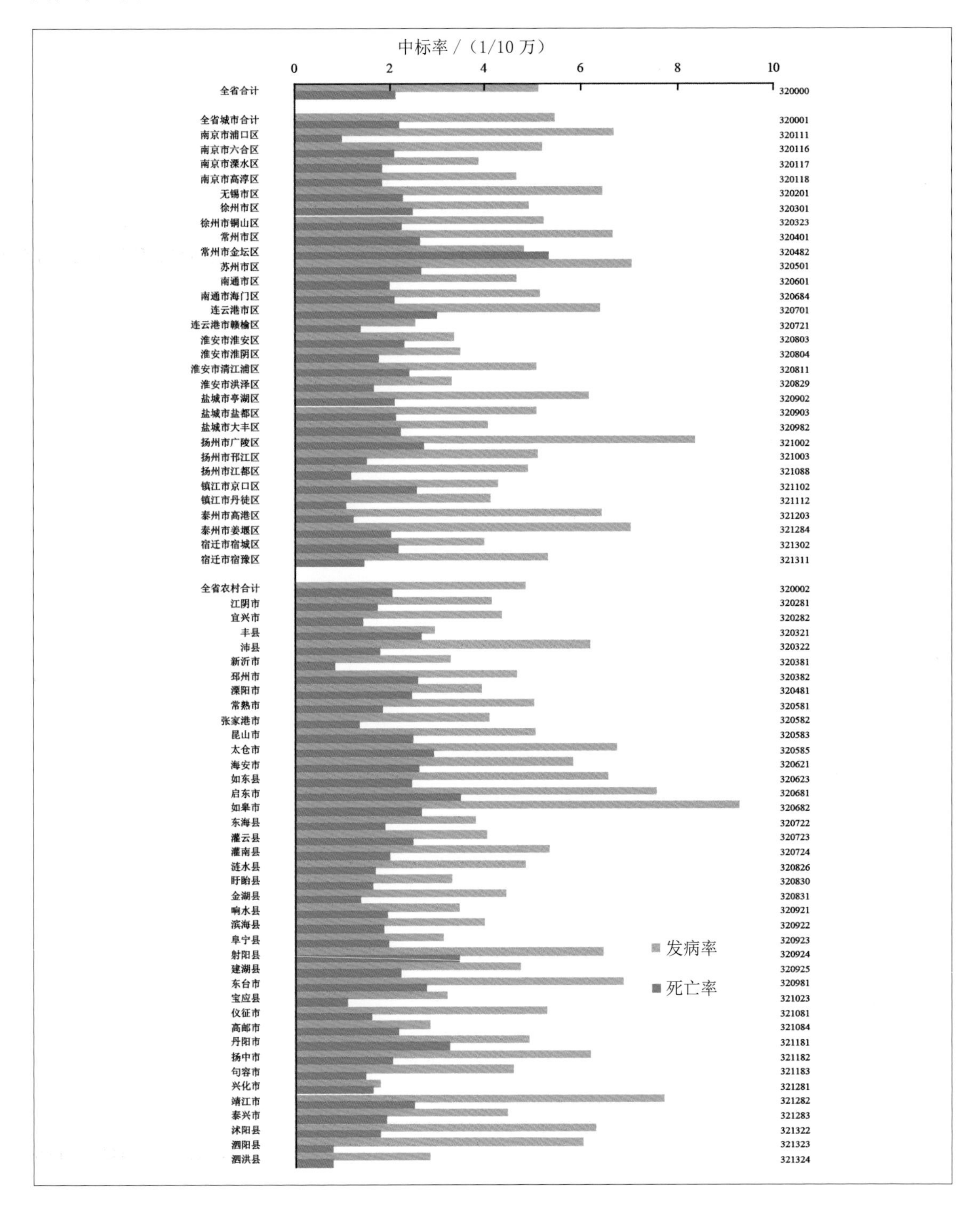

图 5-15c　2020 年江苏省肿瘤登记地区卵巢癌发病率和死亡率

十六、前列腺（C61）

2020 年江苏省肿瘤登记地区新发前列腺癌病例 7 216 例，占男性全部癌症新发病例数的 5.15%，位居男性癌症发病谱第 6 位。新发病例中城市地区 3 792 例，农村地区 3 424 例。全省肿瘤登记地区前列腺癌发病率为 20.53/10 万，中标发病率为 8.84/10 万，世标发病率为 8.60/10 万，0—74 岁累积发病率为 0.96%。城市前列腺癌中标发病率为农村的 1.45 倍（表 5-16）。

同期全省肿瘤登记地区报告前列腺癌死亡病例 2 752 例，占男性全部癌症死亡病例数的 2.85%，位居男性癌症死亡谱第 7 位。死亡病例中城市地区 1 364 例，农村地区 1 388 例。全省肿瘤登记地区前列腺癌死亡率为 7.83/10 万，中标死亡率为 2.99/10 万，世标死亡率为 3.03/10 万，0—74 岁累积死亡率为 0.19%。城市前列腺癌中标死亡率为农村的 1.26 倍（表 5-16）。

表 5-16　2020 年江苏省肿瘤登记地区前列腺癌发病和死亡情况

指标	地区	例数	粗率 /（1/10 万）	男性癌症构成比 /%	中标率 /（1/10 万）	世标率 /（1/10 万）	0—74 岁累积率 /%	男性癌症顺位
发病	全省	7 216	20.53	5.15	8.84	8.60	0.96	6
	城市	3 792	24.81	5.94	10.73	10.48	1.19	6
	农村	3 424	17.24	4.48	7.39	7.16	0.78	6
死亡	全省	2 752	7.83	2.85	2.99	3.03	0.19	7
	城市	1 364	8.93	3.22	3.38	3.41	0.20	7
	农村	1 388	6.99	2.57	2.69	2.73	0.18	7

前列腺癌年龄别发病率在 55 岁前较低，之后随年龄增长快速上升，于 80—84 岁年龄组达到发病高峰；年龄别死亡率在 60 岁前较低，之后随年龄增长快速上升，于 85 岁及以上年龄组达到死亡高峰。城市和农村地区前列腺癌年龄别发病率和死亡率虽然有一定的差异，但总体趋势类同（图 5-16a，图 5-16b）。

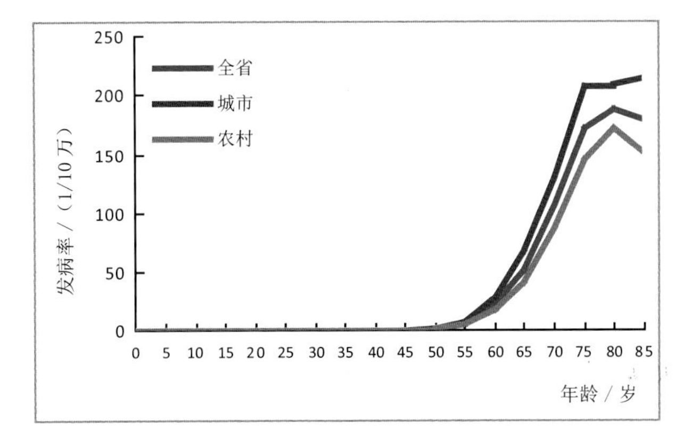

图 5-16a　全省肿瘤登记地区前列腺癌年龄别发病率

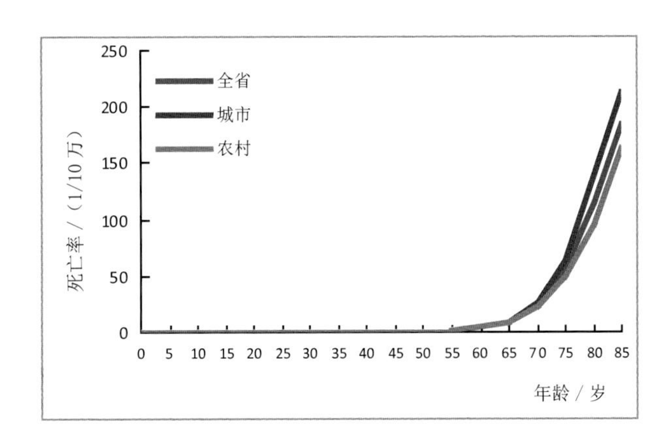

图 5-16b　全省肿瘤登记地区前列腺癌年龄别死亡率

在 30 个城市肿瘤登记地区中，前列腺癌中标发病率最高的是常州市区（20.90/10 万），其后依次为无锡市区和扬州市广陵区；前列腺癌中标死亡率最高的是常州市金坛区（5.47/10 万），其后依次为常州市区和南通市区（图 5-16c）。

在 39 个农村肿瘤登记地区中，前列腺癌中标发病率最高的是启东市（19.61/10 万），其后依次为昆山市和太仓市；前列腺癌中标死亡率最高的是启东市（5.73/10 万），其后依次为太仓市和溧阳市（图 5-16c）。

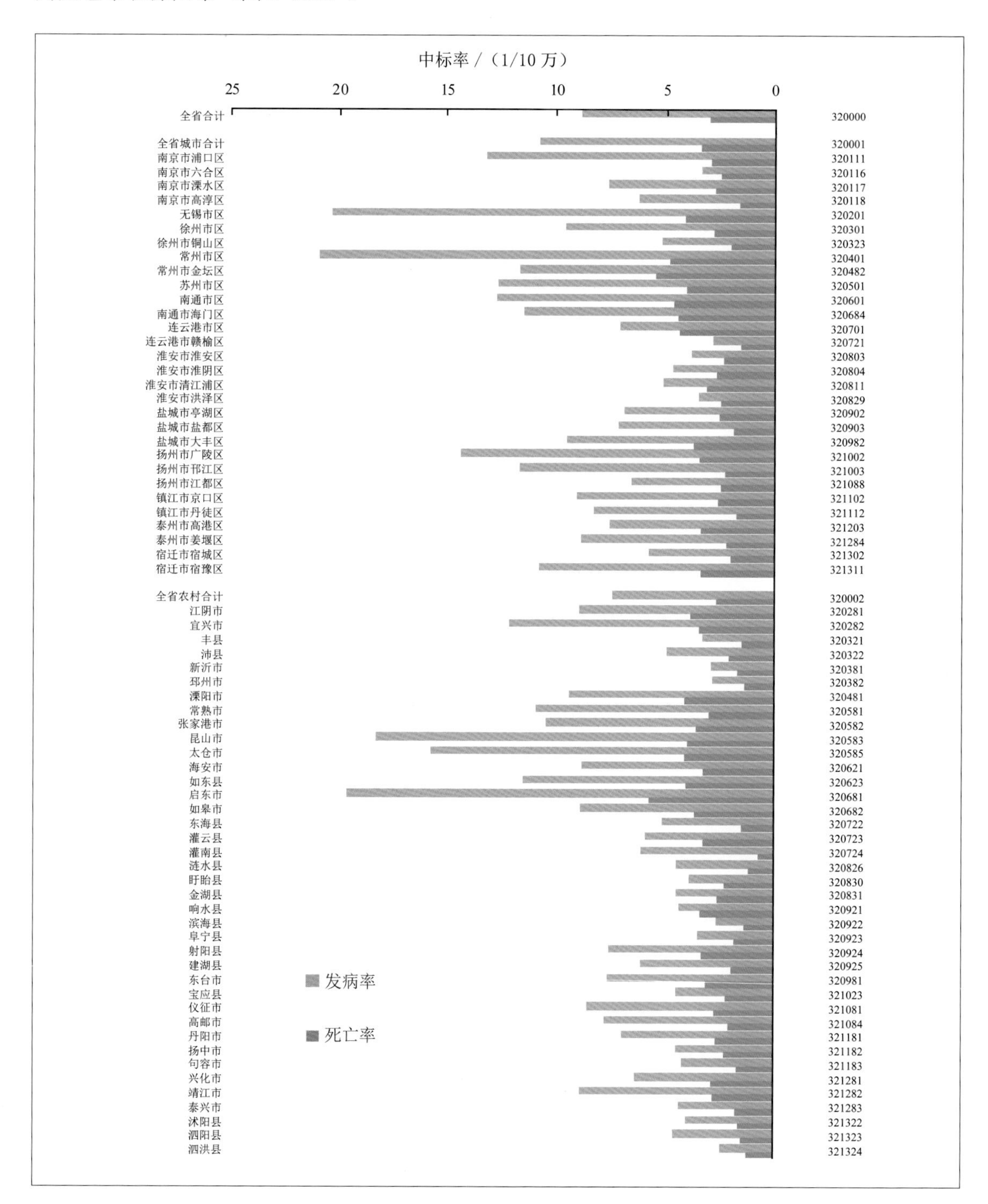

图 5-16c　2020 年江苏省肿瘤登记地区前列腺癌发病率和死亡率

十七、肾及泌尿系统不明（C64—C66，C68）

2020 年江苏省肿瘤登记地区新发肾及泌尿系统不明恶性肿瘤（以下简称“肾癌”）病例 3 872 例，占全部癌症新发病例数的 1.52%，位居癌症发病谱第 17 位；其中男性 2 534 例，女性 1 338 例，城市地区 2 041 例，农村地区 1 831 例。全省肿瘤登记地区肾癌发病率为 5.56/10 万，中标发病率为 2.96/10 万，世标发病率为 2.92/10 万，0—74 岁累积发病率为 0.35%。全省男性肾癌中标发病率为女性的 1.98 倍，城市肾癌中标发病率为农村的 1.44 倍（表 5-17）。

同期全省肿瘤登记地区报告肾癌死亡病例 1 317 例，占全部癌症死亡病例数的 0.87%，位居癌症死亡谱第 17 位；其中男性 857 例，女性 460 例，城市地区 660 例，农村地区 657 例。全省肿瘤登记地区肾癌死亡率为 1.89/10 万，中标死亡率为 0.83/10 万，世标死亡率为 0.82/10 万，0—74 岁累积死亡率为 0.09%。全省男性肾癌中标死亡率为女性的 2.04 倍，城市肾癌中标死亡率为农村的 1.27 倍（表 5-17）。

表 5-17　2020 年江苏省肿瘤登记地区肾癌发病和死亡情况

指标	地区	性别	例数	粗率 /（1/10 万）	构成比 /%	中标率 /（1/10 万）	世标率 /（1/10 万）	0—74 岁累积率 /%	顺位
发病	全省	合计	3 872	5.56	1.52	2.96	2.92	0.35	17
		男性	2 534	7.21	1.81	3.95	3.89	0.47	13
		女性	1 338	3.88	1.17	1.99	1.96	0.23	16
	城市	合计	2 041	6.67	1.75	3.57	3.51	0.41	17
		男性	1 348	8.82	2.11	4.85	4.78	0.56	12
		女性	693	4.52	1.31	2.34	2.29	0.27	16
	农村	合计	1 831	4.69	1.33	2.48	2.45	0.30	18
		男性	1 186	5.97	1.55	3.26	3.21	0.39	13
		女性	645	3.37	1.05	1.71	1.71	0.20	16
死亡	全省	合计	1 317	1.89	0.87	0.83	0.82	0.09	17
		男性	857	2.44	0.89	1.12	1.12	0.12	14
		女性	460	1.33	0.83	0.55	0.54	0.06	15
	城市	合计	660	2.16	0.99	0.94	0.92	0.10	16
		男性	426	2.79	1.01	1.27	1.26	0.14	14
		女性	234	1.53	0.96	0.63	0.62	0.07	15
	农村	合计	657	1.68	0.77	0.74	0.73	0.08	18
		男性	431	2.17	0.80	1.01	1.00	0.11	14
		女性	226	1.18	0.73	0.48	0.48	0.05	17

肾癌年龄别发病率在 40 岁前较低，之后随年龄增长快速上升，于 75—79 岁年龄组达到高峰，随后开始下降。年龄别死亡率在 55 岁前较低，之后随年龄增长快速上升，于 85 岁及以上年龄组达到高峰。40 岁及以上各年龄组中，男性肾癌发病率和死亡率均高于女性。城市和农村地区肾癌年龄别发病率和死亡率虽然有一定的差异，但总体趋势类同（图 5-17a 至图 5-17f）。

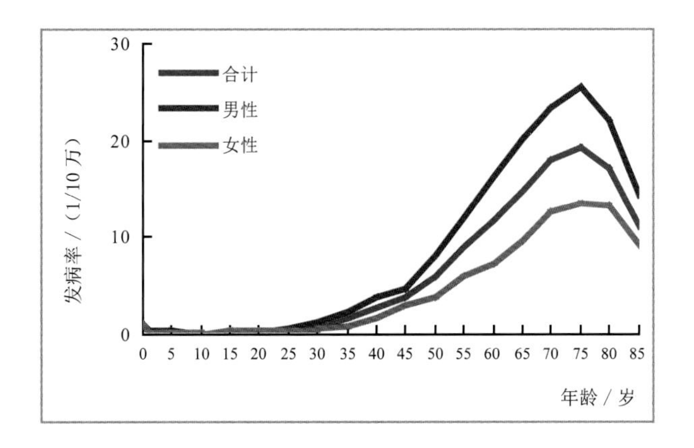

图 5-17a　全省肿瘤登记地区肾癌年龄别发病率

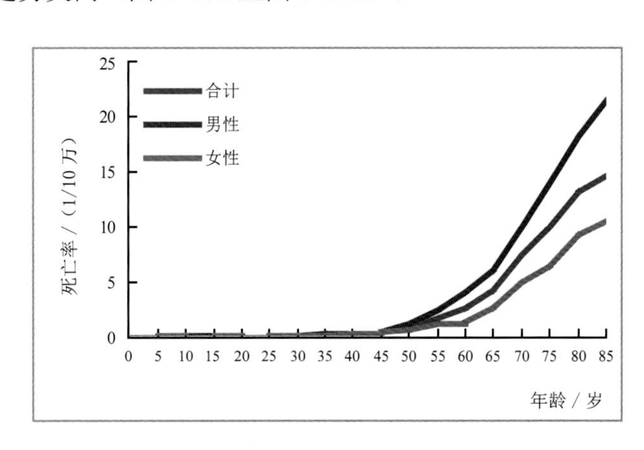

图 5-17b　全省肿瘤登记地区肾癌年龄别死亡率

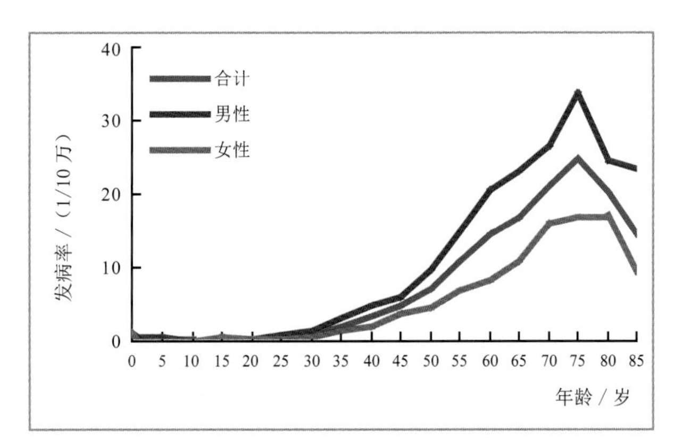

图 5-17c　城市肿瘤登记地区肾癌年龄别发病率

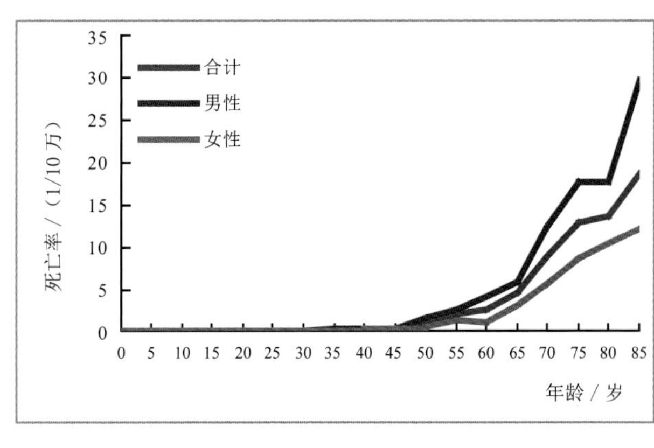

图 5-17d　城市肿瘤登记地区肾癌年龄别死亡率

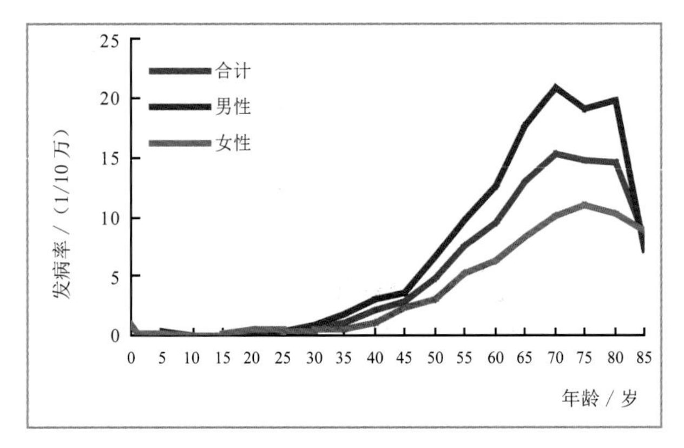

图 5-17e　农村肿瘤登记地区肾癌年龄别发病率

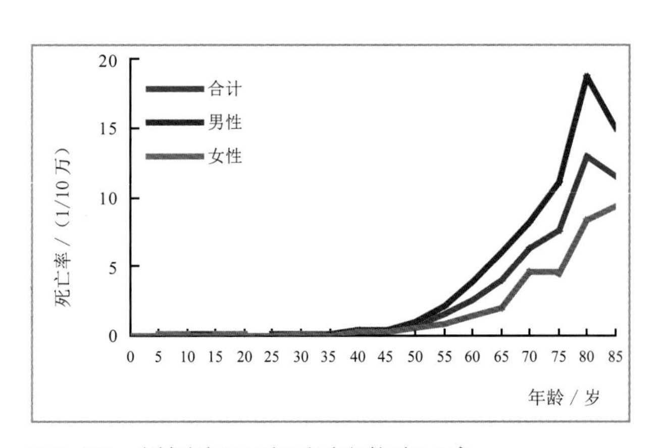

图 5-17f　农村肿瘤登记地区肾癌年龄别死亡率

在30个城市肿瘤登记地区中，男性肾癌中标发病率最高的是常州市区（8.20/10万），其后依次为无锡市区和徐州市区；女性肾癌中标发病率最高的是无锡市区（3.59/10万），其后依次为常州市区和盐城市盐都区。男性肾癌中标死亡率最高的是徐州市区（1.88/10万），其后依次为常州市区和淮安市淮阴区；女性肾癌中标死亡率最高的是淮安市清江浦区（1.30/10万），其后依次为盐城市大丰区和宿迁市宿豫区（图5-17g）。

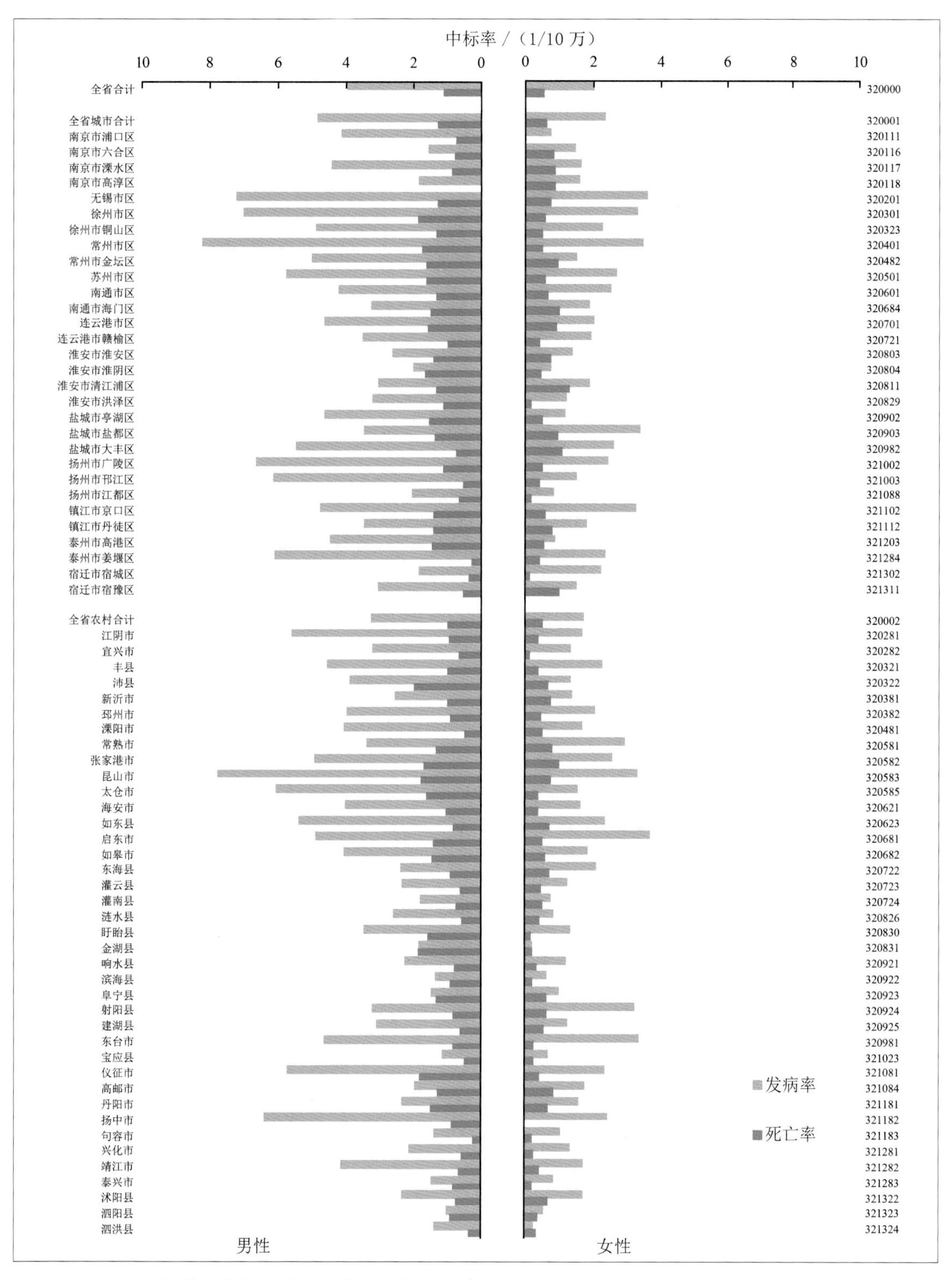

图5-17g 2020年江苏省肿瘤登记地区肾癌发病率和死亡率

在 39 个农村肿瘤登记地区中，男性肾癌中标发病率最高的是昆山市（7.74/10 万），其后依次为扬中市和太仓市；女性肾癌中标发病率最高的是启东市（3.68/10 万），其后依次为东台市和昆山市。男性肾癌中标死亡率最高的是沛县（1.99/10 万），其后依次为金湖县和仪征市；女性肾癌中标死亡率最高的是张家港市（0.99/10 万），其后依次为高邮市和常熟市（图 5-17g）。

2020 年江苏省全部肾癌新发病例中，77.92% 的病例发生于肾（除外肾盂）；其次为输尿管，于该部位发病的病例数占全部肾癌新发病例数的 10.12%；之后依次为肾盂、其他泌尿器官，于这些部位发病的病例数分别占全部肾癌新发病例数的 9.74%、2.22%（图 5-17h）。

2020 年江苏省全部肾癌新发病例中，有明确组织学类型的占 71.13%。其中透明细胞腺癌是最常见的组织学类型，占 59.19%；其次是乳头状腺癌，占 7.77%；嫌色细胞癌占 3.34%；集合管癌占 0.25%；其他类型癌占 29.45%（图 5-17i）。

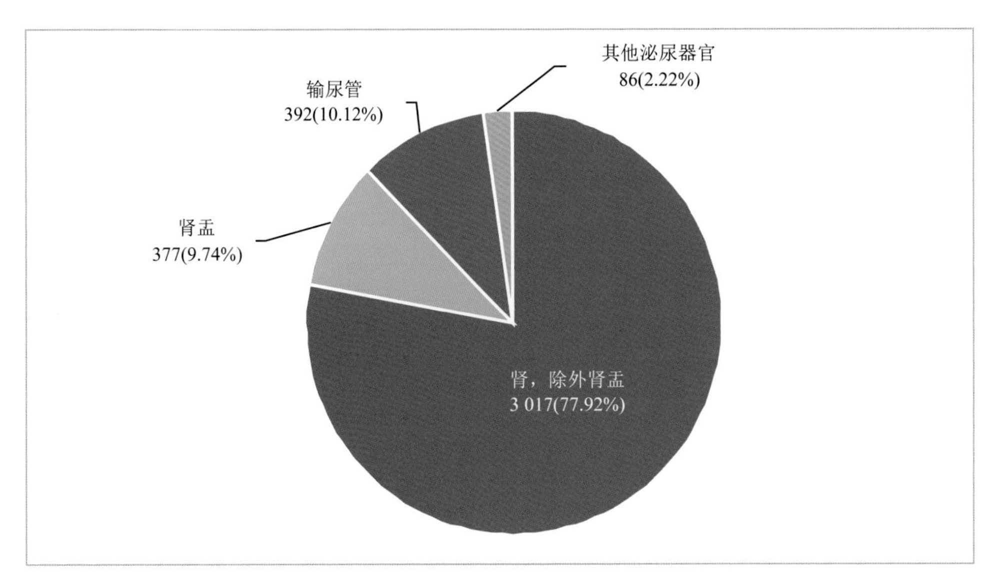

图 5-17h　2020 年江苏省肿瘤登记地区肾癌亚部位分布情况

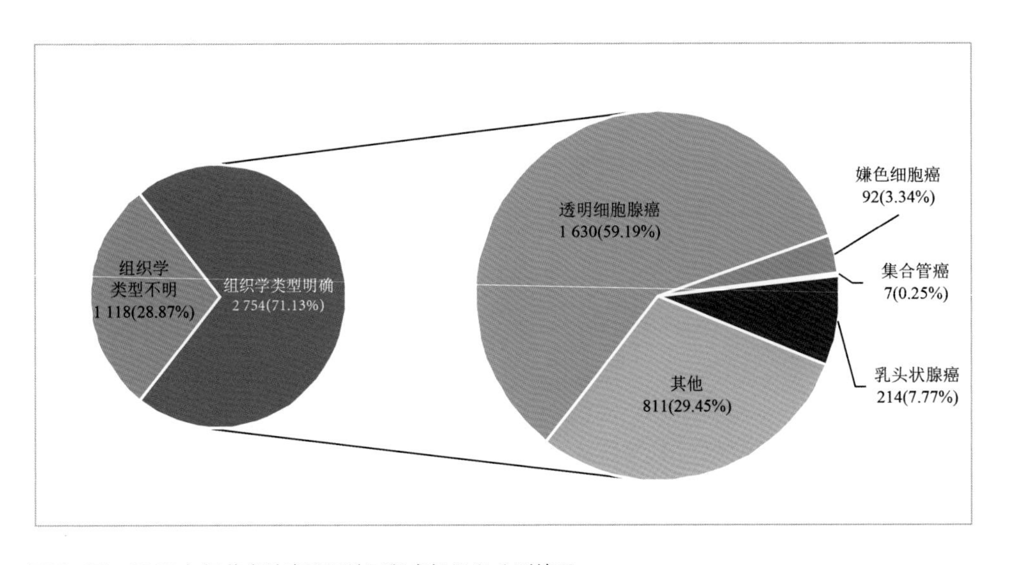

图 5-17i　2020 年江苏省肿瘤登记地区肾癌组织学分型情况

十八、膀胱（C67）

2020 年江苏省肿瘤登记地区新发膀胱癌病例 5 213 例，占全部癌症新发病例数的 2.05%，位居癌症发病谱第 16 位；其中男性 4 235 例，女性 978 例，城市地区 2 485 例，农村地区 2 728 例。全省肿瘤登记地区膀胱癌发病率为 7.49/10 万，中标发病率为 3.35/10 万，世标发病率为 3.32/10 万，0—74 岁累积发病率为 0.39%。男性膀胱癌中标发病率为女性的 4.76 倍，城市膀胱癌中标发病率为农村的 1.17 倍（表 5-18）。

同期全省肿瘤登记地区报告膀胱癌死亡病例 1 955 例，占全部癌症死亡病例数的 1.29%，位居癌症死亡谱第 15 位；其中男性 1 544 例，女性 411 例，城市地区 908 例，农村地区 1 047 例。全省肿瘤登记地区膀胱癌死亡率为 2.81/10 万，中标死亡率为 1.01/10 万，世标死亡率为 1.02/10 万，0—74 岁累积死亡率为 0.08%。男性膀胱癌中标死亡率为女性的 4.73 倍，城市膀胱癌中标死亡率为农村的 1.09 倍（表 5-18）。

表 5-18　2020 年江苏省肿瘤登记地区膀胱癌发病和死亡情况

指标	地区	性别	例数	粗率 /（1/10 万）	构成比 /%	中标率 /（1/10 万）	世标率 /（1/10 万）	0—74 岁累积率 /%	顺位
发病	全省	合计	5 213	7.49	2.05	3.35	3.32	0.39	16
		男性	4 235	12.05	3.02	5.66	5.63	0.66	8
		女性	978	2.84	0.86	1.19	1.17	0.13	18
	城市	合计	2 485	8.12	2.13	3.65	3.62	0.43	16
		男性	2 028	13.27	3.18	6.22	6.18	0.72	7
		女性	457	2.98	0.87	1.25	1.24	0.13	18
	农村	合计	2 728	6.99	1.98	3.12	3.10	0.36	16
		男性	2 207	11.11	2.89	5.23	5.20	0.60	8
		女性	521	2.72	0.85	1.14	1.12	0.12	18
死亡	全省	合计	1 955	2.81	1.29	1.01	1.02	0.08	15
		男性	1 544	4.39	1.60	1.75	1.79	0.13	11
		女性	411	1.19	0.74	0.37	0.38	0.03	17
	城市	合计	908	2.97	1.36	1.06	1.08	0.08	15
		男性	713	4.67	1.68	1.83	1.88	0.13	11
		女性	195	1.27	0.80	0.40	0.41	0.03	16
	农村	合计	1 047	2.68	1.23	0.97	0.98	0.08	15
		男性	831	4.18	1.54	1.69	1.72	0.14	11
		女性	216	1.13	0.70	0.35	0.35	0.03	18

膀胱癌年龄别发病率在 45 岁前较低，之后随年龄增长快速上升，于 80—84 岁年龄组达到高峰；年龄别死亡率在 60 岁前较低，之后随年龄增长快速上升，于 85 岁及以上年龄组达到高峰。40 岁及以上各年龄组中，男性膀胱癌发病率和死亡率均高于女性。城市和农村地区膀胱癌年龄别发病率和死亡率虽然有一定的差异，但总体趋势类同（图 5-18a 至图 5-18f）。

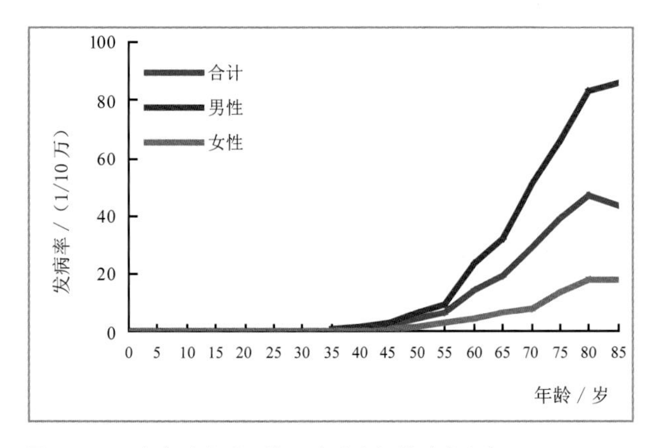

图 5-18a　全省肿瘤登记地区膀胱癌年龄别发病率

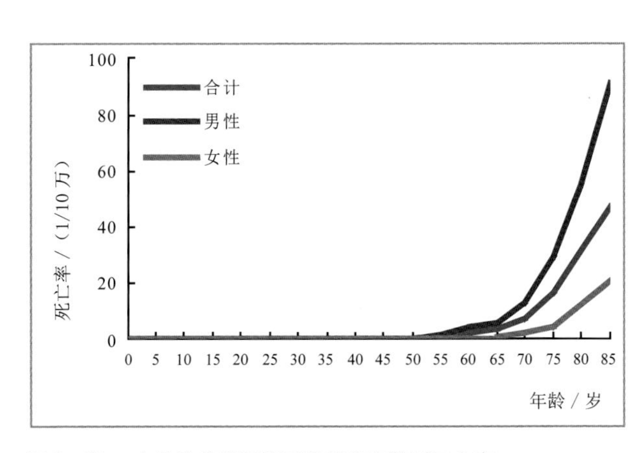

图 5-18b　全省肿瘤登记地区膀胱癌年龄别死亡率

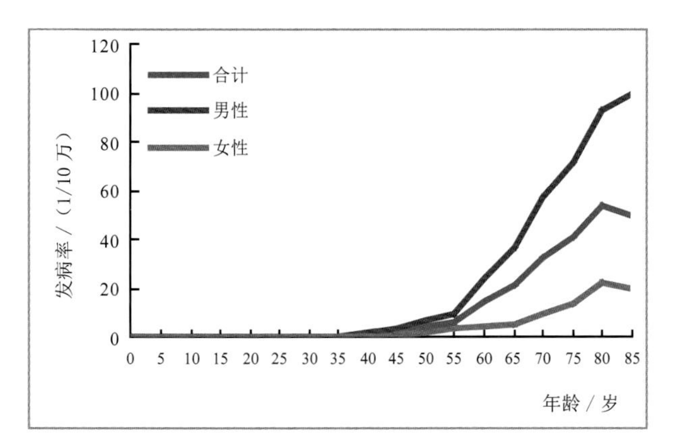

图 5-18c　城市肿瘤登记地区膀胱癌年龄别发病率

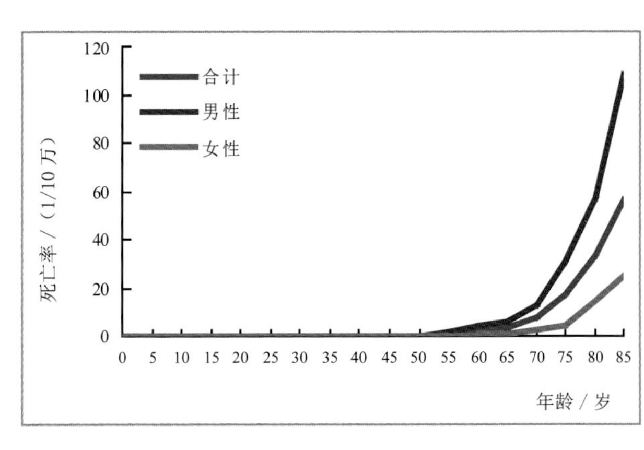

图 5-18d　城市肿瘤登记地区膀胱癌年龄别死亡率

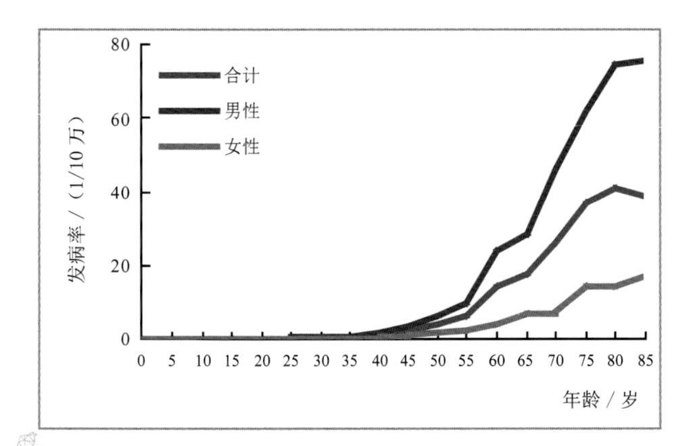

图 5-18e　农村肿瘤登记地区膀胱癌年龄别发病率

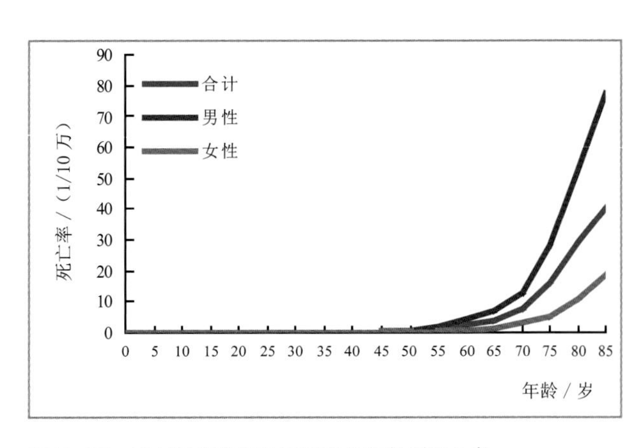

图 5-18f　农村肿瘤登记地区膀胱癌年龄别死亡率

在30个城市肿瘤登记地区中，男性膀胱癌中标发病率最高的是连云港市区（8.59/10万），其后依次为常州市区和泰州市高港区；女性膀胱癌中标发病率最高的是无锡市区（1.76/10万），其后依次为常州市区和南通市区。男性膀胱癌中标死亡率最高的是南通市区（2.84/10万），其后依次为连云港市区和南通市海门区；女性膀胱癌中标死亡率最高是南京市高淳区（0.96/10万），其后依次为常州市金坛区和淮安市清江浦区（图5-18g）。

在39个农村肿瘤登记地区中，男性膀胱癌中标发病率最高的是如东县（9.04/10万），其后依次为启东市和灌云县；女性膀胱癌中标发病率最高的是常熟市（1.92/10万），其后依次为宜兴市和东台市。男性和女性膀胱癌中标死亡率最高的均是启东市，中标死亡率分别为3.15/10万和0.76/10万，其后男性依次为灌云县和灌南县，女性依次为东海县和沛县（图5-18g）。

2020年江苏省全部膀胱癌新发病例中，有明确亚部位的占12.28%。其中42.50%的病例发生在膀胱侧壁；其次是膀胱三角区，于该部位发病的病例数占全部膀胱癌新发病例数的18.59%；之后依次为膀胱后壁、膀胱颈、膀胱前壁、膀胱顶、交搭跨越、输尿管口和脐尿管，于这些部位发病的病例数分别占全部膀胱癌新发病例数的13.59%、5.94%、6.25%、4.84%、4.84%、2.03%和1.41%（图5-18h）。

2020年江苏省全部膀胱癌新发病例中，有明确组织学类型的占72.49%。其中移行细胞癌是最常见的组织学类型，占83.57%；其后依次是腺癌占6.80%，鳞状细胞癌占5.82%，其他占3.81%（图5-18i）。

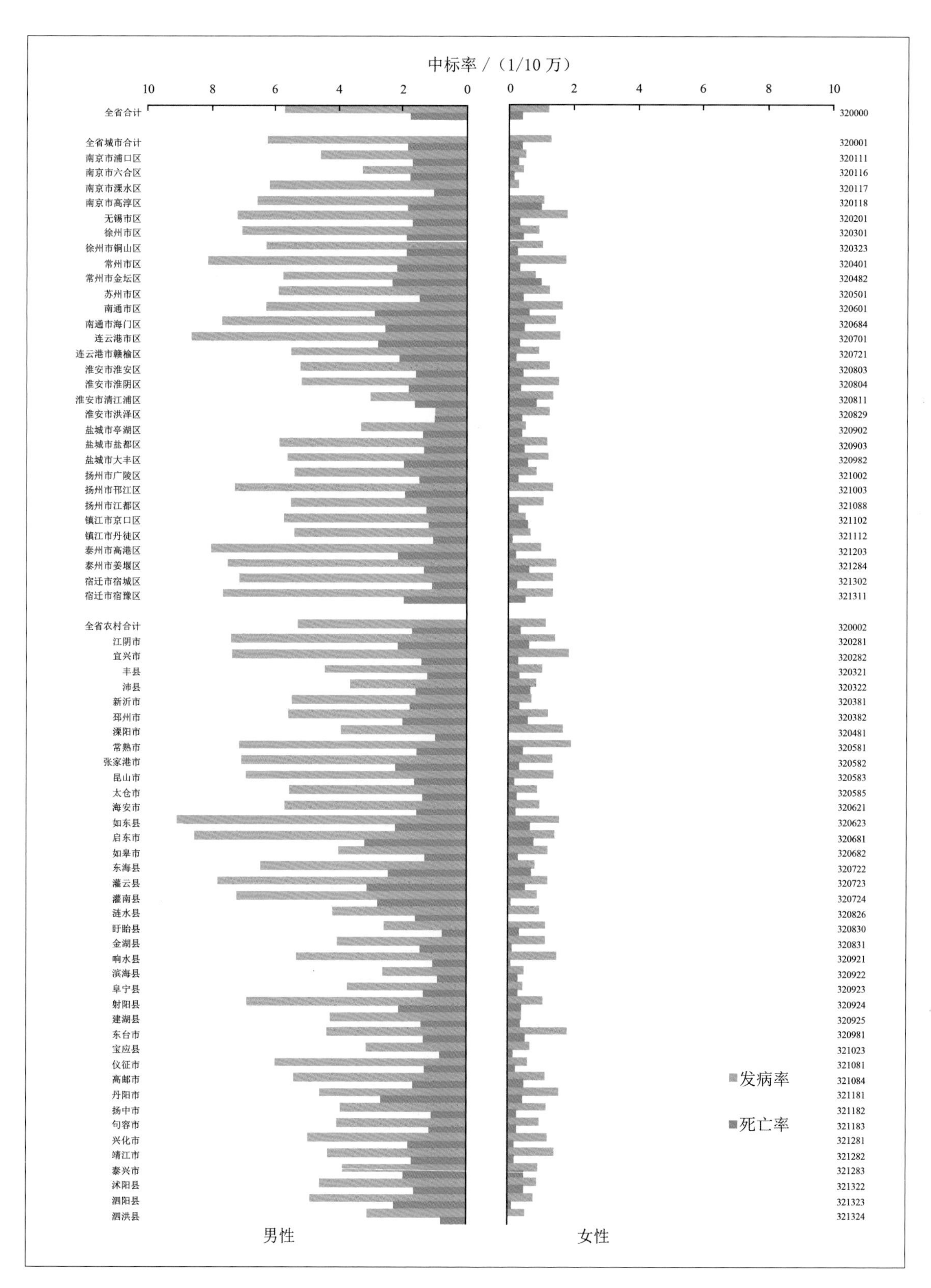

图 5-18g　2020 年江苏省肿瘤登记地区膀胱癌发病率和死亡率

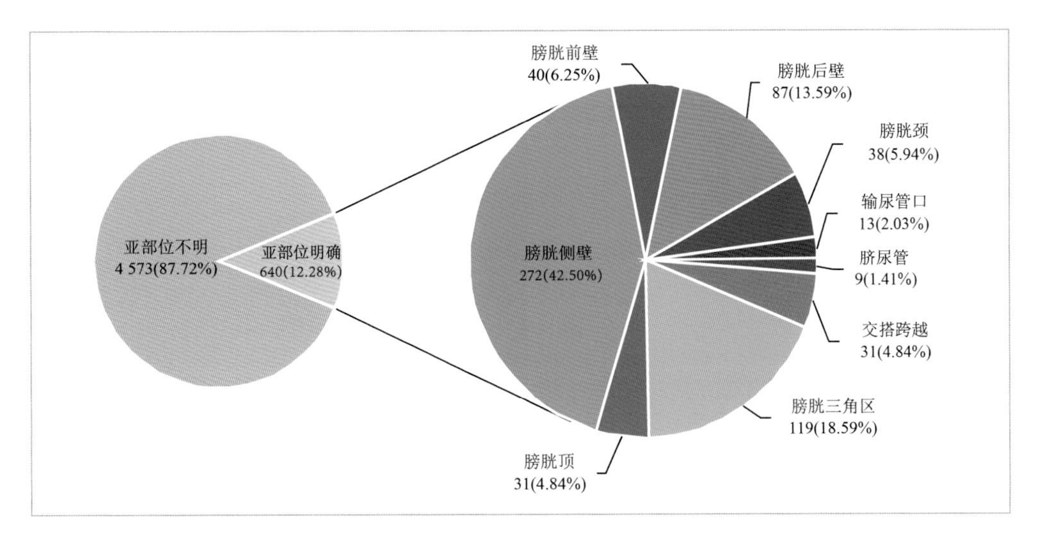

图 5-18h　2020 年江苏省肿瘤登记地区膀胱癌亚部位分布情况

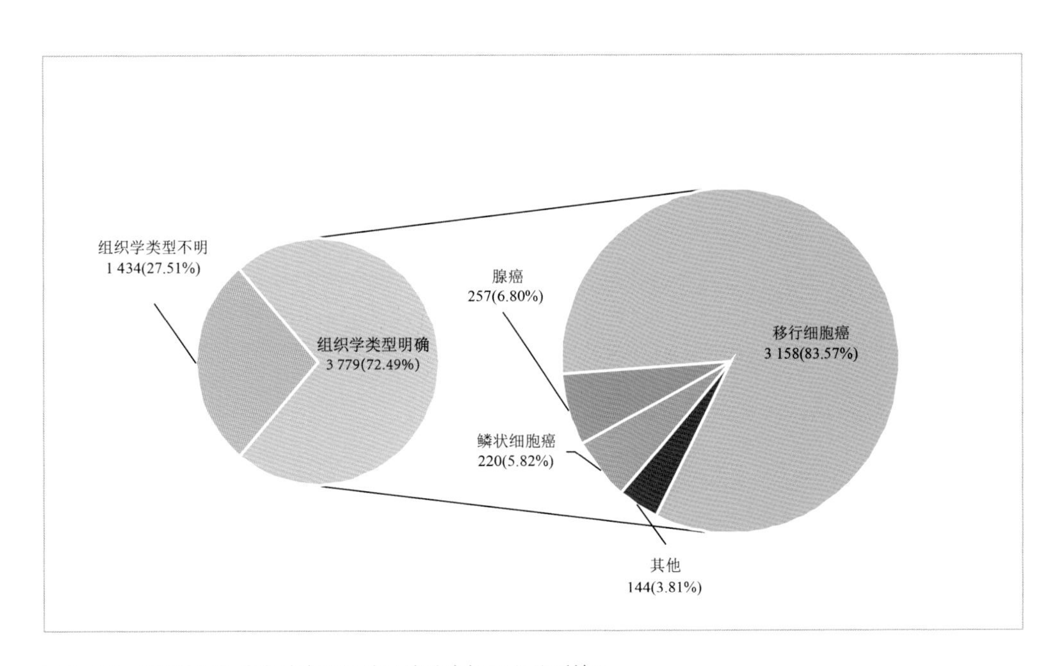

图 5-18i　2020 年江苏省肿瘤登记地区膀胱癌组织学分型情况

十九、脑、神经系统（C70—C72，D32—D33，D42—D43）

2020 年江苏省肿瘤登记地区新发脑、神经系统肿瘤（以下简称“脑瘤”）病例 5 857 例，占全部癌症新发病例数的 2.30%，位居癌症发病谱第 13 位；其中男性 2 684 例，女性 3 173 例，城市地区 2 823 例，农村地区 3 034 例。全省肿瘤登记地区脑瘤发病率为 8.41/10 万，中标发病率为 5.14/10 万，世标发病率为 5.05/10 万，0—74 岁累积发病率为 0.53%。女性脑瘤中标发病率为男性的 1.11 倍，城市脑瘤中标发病率为农村的 1.25 倍（表 5-19）。

同期全省肿瘤登记地区报告脑瘤死亡病例 3 622 例，占全部癌症死亡病例数的 2.39%，位居癌症死亡谱第 11 位；其中男性 1 906 例，女性 1 716 例，城市地区 1 530 例，农村地区 2 092 例。全省肿瘤登记地区脑瘤死亡率为 5.20/10 万，中标死亡率为 2.93/10 万，世标死亡率为 2.90/10 万，0—74 岁累积死亡率为 0.30%。男性脑瘤中标死亡率为女性的 1.25 倍，农村脑瘤中标死亡率为城市的 1.06 倍（表 5-19）。

表 5-19　2020 年江苏省肿瘤登记地区脑瘤发病和死亡情况

指标	地区	性别	例数	粗率 /（1/10 万）	构成比 /%	中标率 /（1/10 万）	世标率 /（1/10 万）	0—74 岁累积率 /%	顺位
发病	全省	合计	5 857	8.41	2.30	5.14	5.05	0.53	13
		男性	2 684	7.64	1.91	4.88	4.78	0.50	12
		女性	3 173	9.21	2.77	5.40	5.33	0.57	11
	城市	合计	2 823	9.22	2.42	5.78	5.67	0.59	12
		男性	1 270	8.31	1.99	5.39	5.27	0.54	13
		女性	1 553	10.14	2.94	6.17	6.06	0.65	11
	农村	合计	3 034	7.78	2.20	4.64	4.57	0.49	13
		男性	1 414	7.12	1.85	4.49	4.41	0.46	11
		女性	1 620	8.46	2.63	4.79	4.73	0.51	11
死亡	全省	合计	3 622	5.20	2.39	2.93	2.90	0.30	11
		男性	1 906	5.42	1.98	3.25	3.21	0.33	10
		女性	1 716	4.98	3.10	2.60	2.59	0.27	9
	城市	合计	1 530	5.00	2.29	2.83	2.82	0.29	11
		男性	804	5.26	1.90	3.13	3.10	0.31	10
		女性	726	4.74	2.96	2.55	2.55	0.27	11
	农村	合计	2 092	5.36	2.46	3.00	2.97	0.31	10
		男性	1 102	5.55	2.04	3.35	3.29	0.35	9
		女性	990	5.17	3.21	2.63	2.63	0.28	9

脑瘤年龄别发病率和死亡率在 30 岁前均较低，之后随年龄增长快速上升，均于 80—84 岁年龄组达到高峰。30 岁及以上各年龄组中，除 30—34 岁和 85 岁及以上年龄组女性脑瘤发病率低于男性外，其他各年龄组女性脑瘤年龄别发病率均高于男性；另外除 65—69 岁和 80—84 岁年龄组女性脑瘤死亡率高于男性外，其他各年龄组女性脑瘤年龄别死亡率均低于男性。城市和农村地区脑瘤年龄别发病率和死亡率虽然有一定的差异，但总体趋势类同（图 5-19a 至图 5-19f）。

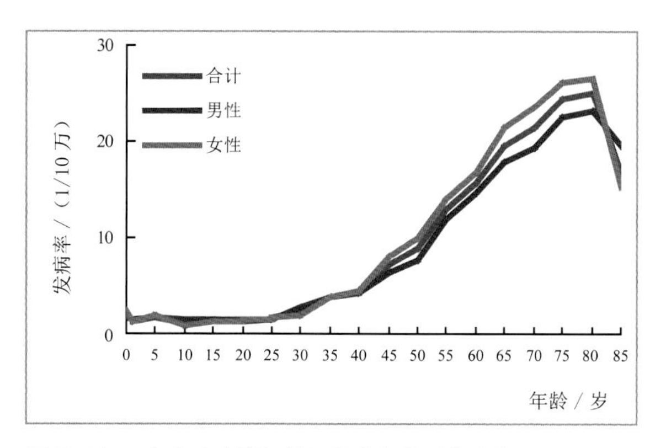

图 5-19a　全省肿瘤登记地区脑瘤年龄别发病率

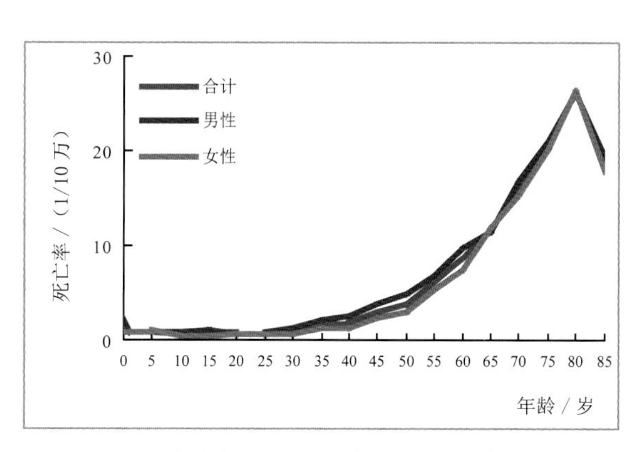

图 5-19b　全省肿瘤登记地区脑瘤年龄别死亡率

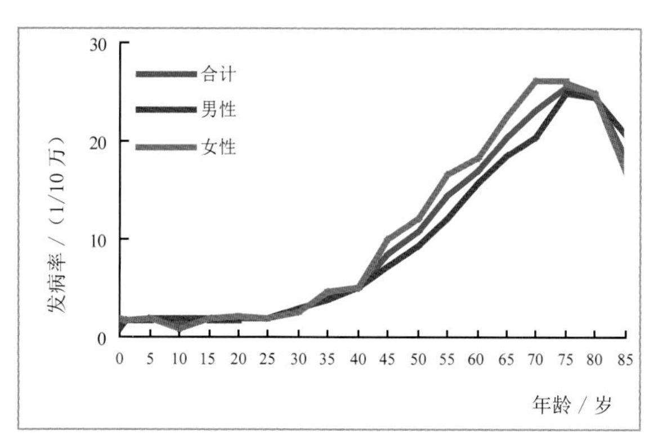

图 5-19c　城市肿瘤登记地区脑瘤年龄别发病率

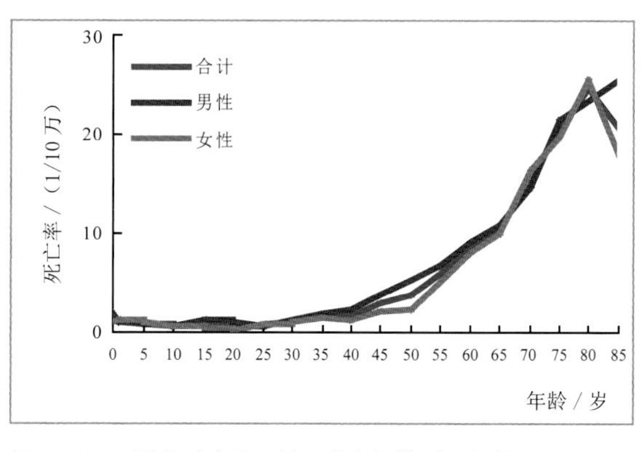

图 5-19d　城市肿瘤登记地区脑瘤年龄别死亡率

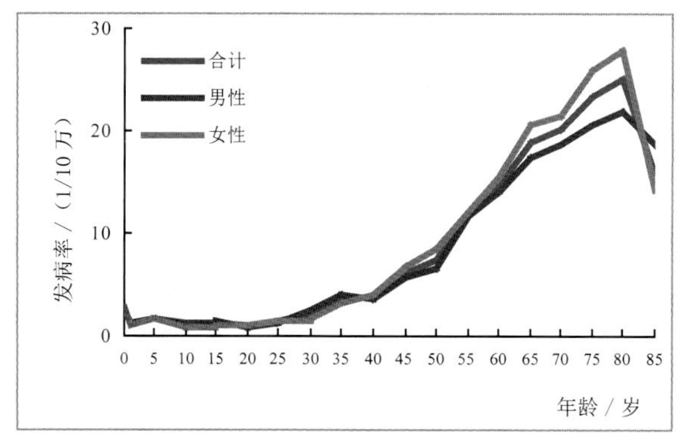

图 5-19e　农村肿瘤登记地区脑瘤年龄别发病率

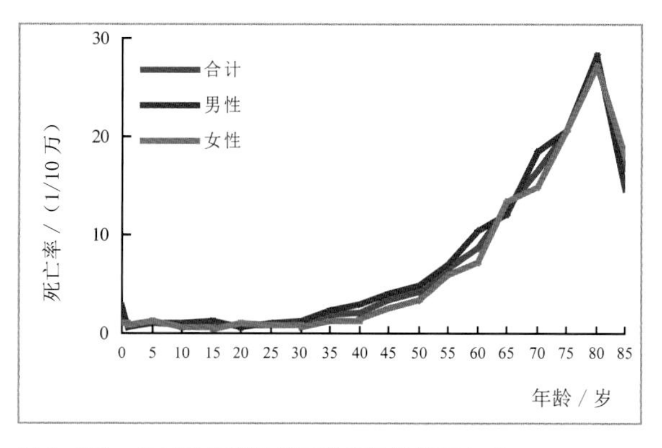

图 5-19f　农村肿瘤登记地区脑瘤年龄别死亡率

在30个城市肿瘤登记地区中，男性和女性脑瘤中标发病率最高的均是镇江市丹徒区，中标发病率分别为10.09/10万和9.08/10万，其后男性依次为盐城市大丰区和连云港市赣榆区，女性依次为连云港市赣榆区和泰州市姜堰区。男性脑瘤中标死亡率最高的是扬州市江都区（4.67/10万），其后依次为连云港市赣榆区和扬州市邗江区；女性脑瘤中标死亡率最高的是南京市浦口区（4.23/10万），其后依次为连云港市赣榆区和宿迁市宿城区（图5-19g）。

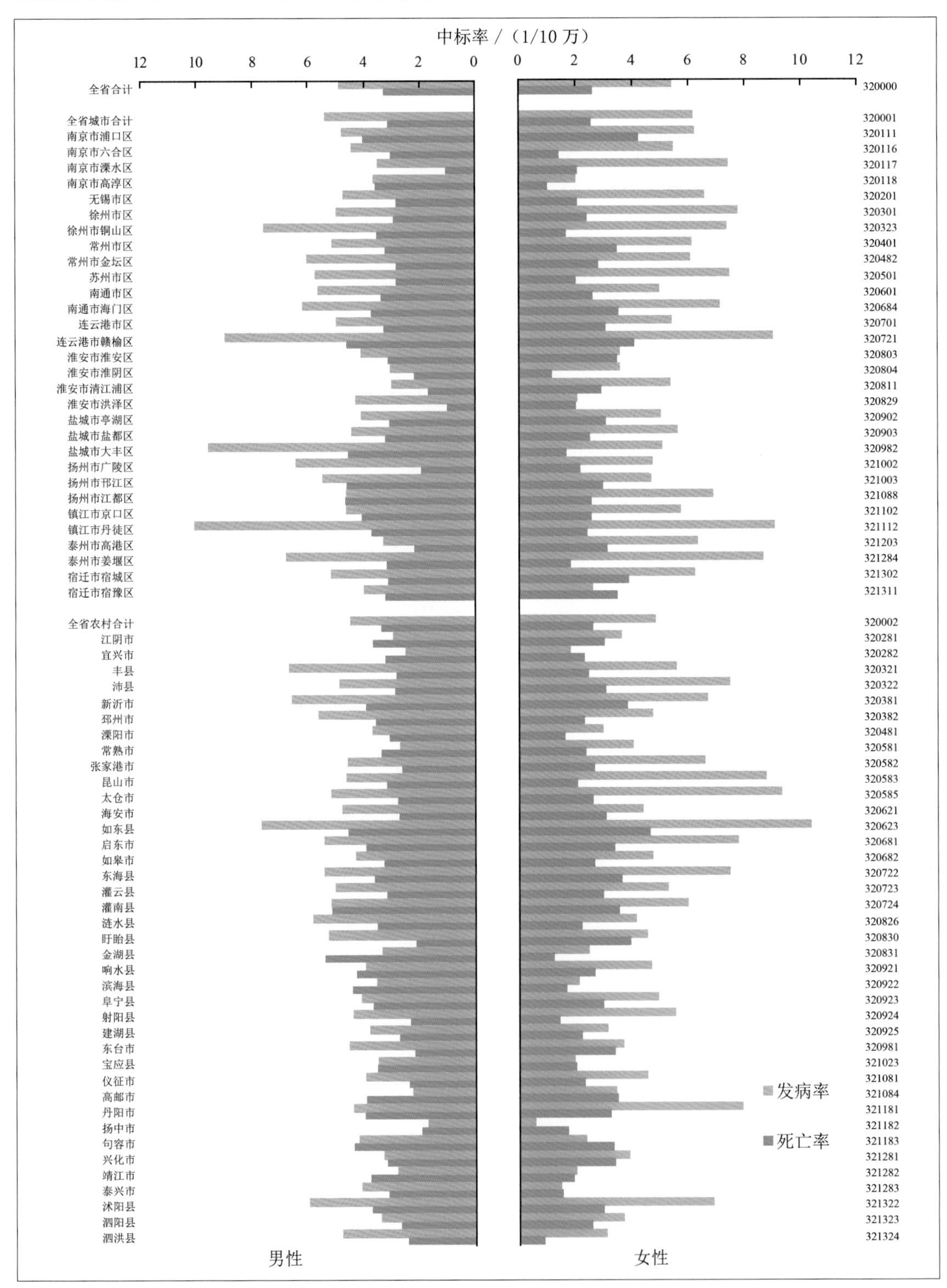

图5-19g 2020年江苏省肿瘤登记地区脑瘤发病率和死亡率

在39个农村肿瘤登记地区中，男性和女性脑瘤中标发病率最高的均是如东县，分别为7.66/10万和10.35/10万，其后男性依次为丰县和新沂市，女性依次为太仓市和昆山市。男性脑瘤中标死亡率最高的是金湖县（5.41/10万），其后依次为灌南县和如东县；女性脑瘤中标死亡率最高的是如东县（4.62/10万），其后依次为盱眙县和新沂市（图5-19g）。

脑瘤按照ICD—10编码可分为脑（脊）膜肿瘤（C70）、脑肿瘤（C71，不包括球后组织和颅神经和脊髓）、颅神经和其他部位的中枢神经系统肿瘤（C72）三类。2020年江苏省全部脑肿瘤（C71）新发病例中，有明确亚部位的占28.89%。其中32.53%的病例发生于大脑（除外脑叶和脑室）；其后依次为额叶、颞叶、小脑、脑干和顶叶，于这些部位发病的病例数分别占全部脑肿瘤（C71）新发病例数的17.37%、12.26%、12.16%、9.65%和4.54%（图5-19h）。

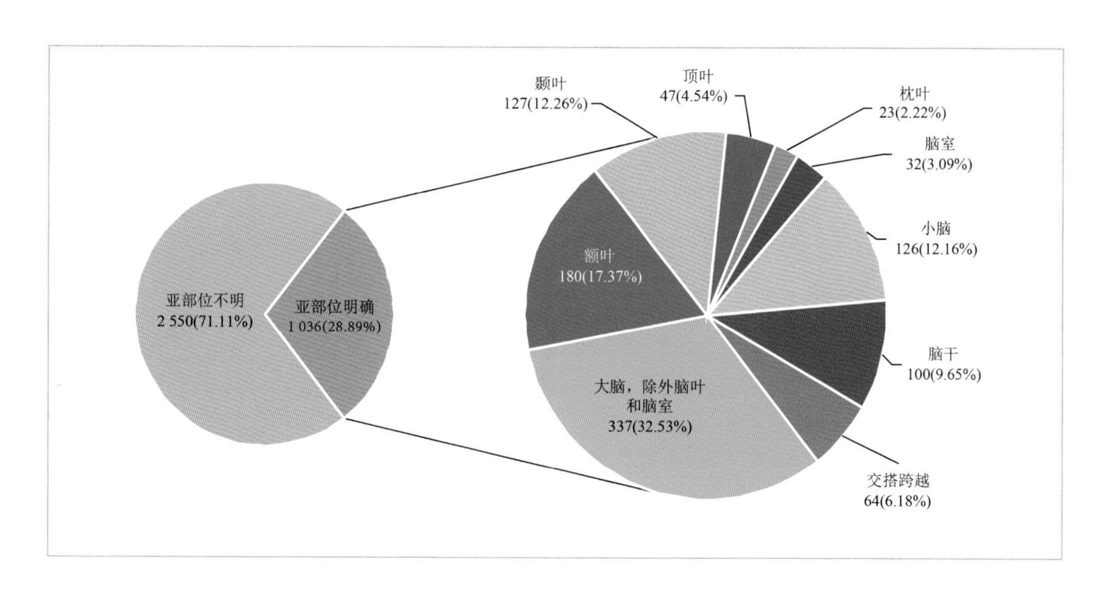

图5-19h　2020年江苏省肿瘤登记地区脑肿瘤（C71）亚部位分布情况

二十、甲状腺（C73）

2020年江苏省肿瘤登记地区新发甲状腺癌病例13 228例，占全部癌症新发病例数的5.20%，位居癌症发病谱第8位；其中男性3 038例，女性10 190例，城市地区6 808例，农村地区6 420例。全省肿瘤登记地区甲状腺癌发病率为19.00/10万，中标发病率为16.16/10万，世标发病率为13.81/10万，0—74岁累积发病率为1.29%。女性甲状腺癌中标发病率为男性的3.23倍，城市甲状腺癌中标发病率为农村的1.40倍（表5-20）。

同期全省肿瘤登记地区报告甲状腺癌死亡病例463例，占全部癌症死亡病例数的0.31%，位居癌症死亡谱第22位；其中男性195例，女性268例，城市地区212例，农村地区251例。全省肿瘤登记地区甲状腺癌死亡率为0.67/10万，中标死亡率为0.31/10万，世标死亡率为0.30/10万，0—74岁累积死亡率为0.03%。女性甲状腺癌中标死亡率为男性的1.26倍，城市和农村甲状腺癌中标死亡率相当（表5-20）。

表5-20　2020年江苏省肿瘤登记地区甲状腺癌发病和死亡情况

指标	地区	性别	例数	粗率/（1/10万）	构成比/%	中标率/（1/10万）	世标率/（1/10万）	0—74岁累积率/%	顺位
发病	全省	合计	13 228	19.00	5.20	16.16	13.81	1.29	8
		男性	3 038	8.64	2.17	7.66	6.46	0.60	11
		女性	10 190	29.56	8.91	24.77	21.25	1.99	3
	城市	合计	6 808	22.24	5.84	19.15	16.22	1.50	8
		男性	1 693	11.08	2.65	9.97	8.32	0.76	9
		女性	5 115	33.38	9.69	28.17	24.02	2.24	3
	农村	合计	6 420	16.46	4.65	13.72	11.85	1.12	9
		男性	1 345	6.77	1.76	5.83	5.00	0.47	12
		女性	5 075	26.51	8.24	21.92	18.95	1.79	4
死亡	全省	合计	463	0.67	0.31	0.31	0.30	0.03	22
		男性	195	0.55	0.20	0.27	0.26	0.03	19
		女性	268	0.78	0.48	0.34	0.33	0.04	20
	城市	合计	212	0.69	0.32	0.31	0.30	0.03	22
		男性	91	0.60	0.21	0.28	0.28	0.03	19
		女性	121	0.79	0.49	0.34	0.33	0.04	20
	农村	合计	251	0.64	0.30	0.30	0.29	0.03	22
		男性	104	0.52	0.19	0.26	0.26	0.03	18
		女性	147	0.77	0.48	0.34	0.33	0.04	20

甲状腺癌年龄别发病率呈明显的性别差异。女性甲状腺癌年龄别发病率从 15—19 岁年龄组开始快速上升，至 50—54 岁年龄组达到高峰；而男性甲状腺癌年龄别发病率从 20—24 岁年龄组开始呈缓慢上升趋势，至 40—44 岁年龄组达到高峰。除 85 岁及以上年龄组外，15 岁及以上各年龄组中，男性甲状腺癌发病率均低于女性。无论男女，甲状腺癌的年龄别死亡率从 60—64 岁年龄组开始上升，至 80—84 岁年龄组达到高峰。城市和农村地区甲状腺癌年龄别发病率和死亡率虽然有一定的差异，但总体趋势类同（图 5-20a 至图 5-20f）。

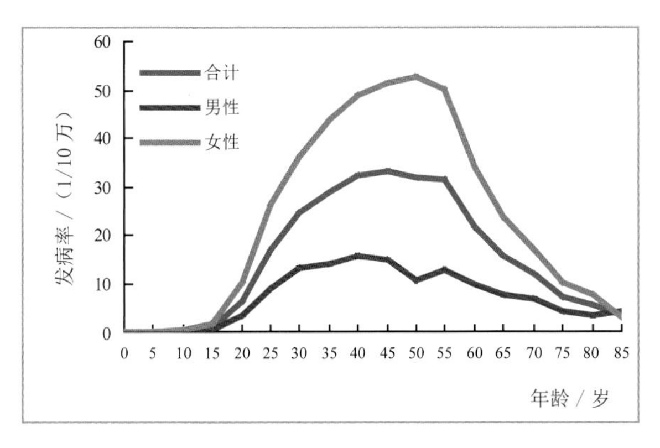

图 5-20a　全省肿瘤登记地区甲状腺癌年龄别发病率

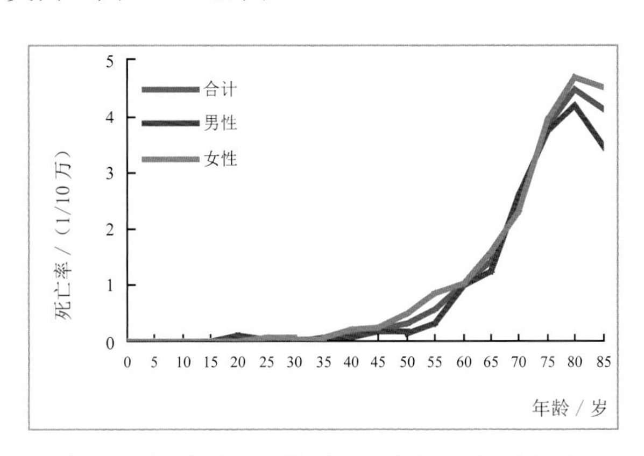

图 5-20b　全省肿瘤登记地区甲状腺癌年龄别死亡率

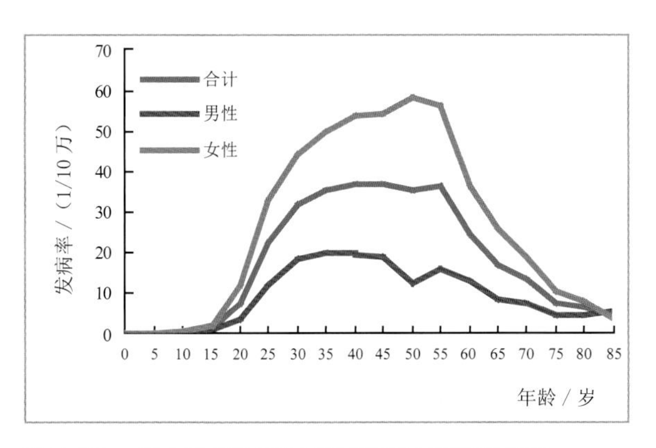

图 5-20c　城市肿瘤登记地区甲状腺癌年龄别发病率

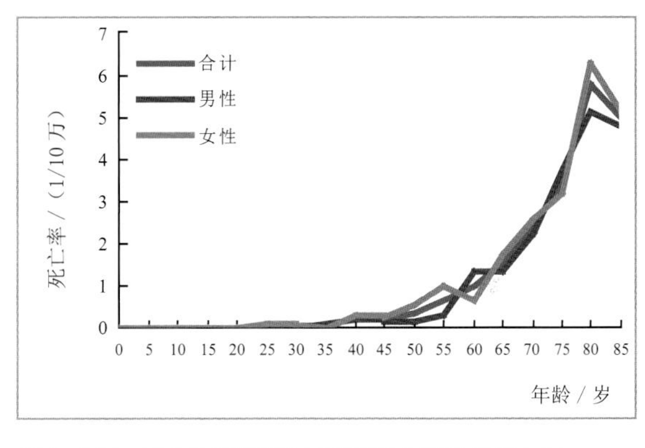

图 5-20d　城市肿瘤登记地区甲状腺癌年龄别死亡率

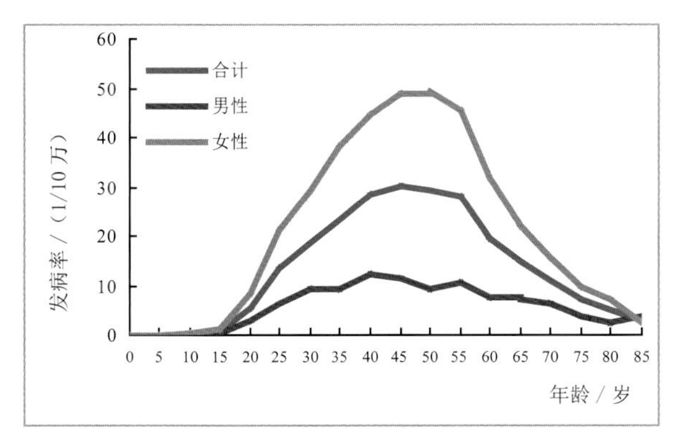

图 5-20e　农村肿瘤登记地区甲状腺癌年龄别发病率

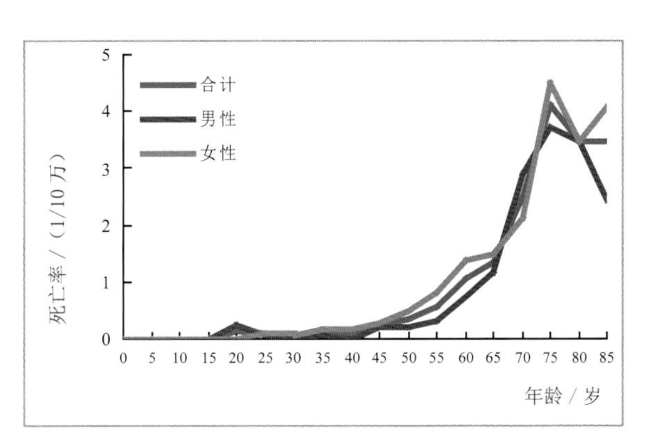

图 5-20f　农村肿瘤登记地区甲状腺癌年龄别死亡率

在 30 个城市肿瘤登记地区中，男性甲状腺癌中标发病率最高的是南京市浦口区（20.87/10 万），其后依次为苏州市区和常州市区；女性甲状腺癌中标发病率最高的是宿迁宿城区（52.76/10 万），其后依次为南京市高淳区和苏州市区。男性和女性甲状腺癌中标死亡率最高的均是淮安市清江浦区，分别为 4.10/10 万和 1.79/10 万，其后男性依次为淮安市淮阴区和常州市金坛区，女性依次为常州市金坛区和宿迁市宿豫区（图 5-20g）。

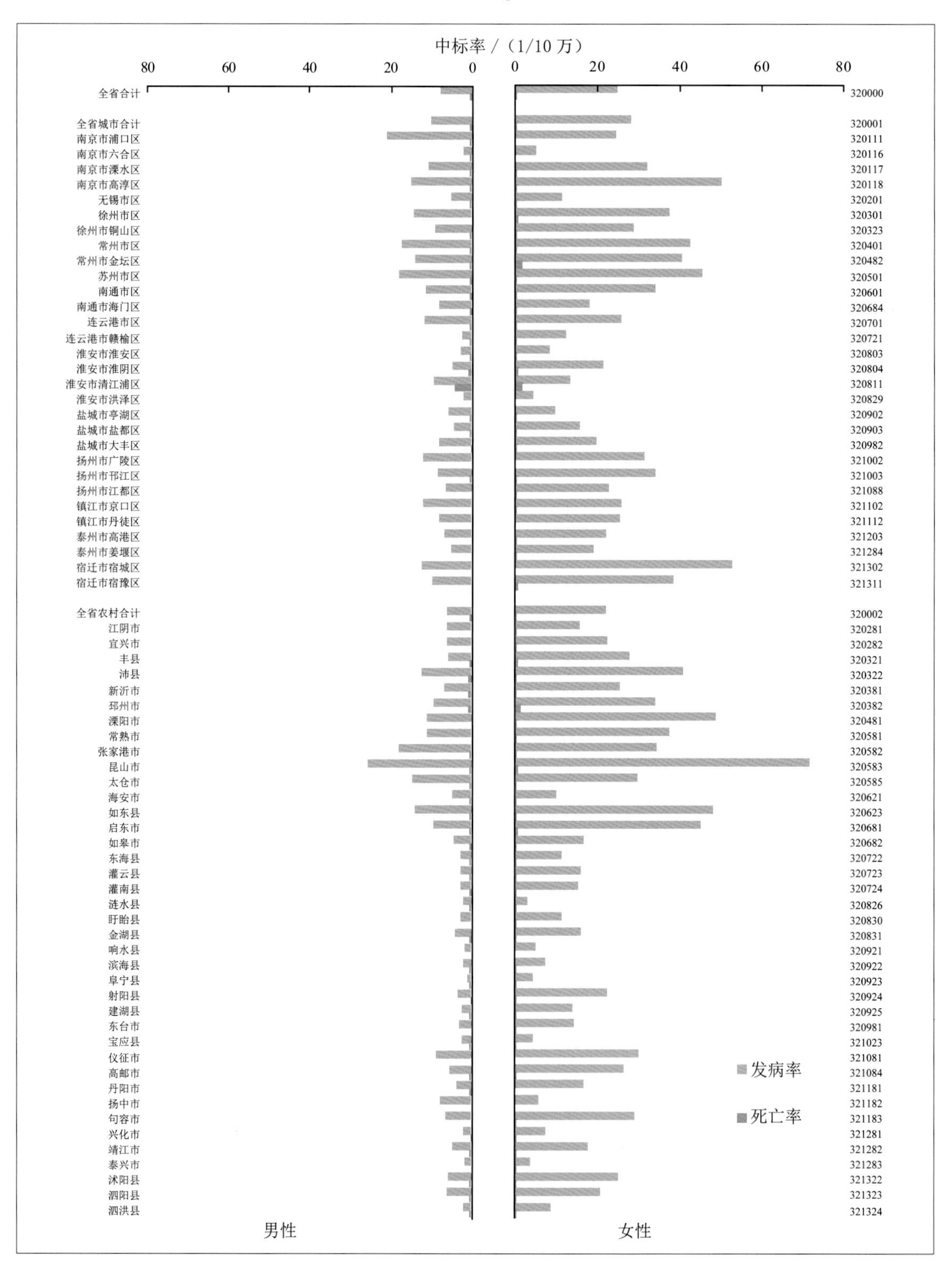

图 5-20g　2020 年江苏省肿瘤登记地区甲状腺癌发病率和死亡率

在 39 个农村肿瘤登记地区中，男性和女性甲状腺癌中标发病率最高的均是昆山市，分别为 25.65/10 万和 71.64/10 万，其后男性依次为张家港市和太仓市，女性依次为溧阳市和如东县。男性甲状腺癌中标死亡率最高的是沛县（0.97/10 万），其后依次为新沂市和邳州市；女性甲状腺癌中标死亡率最高的是邳州市（1.32/10 万），其后依次为启东市和丰县（图 5-20g）。

2020 年江苏省全部甲状腺癌病例中，有明确组织学类型的占 89.00%。其中乳头状腺癌是最常见的组织学类型，占 93.28%；其后依次是滤泡性腺癌占 0.77%，髓样癌占 0.57%（图 5-20h）。

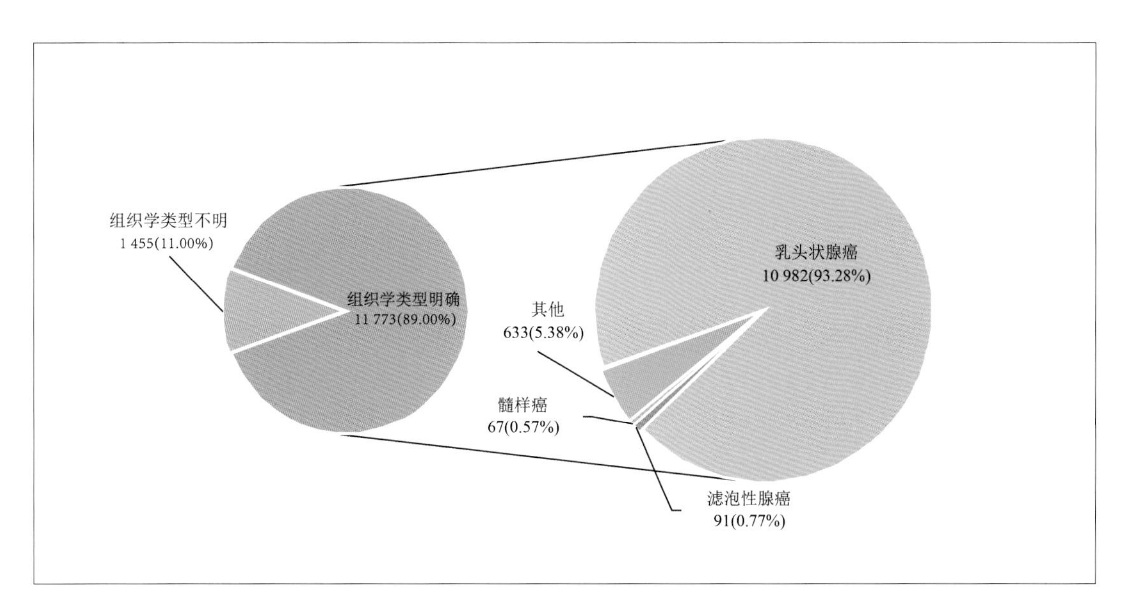

图 5-20h　2020 年江苏省肿瘤登记地区甲状腺癌组织学分型情况

二十一、淋巴瘤（C81—C86，C88，C90，C96）

2020 年江苏省肿瘤登记地区新发淋巴瘤病例 6 026 例，占全部癌症新发病例数的 2.37%，位居癌症发病谱第 12 位；其中男性 3 416 例，女性 2 610 例，城市地区 2 801 例，农村地区 3 225 例。全省肿瘤登记地区淋巴瘤发病率为 8.66/10 万，中标发病率为 4.66/10 万，世标发病率为 4.54/10 万，0—74 岁累积发病率为 0.53%。全省男性淋巴瘤中标发病率为女性的 1.33 倍，城市淋巴瘤中标发病率为农村的 1.13 倍（表 5-21）。

同期全省肿瘤登记地区报告淋巴瘤死亡病例 3 493 例，占全部癌症死亡病例数的 2.30%，位居癌症死亡谱第 12 位；其中男性 2 027 例，女性 1 466 例，城市地区 1 514 例，农村地区 1 979 例。全省肿瘤登记地区淋巴瘤死亡率为 5.02/10 万，中标死亡率为 2.37/10 万，世标死亡率为 2.32/10 万，0—74 岁累积死亡率为 0.26%。全省男性淋巴瘤中标死亡率为女性的 1.52 倍，农村淋巴瘤中标死亡率为城市的 1.04 倍（表 5-21）。

表 5-21　2020 年江苏省肿瘤登记地区淋巴瘤发病和死亡情况

指标	地区	性别	例数	粗率 /（1/10 万）	构成比 /%	中标率 /（1/10 万）	世标率 /（1/10 万）	0—74 岁累积率 /%	顺位
发病	全省	合计	6 026	8.66	2.37	4.66	4.54	0.53	12
		男性	3 416	9.72	2.44	5.34	5.20	0.61	9
		女性	2 610	7.57	2.28	4.01	3.91	0.46	13
	城市	合计	2 801	9.15	2.40	4.99	4.85	0.57	13
		男性	1 569	10.27	2.46	5.71	5.52	0.65	10
		女性	1 232	8.04	2.33	4.30	4.21	0.50	13
	农村	合计	3 225	8.27	2.34	4.40	4.30	0.50	12
		男性	1 847	9.30	2.42	5.06	4.95	0.58	9
		女性	1 378	7.20	2.24	3.78	3.68	0.43	13
死亡	全省	合计	3 493	5.02	2.30	2.37	2.32	0.26	12
		男性	2 027	5.77	2.10	2.87	2.80	0.31	9
		女性	1 466	4.25	2.65	1.89	1.86	0.22	12
	城市	合计	1 514	4.95	2.26	2.31	2.26	0.25	12
		男性	907	5.94	2.14	2.89	2.82	0.31	9
		女性	607	3.96	2.48	1.78	1.74	0.20	13
	农村	合计	1 979	5.07	2.33	2.41	2.36	0.27	11
		男性	1 120	5.64	2.07	2.85	2.79	0.32	8
		女性	859	4.49	2.79	1.98	1.95	0.23	11

淋巴瘤年龄别发病率和死亡率在40岁之前处于较低水平，之后随年龄增长快速上升。发病率在75—79岁年龄组达到高峰，而死亡率在80—84岁年龄组达到高峰。40岁及以上各年龄组中，男性淋巴瘤发病率和死亡率均高于女性。城市和农村地区淋巴瘤年龄别发病率和死亡率虽然有一定的差异，但总体趋势类同（图5-21a至图5-21f）。

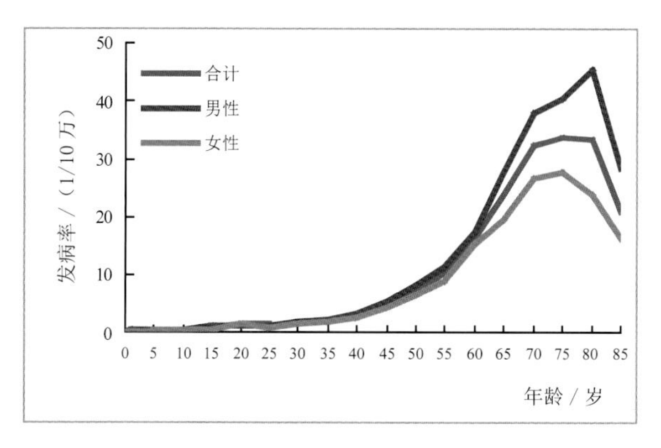

图5-21a 全省肿瘤登记地区淋巴瘤年龄别发病率

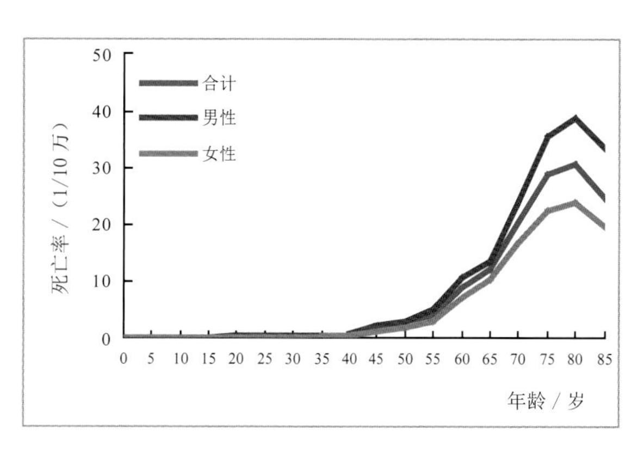

图5-21b 全省肿瘤登记地区淋巴瘤年龄别死亡率

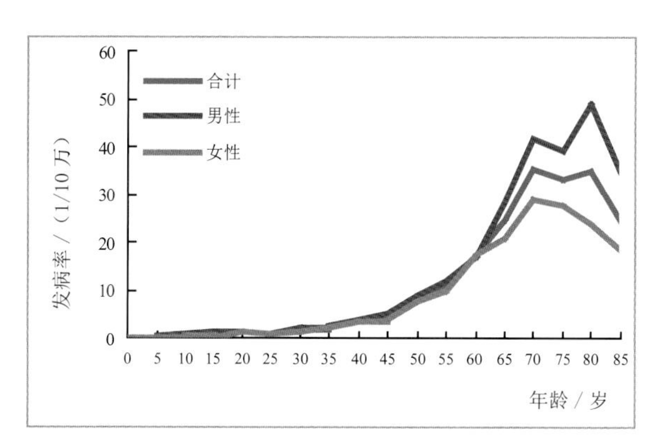

图5-21c 城市肿瘤登记地区淋巴瘤年龄别发病率

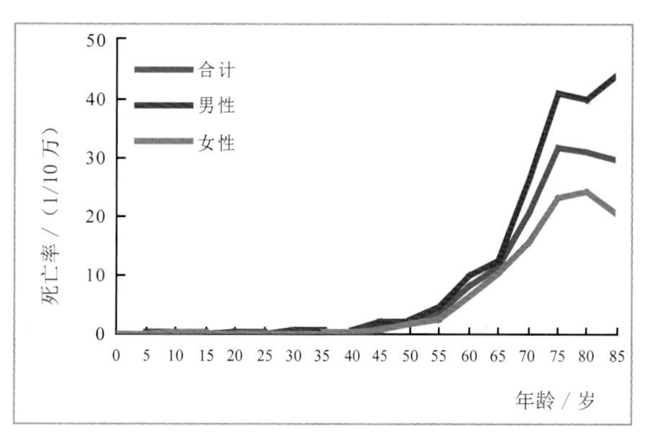

图5-21d 城市肿瘤登记地区淋巴瘤年龄别死亡率

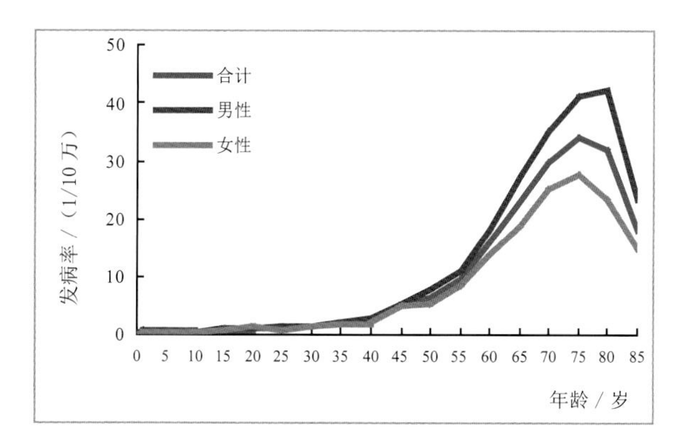

图5-21e 农村肿瘤登记地区淋巴瘤年龄别发病率

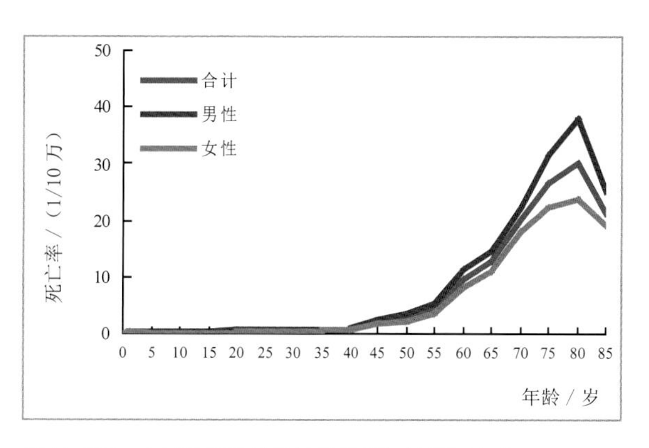

图5-21f 农村肿瘤登记地区淋巴瘤年龄别死亡率

在 30 个城市肿瘤登记地区中，男性淋巴瘤中标发病率最高的是南京市浦口区（10.40/10 万），其后依次为泰州市高港区和南京市高淳区；女性淋巴瘤中标发病率最高的是常州市区（6.98/10 万），其后依次为南京市溧水区和泰州市姜堰区。男性淋巴瘤中标死亡率最高的是南京市高淳区（5.36/10 万），其后依次为盐城市大丰区和常州市区；女性淋巴瘤中标死亡率最高的是南通市海门区（3.28/10 万），其后依次为常州市区和镇江市丹徒区（图 5-21g）。

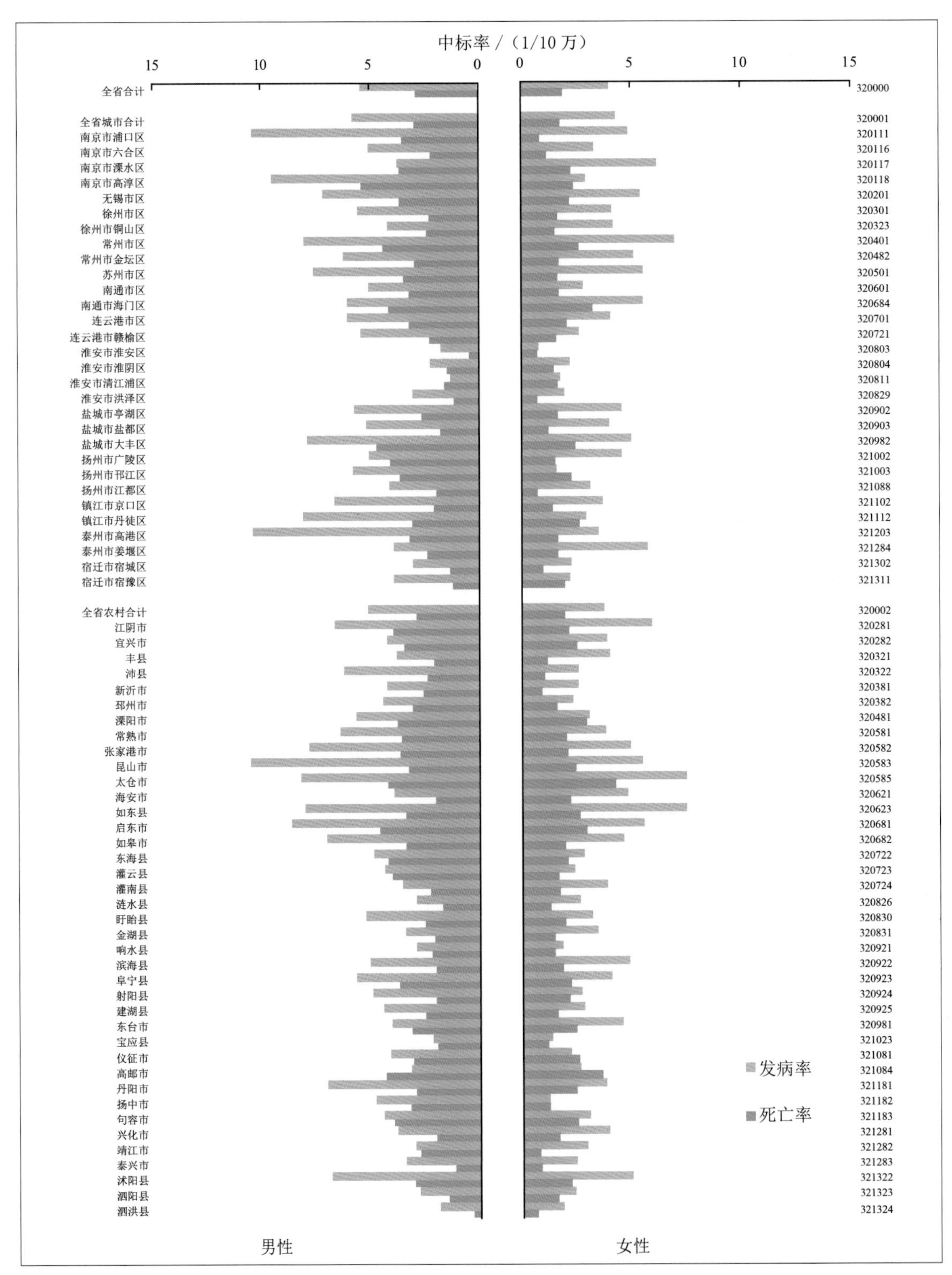

图 5-21g　2020 年江苏省肿瘤登记地区淋巴瘤发病率和死亡率

在 39 个农村肿瘤登记地区中，男性淋巴瘤中标发病率最高的是昆山市（10.55/10 万），其后依次为启东市和太仓市；女性淋巴瘤中标发病率最高的是如东县（7.54/10 万），其后依次为太仓市和江阴市。男性淋巴瘤中标死亡率最高的是启东市（4.51/10 万），其后依次为高邮市和太仓市；女性淋巴瘤中标死亡率最高的是太仓市（4.28/10 万），其后依次为高邮市和启东市（图 5-21g）。

2020 年江苏省全部淋巴瘤新发病例中，非霍奇金淋巴瘤的其他和未特指类型是最常见的病理类型，占 37.75%；其后依次是多发性骨髓瘤和恶性浆细胞肿瘤，非滤泡性淋巴瘤 / 弥漫性非霍奇金淋巴瘤，成熟 T/NK 细胞淋巴瘤、周围和皮肤的 T 细胞淋巴瘤，霍奇金淋巴瘤，滤泡性非霍奇金淋巴瘤，恶性免疫增生性疾病和 T/NK 细胞淋巴瘤的其他类型，分别占 25.66%、21.32%、4.10%、3.48%、3.35%、1.79% 和 0.95%（图 5-21h）。

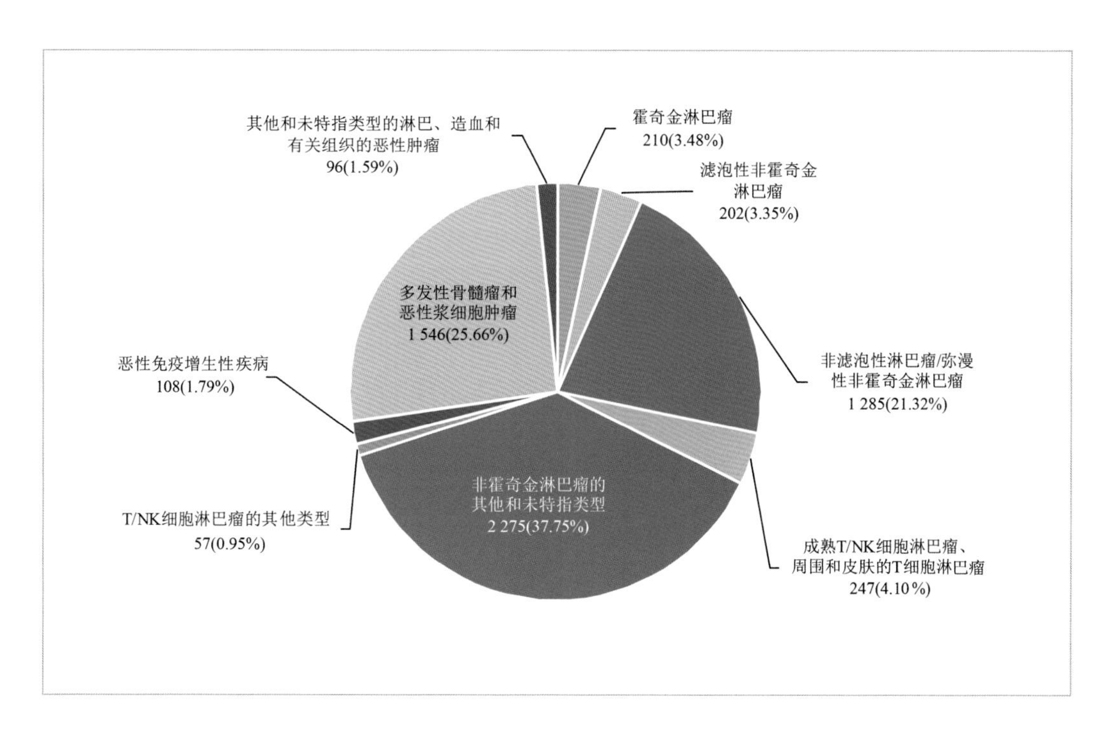

图 5-21h　2020 年江苏省肿瘤登记地区淋巴瘤组织学分型情况

二十二、白血病（C91—C95，D45—D47）

2020 年江苏省肿瘤登记地区新发白血病病例 5 674 例，占全部癌症新发病例数的 2.23%；位居癌症发病谱第 15 位；其中男性 3 188 例，女性 2 486 例，城市地区 2 700 例，农村地区 2 974 例。全省肿瘤登记地区白血病发病率为 8.15/10 万，中标发病率为 5.21/10 万，世标发病率为 5.30/10 万，0—74 岁累积发病率为 0.51%。男性白血病中标发病率为女性的 1.29 倍，城市白血病中标发病率为农村的 1.16 倍（表 5-22）。

同期全省肿瘤登记地区报告白血病死亡病例 3 651 例，占全部癌症死亡病例数的 2.41%，位居癌症死亡谱第 10 位；其中男性 2 046 例，女性 1 605 例，城市地区 1 742 例，农村地区 1 909 例。全省肿瘤登记地区白血病死亡率为 5.24/10 万，中标死亡率为 2.89/10 万，世标死亡率为 2.86/10 万，0—74 岁累积死亡率为 0.29%。男性白血病中标死亡率为女性的 1.37 倍，城市白血病中标死亡率为农村的 1.11 倍（表 5-22）。

表 5-22　2020 年江苏省肿瘤登记地区白血病发病和死亡情况

指标	地区	性别	例数	粗率 /（1/10 万）	构成比 /%	中标率 /（1/10 万）	世标率 /（1/10 万）	0—74 岁累积率 /%	顺位
发病	全省	合计	5 674	8.15	2.23	5.21	5.30	0.51	15
		男性	3 188	9.07	2.27	5.88	5.95	0.57	10
		女性	2 486	7.21	2.17	4.56	4.67	0.45	14
	城市	合计	2 700	8.82	2.32	5.66	5.82	0.55	14
		男性	1 519	9.94	2.38	6.49	6.62	0.63	11
		女性	1 181	7.71	2.24	4.86	5.04	0.48	14
	农村	合计	2 974	7.62	2.16	4.86	4.89	0.47	15
		男性	1 669	8.40	2.19	5.41	5.42	0.52	10
		女性	1 305	6.82	2.12	4.32	4.38	0.43	14
死亡	全省	合计	3 651	5.24	2.41	2.89	2.86	0.29	10
		男性	2 046	5.82	2.12	3.35	3.30	0.34	8
		女性	1 605	4.66	2.90	2.44	2.43	0.25	10
	城市	合计	1 742	5.69	2.61	3.06	3.03	0.32	9
		男性	965	6.31	2.28	3.57	3.51	0.36	8
		女性	777	5.07	3.17	2.57	2.56	0.27	9
	农村	合计	1 909	4.89	2.25	2.76	2.73	0.28	12
		男性	1 081	5.44	2.00	3.18	3.13	0.32	10
		女性	828	4.32	2.69	2.35	2.33	0.24	12

白血病年龄别发病率在1—4岁年龄组出现一个小高峰，5岁后趋于平缓，55岁开始随年龄增长快速升高，于80—84岁年龄组达到高峰；年龄别死亡率在45岁前处于较低水平，45岁后快速上升，于80—84岁年龄组达到高峰。55岁及以上各年龄组中，男性白血病发病率和死亡率均高于女性。城市和农村地区白血病年龄别发病率和死亡率虽有一定差异，但总体趋势类同（图5-22a至图5-22f）。

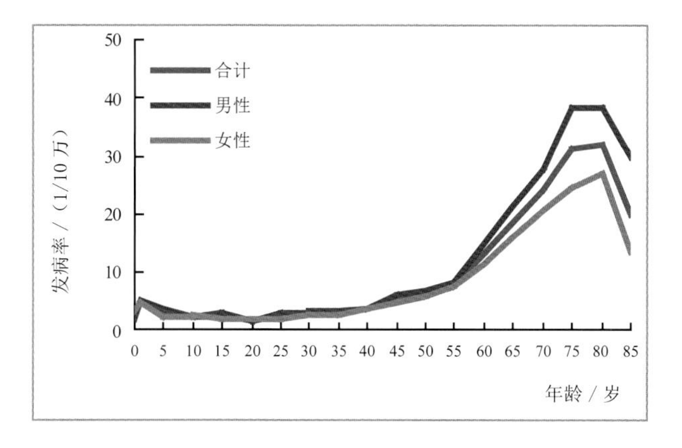

图5-22a　全省肿瘤登记地区白血病年龄别发病率

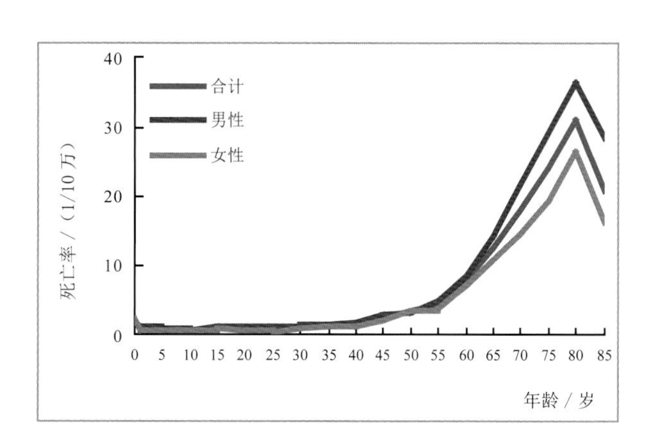

图5-22b　全省肿瘤登记地区白血病年龄别死亡率

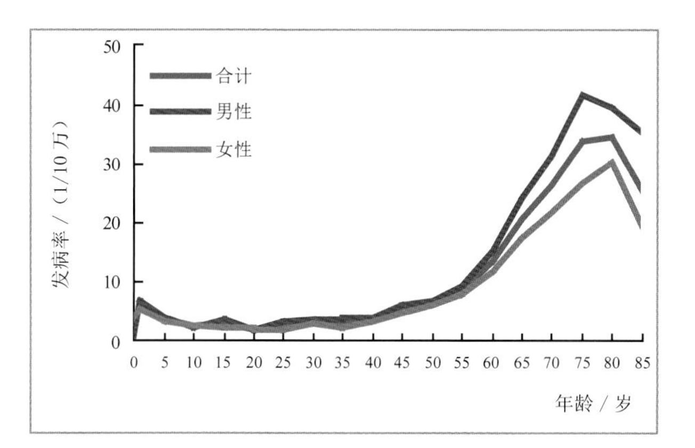

图5-22c　城市肿瘤登记地区白血病年龄别发病率

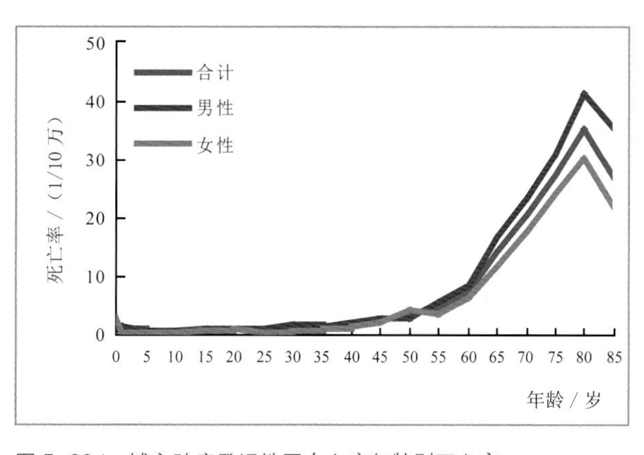

图5-22d　城市肿瘤登记地区白血病年龄别死亡率

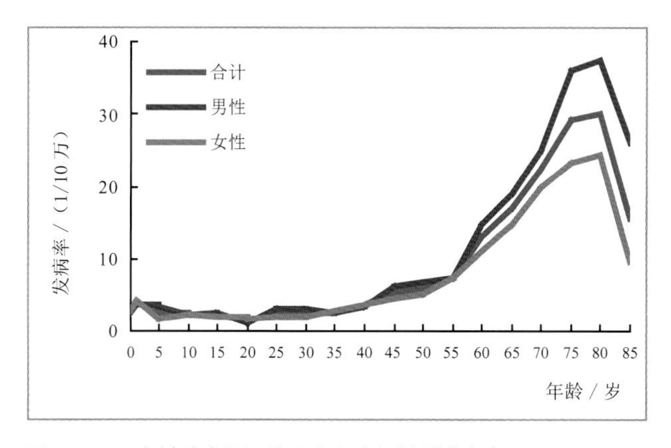

图5-22e　农村肿瘤登记地区白血病年龄别发病率

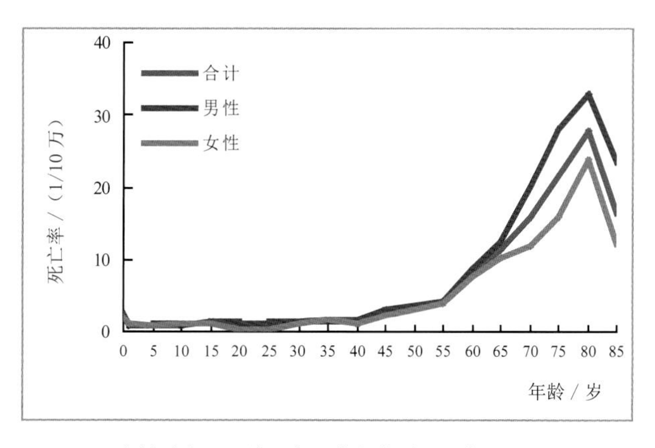

图5-22f　农村肿瘤登记地区白血病年龄别死亡率

在30个城市肿瘤登记地区中，男性白血病中标发病率最高是南京市浦口区（11.66/10万），其后依次为泰州市姜堰区和南京市溧水区；女性白血病中标发病率最高是镇江市丹徒区（7.74/10万），其后依次为泰州市姜堰区和连云港市赣榆区。男性白血病中标死亡率最高是南京市溧水区（5.48/10万），其后依次为常州市金坛区和扬州市广陵区；女性白血病中标死亡率最高是常州市金坛区（5.45/10万），其后依次为南京市六合区和徐州市铜山区（图5-22g）。

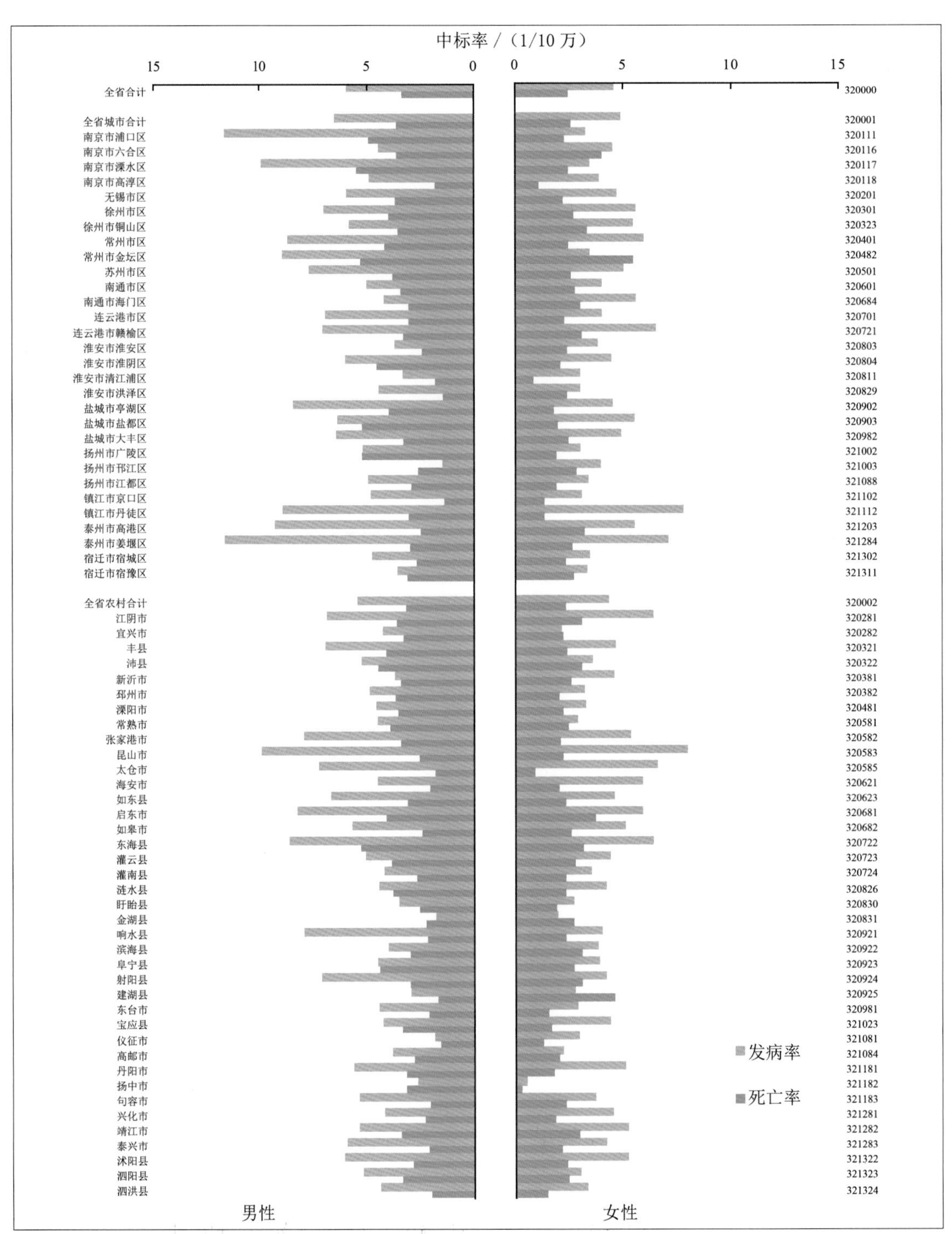

图5-22g 2020年江苏省肿瘤登记地区白血病发病率和死亡率

在 39 个农村肿瘤登记地区中，男性和女性白血病中标发病率最高均是昆山市，分别为 9.89/10 万和 7.94/10 万，其后男性依次为东海县和启东市，女性依次为太仓市和东海县。男性白血病中标死亡率最高是东海县（5.26/10 万），其后依次为沛县和阜宁县；女性白血病中标死亡率最高是建湖县（4.55/10 万），其后依次为启东市和东海县（图 5-22g）。

2020 年江苏省全部白血病新发病例中，髓样白血病是最常见的组织学类型，占 31.54%；其后依次是特指细胞类型的其他白血病占 22.97%，淋巴样白血病占 21.47%，单核细胞白血病占 1.94%，未特指细胞类型的白血病占 22.09%（图 5-22h）。

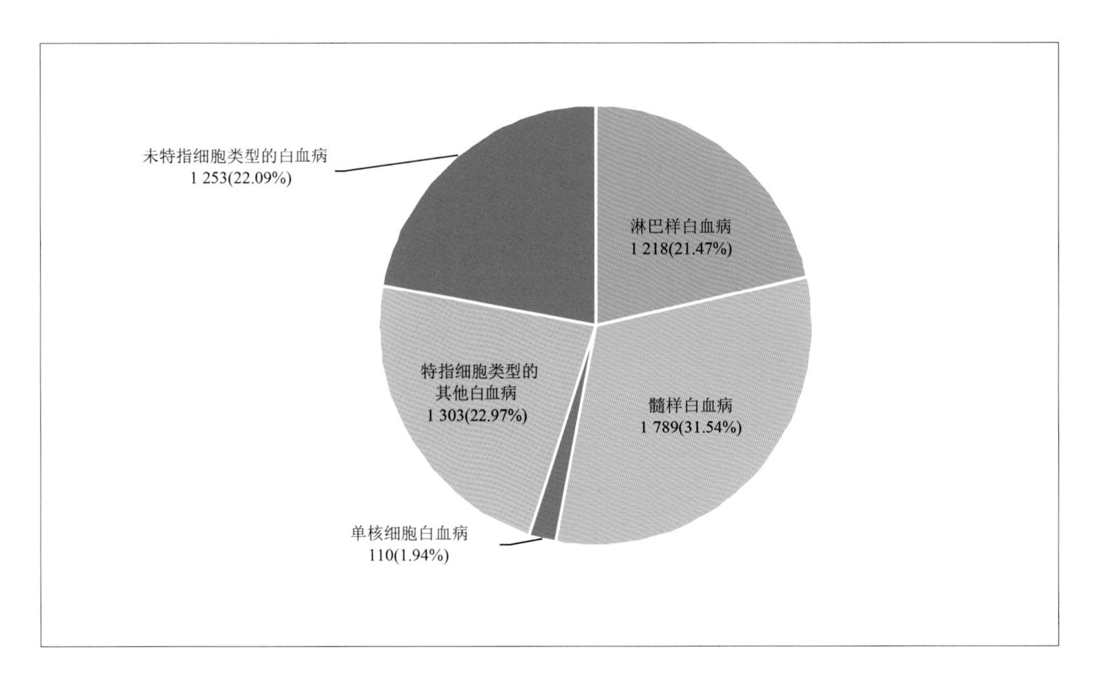

图 5-22h　2020 年江苏省肿瘤登记地区白血病组织学分型情况

附录

附录一 江苏省肿瘤登记地区 2020 年恶性肿瘤发病情况

附表 1-1 江苏省肿瘤登记地区 2020 年男女合计恶性肿瘤发病主要指标

部位	病例数	构成比/%	年龄组发病率/（1/10 万）											
			0 岁	1—4 岁	5—9 岁	10—14 岁	15—19 岁	20—24 岁	25—29 岁	30—34 岁	35—39 岁	40—44 岁	45—49 岁	50—54 岁
唇	227	0.09	0.00	0.00	0.00	0.03	0.04	0.00	0.09	0.05	0.04	0.02	0.08	0.19
舌	558	0.22	0.00	0.00	0.00	0.00	0.00	0.00	0.05	0.13	0.18	0.36	0.28	0.79
口	783	0.31	0.00	0.04	0.00	0.00	0.18	0.03	0.05	0.10	0.11	0.47	0.38	0.70
唾液腺	426	0.17	0.00	0.00	0.03	0.08	0.11	0.14	0.21	0.23	0.27	0.40	0.49	0.53
扁桃腺	121	0.05	0.00	0.00	0.00	0.03	0.00	0.03	0.00	0.02	0.02	0.11	0.13	0.26
其他口咽	171	0.07	0.00	0.00	0.00	0.00	0.04	0.00	0.00	0.02	0.02	0.02	0.09	0.22
鼻咽	1 725	0.68	0.00	0.00	0.00	0.22	0.21	0.24	0.35	0.78	1.11	2.56	2.72	3.74
喉咽	273	0.11	0.00	0.00	0.00	0.00	0.00	0.00	0.05	0.00	0.00	0.07	0.19	0.43
咽，部位不明	207	0.08	0.00	0.00	0.00	0.03	0.07	0.03	0.02	0.07	0.00	0.02	0.13	0.22
食管	22 413	8.80	0.24	0.00	0.00	0.03	0.04	0.07	0.14	0.13	0.16	1.01	2.63	9.23
胃	28 609	11.24	0.00	0.00	0.00	0.03	0.14	0.38	1.17	2.10	3.42	7.21	11.84	22.53
小肠	1 119	0.44	0.00	0.00	0.00	0.00	0.00	0.03	0.05	0.23	0.16	0.27	0.89	1.66
结肠	13 649	5.36	0.00	0.00	0.00	0.06	0.07	0.66	1.01	1.49	3.20	5.30	10.46	15.08
直肠	11 029	4.33	0.00	0.00	0.00	0.00	0.07	0.31	0.63	1.00	1.86	4.09	8.17	13.23
肛门	288	0.11	0.00	0.00	0.00	0.00	0.00	0.00	0.02	0.02	0.16	0.09	0.17	0.26
肝脏	17 853	7.01	0.47	0.31	0.00	0.22	0.07	0.31	0.96	2.14	4.88	10.19	18.90	28.67
胆囊及其他	3 733	1.47	0.00	0.00	0.00	0.00	0.00	0.03	0.07	0.13	0.36	0.88	1.80	3.11
胰腺	8 014	3.15	0.00	0.00	0.03	0.03	0.04	0.00	0.28	0.20	0.78	1.84	3.58	6.82
鼻、鼻窦及其他	287	0.11	0.00	0.00	0.00	0.00	0.07	0.00	0.09	0.10	0.16	0.16	0.25	0.48
喉	1 194	0.47	0.00	0.00	0.03	0.00	0.00	0.00	0.02	0.02	0.02	0.22	0.53	1.13
气管、支气管、肺	55 385	21.76	0.00	0.04	0.03	0.06	0.25	1.18	2.88	5.34	9.96	18.77	35.39	53.71
其他胸腔器官	745	0.29	0.24	0.04	0.05	0.00	0.28	0.24	0.14	0.28	0.60	0.74	0.79	1.41
骨	1 069	0.42	0.00	0.04	0.18	0.63	0.56	0.49	0.19	0.53	0.53	0.49	0.93	1.04
皮肤黑色素瘤	542	0.21	0.00	0.04	0.03	0.03	0.07	0.00	0.05	0.07	0.22	0.22	0.40	0.82
皮肤其他	2 353	0.92	0.00	0.00	0.05	0.11	0.14	0.17	0.28	0.37	0.33	0.72	0.95	1.79
间皮瘤	104	0.04	0.00	0.00	0.03	0.00	0.04	0.03	0.00	0.03	0.07	0.02	0.08	0.15
卡波氏肉瘤	40	0.02	0.00	0.12	0.03	0.00	0.00	0.00	0.00	0.03	0.04	0.00	0.08	0.03
结缔组织、软组织	490	0.19	0.71	0.15	0.05	0.19	0.18	0.35	0.23	0.20	0.27	0.34	0.61	0.75
乳房	16 841	6.62	0.24	0.00	0.00	0.00	0.14	0.49	2.81	7.26	17.33	32.69	45.59	44.62
外阴	182	0.07	0.00	0.00	0.00	0.00	0.00	0.07	0.05	0.05	0.09	0.04	0.09	0.13
阴道	131	0.05	0.00	0.04	0.00	0.00	0.00	0.00	0.00	0.02	0.04	0.02	0.06	0.22
子宫颈	6 404	2.52	0.00	0.00	0.00	0.03	0.00	0.24	1.10	3.59	6.92	10.75	14.11	18.66
子宫体	3 228	1.27	0.00	0.00	0.00	0.00	0.00	0.03	0.40	0.92	1.82	3.53	7.21	10.75
子宫，部位不明	354	0.14	0.00	0.00	0.00	0.00	0.00	0.03	0.05	0.07	0.36	0.38	0.59	0.97
卵巢	2 828	1.11	0.00	0.04	0.03	0.22	0.63	0.98	0.84	0.90	2.04	3.35	5.64	7.33
其他女性生殖器	264	0.10	0.00	0.00	0.00	0.00	0.00	0.03	0.02	0.03	0.16	0.27	0.36	0.75
胎盘	14	0.01	0.00	0.00	0.00	0.00	0.00	0.03	0.07	0.05	0.00	0.02	0.06	0.00
阴茎	383	0.15	0.00	0.00	0.00	0.00	0.00	0.00	0.05	0.02	0.00	0.13	0.32	0.43
前列腺	7 216	2.83	0.00	0.00	0.00	0.00	0.00	0.00	0.00	0.03	0.00	0.18	0.30	0.97
睾丸	134	0.05	0.00	0.19	0.00	0.03	0.04	0.07	0.42	0.27	0.40	0.13	0.08	0.10
其他男性生殖器	50	0.02	0.00	0.00	0.00	0.00	0.04	0.00	0.00	0.03	0.00	0.00	0.04	0.01
肾	3 017	1.19	0.94	0.23	0.24	0.00	0.11	0.21	0.37	0.75	1.51	2.54	3.44	5.12
肾盂	377	0.15	0.00	0.00	0.03	0.00	0.04	0.00	0.00	0.02	0.04	0.09	0.13	0.47
输尿管	392	0.15	0.00	0.00	0.00	0.00	0.00	0.00	0.02	0.00	0.02	0.04	0.09	0.22
膀胱	5 213	2.05	0.00	0.00	0.00	0.03	0.04	0.10	0.28	0.35	0.49	1.08	2.16	4.22
其他泌尿器官	86	0.03	0.00	0.00	0.00	0.00	0.00	0.00	0.00	0.03	0.00	0.04	0.08	0.03
眼	71	0.03	0.94	0.23	0.05	0.06	0.00	0.00	0.02	0.03	0.02	0.04	0.09	0.04
脑、神经系统	5 857	2.30	2.12	1.46	1.87	1.24	1.54	1.50	1.69	2.44	3.99	4.45	7.32	8.96
甲状腺	13 228	5.20	0.00	0.00	0.00	0.30	1.23	6.65	17.35	24.73	29.05	32.47	33.29	32.00
肾上腺	263	0.10	0.00	0.12	0.05	0.08	0.00	0.03	0.02	0.08	0.22	0.22	0.30	0.47
其他内分泌腺	168	0.07	0.24	0.04	0.00	0.14	0.07	0.17	0.14	0.13	0.18	0.29	0.21	0.32
霍奇金病	210	0.08	0.00	0.00	0.05	0.06	0.07	0.21	0.30	0.22	0.18	0.07	0.25	0.29
非霍奇金淋巴瘤	4 162	1.63	0.00	0.35	0.39	0.39	0.77	1.18	0.63	1.35	1.89	2.60	3.80	5.40
免疫增生性疾病	108	0.04	0.00	0.00	0.03	0.00	0.00	0.00	0.02	0.03	0.04	0.09	0.06	0.15
多发性骨髓瘤	1 546	0.61	0.00	0.04	0.00	0.03	0.07	0.00	0.14	0.12	0.09	0.34	0.83	1.55
淋巴样白血病	1 218	0.48	0.47	3.53	1.87	1.16	0.70	0.56	0.63	0.60	0.62	0.70	1.04	1.22
髓样白血病	3 203	1.26	0.94	0.77	0.76	0.63	1.23	0.73	1.38	1.77	1.71	2.22	3.33	3.84
白血病，未特指	1 253	0.49	1.18	0.73	0.42	0.63	0.67	0.35	0.56	0.55	0.53	0.70	1.10	1.13
其他或未指明部位	2 766	1.09	0.94	0.54	0.16	0.08	0.11	0.45	0.40	0.63	0.87	1.28	2.35	3.49
所有部位合计	254 574	100.00	9.64	9.06	6.48	6.85	10.09	18.91	38.82	62.93	99.52	157.37	237.23	322.86
所有部位除外 C44	252 221	99.08	9.64	9.06	6.42	6.74	9.95	18.74	38.54	62.56	99.19	156.65	236.28	321.07

年龄组发病率 /（1/10 万）							粗率 /（1/10 万）	中标率 /（1/10 万）	世标率 /（1/10 万）	累积率 /%		35—64 岁截缩率 /（1/10 万）	ICD-10
55—59 岁	60—64 岁	65—69 岁	70—74 岁	75—79 岁	80—84 岁	≥ 85 岁				0—64 岁	0—74 岁		
0. 28	0. 52	0. 74	1. 25	1. 83	2. 24	1. 64	0. 33	0. 16	0. 15	0. 01	0. 02	0. 16	C00
1. 17	1. 72	2. 15	3. 08	3. 27	2. 10	2. 32	0. 80	0. 40	0. 40	0. 02	0. 05	0. 66	C01—C02
1. 13	2. 07	3. 00	4. 27	5. 24	6. 58	4. 73	1. 12	0. 54	0. 54	0. 03	0. 06	0. 71	C03—C06
0. 82	1. 15	1. 57	1. 48	2. 12	1. 73	1. 81	0. 61	0. 37	0. 35	0. 02	0. 04	0. 56	C07—C08
0. 32	0. 40	0. 54	0. 39	0. 34	0. 36	0. 34	0. 17	0. 10	0. 09	0. 01	0. 01	0. 19	C09
0. 46	0. 68	0. 65	1. 06	0. 67	0. 80	0. 43	0. 25	0. 12	0. 12	0. 01	0. 02	0. 21	C10
4. 38	5. 11	5. 26	5. 65	5. 24	4. 05	3. 36	2. 48	1. 52	1. 44	0. 11	0. 16	3. 06	C11
0. 78	1. 08	1. 03	1. 41	1. 39	1. 16	0. 34	0. 39	0. 19	0. 20	0. 01	0. 03	0. 36	C12—C13
0. 39	0. 57	0. 90	0. 90	1. 20	1. 52	1. 29	0. 30	0. 15	0. 15	0. 01	0. 02	0. 19	C14
20. 15	58. 23	98. 30	144. 26	196. 12	215. 16	174. 16	32. 20	13. 66	13. 60	0. 46	1. 67	12. 34	C15
39. 46	76. 97	116. 32	176. 27	223. 00	226. 36	157. 28	41. 10	18. 86	18. 56	0. 83	2. 29	23. 00	C16
2. 11	3. 27	4. 45	5. 91	6. 68	6. 65	4. 39	1. 61	0. 79	0. 77	0. 04	0. 10	1. 22	C17
24. 47	39. 08	54. 10	72. 73	85. 05	90. 56	67. 84	19. 61	9. 55	9. 39	0. 50	1. 14	14. 30	C18
20. 57	33. 32	42. 62	58. 95	66. 98	72. 06	53. 81	15. 84	7. 65	7. 56	0. 42	0. 92	11. 82	C19—C20
0. 57	0. 71	1. 21	1. 09	1. 63	3. 11	1. 81	0. 41	0. 20	0. 19	0. 01	0. 02	0. 29	C21
36. 61	53. 59	62. 31	76. 51	91. 59	108. 70	95. 47	25. 65	12. 90	12. 71	0. 78	1. 48	22. 84	C22
4. 96	9. 98	14. 68	20. 58	26. 88	32. 09	30. 56	5. 36	2. 40	2. 39	0. 11	0. 28	3. 02	C23—C24
11. 41	21. 45	29. 95	42. 58	59. 57	72. 27	65. 26	11. 51	5. 14	5. 10	0. 23	0. 59	6. 54	C25
0. 55	0. 78	1. 28	1. 12	0. 96	1. 95	1. 03	0. 41	0. 22	0. 22	0. 01	0. 03	0. 36	C30—C31
2. 32	4. 50	5. 84	6. 52	6. 68	7. 66	3. 79	1. 72	0. 80	0. 81	0. 04	0. 11	1. 21	C32
91. 04	165. 14	229. 28	309. 62	371. 86	371. 99	271. 95	79. 56	37. 98	37. 47	1. 92	4. 61	54. 13	C33—C34
1. 56	2. 02	2. 28	3. 05	3. 17	2. 82	2. 50	1. 07	0. 64	0. 62	0. 04	0. 07	1. 10	C37—C38
1. 67	3. 01	2. 93	4. 24	5. 77	8. 17	7. 23	1. 54	0. 91	0. 88	0. 05	0. 09	1. 15	C40—C41
0. 90	1. 32	1. 63	2. 63	3. 22	4. 48	3. 70	0. 78	0. 39	0. 38	0. 02	0. 04	0. 58	C43
2. 69	4. 19	6. 13	10. 95	16. 73	25. 15	38. 22	3. 38	1. 47	1. 46	0. 06	0. 14	1. 56	C44
0. 23	0. 21	0. 40	0. 74	0. 34	0. 29	0. 60	0. 15	0. 08	0. 08	0. 00	0. 01	0. 11	C45
0. 04	0. 16	0. 16	0. 06	0. 10	0. 14	0. 34	0. 06	0. 04	0. 04	0. 00	0. 00	0. 05	C46
0. 99	1. 18	1. 61	1. 70	1. 97	2. 89	1. 29	0. 70	0. 45	0. 45	0. 03	0. 04	0. 63	C47, C49
44. 40	44. 36	39. 50	35. 29	34. 91	25. 73	20. 83	24. 19	15. 79	14. 71	1. 20	1. 57	37. 15	C50
0. 21	0. 40	0. 74	1. 25	0. 96	1. 59	1. 03	0. 26	0. 13	0. 13	0. 01	0. 02	0. 14	C51
0. 14	0. 42	0. 69	0. 64	0. 67	0. 87	0. 43	0. 19	0. 09	0. 09	0. 00	0. 01	0. 13	C52
16. 97	16. 65	13. 61	15. 16	14. 81	12. 29	8. 78	9. 20	5. 91	5. 48	0. 45	0. 59	13. 50	C53
10. 88	8. 69	7. 81	7. 48	6. 49	4. 70	3. 19	4. 64	2. 76	2. 65	0. 22	0. 30	6. 69	C54
1. 03	0. 97	0. 85	1. 00	1. 11	1. 23	0. 77	0. 51	0. 30	0. 28	0. 02	0. 03	0. 67	C55
6. 77	7. 46	8. 35	8. 51	7. 79	6. 58	4. 56	4. 06	2. 55	2. 43	0. 18	0. 27	5. 15	C56
0. 69	0. 92	0. 69	1. 06	0. 72	0. 51	0. 60	0. 38	0. 21	0. 21	0. 02	0. 02	0. 48	C57
0. 02	0. 00	0. 00	0. 03	0. 00	0. 00	0. 09	0. 02	0. 02	0. 02	0. 00	0. 00	0. 02	C58
0. 62	1. 01	1. 43	1. 77	3. 13	3. 04	2. 07	0. 55	0. 26	0. 25	0. 01	0. 03	0. 37	C60
3. 37	11. 61	26. 08	52. 02	82. 31	84. 34	66. 89	10. 37	4. 21	4. 08	0. 08	0. 47	2. 18	C61
0. 05	0. 19	0. 27	0. 22	0. 48	0. 58	0. 69	0. 19	0. 17	0. 15	0. 01	0. 01	0. 17	C62
0. 07	0. 14	0. 13	0. 35	0. 48	0. 36	0. 17	0. 07	0. 04	0. 04	0. 00	0. 00	0. 04	C63
7. 87	9. 42	10. 86	12. 71	12. 84	10. 41	6. 89	4. 33	2. 40	2. 36	0. 16	0. 28	4. 51	C64
0. 55	0. 97	1. 79	2. 31	2. 60	2. 46	1. 46	0. 54	0. 25	0. 25	0. 01	0. 03	0. 32	C65
0. 44	1. 22	1. 66	2. 41	3. 17	3. 54	2. 32	0. 56	0. 25	0. 25	0. 01	0. 03	0. 28	C66
6. 38	14. 22	19. 36	29. 25	38. 90	46. 91	43. 47	7. 49	3. 35	3. 32	0. 15	0. 39	4. 06	C67
0. 09	0. 19	0. 45	0. 51	0. 63	0. 72	0. 34	0. 12	0. 06	0. 06	0. 00	0. 01	0. 06	C68
0. 12	0. 07	0. 11	0. 16	0. 29	0. 65	0. 69	0. 10	0. 07	0. 09	0. 00	0. 01	0. 06	C69
13. 04	15. 85	19. 70	21. 58	24. 42	25. 08	16. 96	8. 41	5. 14	5. 05	0. 33	0. 53	8. 22	C70—C72, D32—D33, D42—D43
31. 54	21. 85	15. 87	12. 14	7. 36	5. 85	3. 70	19. 00	16. 16	13. 81	1. 15	1. 29	30. 40	C73
0. 50	0. 82	0. 78	0. 55	1. 30	1. 59	1. 38	0. 38	0. 22	0. 22	0. 01	0. 02	0. 39	C74
0. 21	0. 31	0. 34	0. 80	0. 34	0. 87	0. 17	0. 24	0. 18	0. 17	0. 01	0. 02	0. 25	C75
0. 28	0. 35	0. 69	0. 74	1. 11	0. 72	0. 86	0. 30	0. 21	0. 19	0. 01	0. 02	0. 22	C81
7. 05	10. 85	15. 89	20. 90	22. 55	24. 07	14. 46	5. 98	3. 30	3. 20	0. 18	0. 37	4. 79	C82—C86, C96
0. 21	0. 28	0. 31	0. 87	0. 77	0. 14	0. 17	0. 16	0. 08	0. 08	0. 00	0. 01	0. 12	C88
2. 71	5. 09	6. 92	9. 83	9. 42	8. 46	5. 42	2. 22	1. 06	1. 06	0. 05	0. 14	1. 50	C90
1. 70	2. 52	3. 54	4. 50	4. 95	5. 28	3. 27	1. 75	1. 32	1. 49	0. 08	0. 12	1. 20	C91
4. 66	8. 15	11. 01	14. 55	18. 27	16. 77	10. 85	4. 60	2. 79	2. 70	0. 16	0. 28	3. 68	C92—C94, D45—D47
1. 54	2. 57	4. 12	5. 17	8. 08	10. 05	5. 68	1. 80	1. 11	1. 11	0. 06	0. 10	1. 16	C95
4. 78	7. 13	9. 29	11. 82	17. 98	19. 08	18. 60	3. 97	2. 03	2. 02	0. 11	0. 22	2. 97	O&U
440. 92	687. 09	914. 16	1234. 57	1518. 43	1597. 45	1244. 32	365. 70	190. 12	184. 09	10. 49	21. 23	293. 26	ALL
438. 23	682. 90	908. 03	1223. 62	1501. 70	1572. 30	1206. 10	362. 32	188. 65	182. 63	10. 43	21. 09	291. 70	ALL exc. C44

附表 1-2　江苏省肿瘤登记地区 2020 年男性恶性肿瘤发病主要指标

部位	病例数	构成比 /%	年龄组发病率 /（1/10 万）											
			0 岁	1—4 岁	5—9 岁	10—14 岁	15—19 岁	20—24 岁	25—29 岁	30—34 岁	35—39 岁	40—44 岁	45—49 岁	50—54 岁
唇	107	0.08	0.00	0.00	0.00	0.05	0.00	0.00	0.09	0.00	0.04	0.04	0.00	0.15
舌	327	0.23	0.00	0.00	0.00	0.00	0.00	0.00	0.00	0.07	0.27	0.49	0.42	1.12
口	455	0.32	0.00	0.07	0.00	0.00	0.26	0.00	0.04	0.17	0.13	0.72	0.53	0.83
唾液腺	240	0.17	0.00	0.00	0.05	0.10	0.06	0.20	0.27	0.17	0.35	0.45	0.46	0.47
扁桃腺	81	0.06	0.00	0.00	0.00	0.00	0.00	0.00	0.00	0.00	0.04	0.09	0.23	0.35
其他口咽	143	0.10	0.00	0.00	0.00	0.00	0.06	0.00	0.00	0.03	0.04	0.04	0.11	0.44
鼻咽	1 271	0.91	0.00	0.00	0.00	0.36	0.32	0.33	0.45	0.96	1.20	3.60	4.07	5.33
喉咽	261	0.19	0.00	0.00	0.00	0.00	0.00	0.00	0.09	0.00	0.00	0.09	0.38	0.85
咽，部位不明	135	0.10	0.00	0.00	0.00	0.00	0.13	0.07	0.00	0.07	0.00	0.00	0.04	0.35
食管	15 448	11.02	0.45	0.00	0.00	0.05	0.06	0.00	0.18	0.10	0.18	1.48	4.37	15.59
胃	20 130	14.36	0.00	0.00	0.00	0.05	0.06	0.13	0.94	1.56	3.33	7.47	13.60	29.65
小肠	636	0.45	0.00	0.00	0.00	0.00	0.00	0.00	0.04	0.36	0.18	0.31	0.99	1.89
结肠	7 934	5.66	0.00	0.00	0.00	0.00	0.06	0.72	0.94	1.52	3.86	6.43	11.89	16.74
直肠	6 793	4.85	0.00	0.00	0.00	0.00	0.13	0.26	0.76	1.09	1.60	4.95	9.58	16.06
肛门	160	0.11	0.00	0.00	0.00	0.00	0.00	0.00	0.04	0.03	0.00	0.09	0.11	0.32
肝脏	12 522	8.93	0.90	0.29	0.00	0.20	0.13	0.53	1.17	3.08	8.03	16.87	31.58	46.07
胆囊及其他	1 795	1.28	0.00	0.00	0.00	0.00	0.00	0.00	0.00	0.17	0.35	0.94	1.82	2.62
胰腺	4 442	3.17	0.00	0.00	0.05	0.00	0.00	0.00	0.36	0.26	1.02	2.43	4.45	8.46
鼻、鼻窦及其他	163	0.12	0.00	0.00	0.00	0.00	0.00	0.00	0.09	0.10	0.22	0.22	0.42	0.53
喉	1 106	0.79	0.00	0.00	0.05	0.00	0.00	0.00	0.04	0.03	0.04	0.36	0.91	2.09
气管、支气管、肺	34 520	24.62	0.00	0.07	0.00	0.10	0.45	1.12	2.24	3.77	5.99	13.72	29.33	51.55
其他胸腔器官	414	0.30	0.45	0.00	0.10	0.00	0.45	0.39	0.18	0.20	0.80	0.72	0.72	1.59
骨	614	0.44	0.00	0.07	0.20	0.71	0.78	0.59	0.22	0.63	0.58	0.54	1.06	1.12
皮肤黑色素瘤	272	0.19	0.00	0.07	0.00	0.05	0.06	0.00	0.04	0.13	0.27	0.31	0.30	0.80
皮肤其他	1 161	0.83	0.00	0.00	0.05	0.10	0.13	0.20	0.27	0.43	0.31	0.94	0.87	1.71
间皮瘤	59	0.04	0.00	0.00	0.05	0.00	0.06	0.00	0.00	0.03	0.04	0.04	0.08	0.15
卡波氏肉瘤	22	0.02	0.00	0.15	0.00	0.00	0.00	0.00	0.00	0.03	0.04	0.00	0.11	0.03
结缔组织、软组织	268	0.19	1.36	0.22	0.05	0.25	0.13	0.33	0.22	0.30	0.31	0.22	0.87	0.83
乳房	166	0.12	0.00	0.00	0.00	0.00	0.00	0.00	0.09	0.00	0.22	0.13	0.30	0.50
外阴	—	—	—	—	—	—	—	—	—	—	—	—	—	—
阴道	—	—	—	—	—	—	—	—	—	—	—	—	—	—
子宫颈	—	—	—	—	—	—	—	—	—	—	—	—	—	—
子宫体	—	—	—	—	—	—	—	—	—	—	—	—	—	—
子宫，部位不明	—	—	—	—	—	—	—	—	—	—	—	—	—	—
卵巢	—	—	—	—	—	—	—	—	—	—	—	—	—	—
其他女性生殖器	—	—	—	—	—	—	—	—	—	—	—	—	—	—
胎盘	—	—	—	—	—	—	—	—	—	—	—	—	—	—
阴茎	383	0.27	0.00	0.00	0.00	0.00	0.00	0.00	0.09	0.03	0.00	0.27	0.65	0.85
前列腺	7 216	5.15	0.00	0.00	0.00	0.00	0.00	0.00	0.00	0.07	0.00	0.36	0.61	1.95
睾丸	134	0.10	0.00	0.37	0.00	0.05	0.06	0.13	0.81	0.53	0.80	0.27	0.15	0.21
其他男性生殖器	50	0.04	0.00	0.00	0.00	0.00	0.06	0.00	0.00	0.07	0.00	0.00	0.08	0.03
肾	1 979	1.41	0.90	0.37	0.35	0.00	0.00	0.07	0.45	1.09	2.22	3.60	4.37	6.90
肾盂	249	0.18	0.00	0.00	0.05	0.00	0.00	0.00	0.00	0.00	0.04	0.13	0.11	0.71
输尿管	250	0.18	0.00	0.00	0.00	0.00	0.00	0.00	0.04	0.00	0.04	0.04	0.11	0.32
膀胱	4 235	3.02	0.00	0.00	0.00	0.05	0.06	0.20	0.36	0.53	0.71	1.89	3.46	6.63
其他泌尿器官	56	0.04	0.00	0.00	0.00	0.00	0.00	0.00	0.00	0.03	0.00	0.09	0.04	0.06
眼	36	0.03	0.90	0.29	0.00	0.05	0.00	0.00	0.04	0.07	0.00	0.00	0.11	0.06
脑、神经系统	2 684	1.91	1.81	1.55	1.83	1.53	1.62	1.38	1.62	2.81	3.99	4.32	6.38	7.78
甲状腺	3 038	2.17	0.00	0.00	0.00	0.05	0.71	3.48	8.93	13.40	14.11	15.70	14.86	10.79
肾上腺	142	0.10	0.00	0.07	0.05	0.05	0.00	0.00	0.04	0.10	0.22	0.09	0.38	0.47
其他内分泌腺	80	0.06	0.00	0.07	0.00	0.15	0.06	0.26	0.09	0.07	0.09	0.18	0.15	0.24
霍奇金病	137	0.10	0.00	0.00	0.05	0.00	0.00	0.26	0.31	0.33	0.13	0.09	0.34	0.35
非霍奇金淋巴瘤	2 346	1.67	0.00	0.37	0.49	0.56	1.04	0.99	0.76	1.52	2.04	2.97	4.10	6.28
免疫增生性疾病	68	0.05	0.00	0.00	0.05	0.00	0.00	0.00	0.00	0.00	0.04	0.04	0.08	0.15
多发性骨髓瘤	865	0.62	0.00	0.07	0.00	0.00	0.13	0.00	0.18	0.07	0.13	0.31	0.87	1.53
淋巴样白血病	736	0.52	0.45	3.83	2.37	1.48	0.78	0.59	0.85	0.86	0.80	0.76	1.29	1.56
髓样白血病	1 767	1.26	0.90	0.88	0.84	0.36	1.49	0.53	1.57	1.85	1.77	2.16	3.84	4.01
白血病，未特指	685	0.49	0.45	0.44	0.45	0.51	0.84	0.39	0.72	0.66	0.67	0.72	1.10	1.15
其他或未指明部位	1 418	1.01	1.81	0.44	0.20	0.10	0.06	0.46	0.31	0.60	0.62	0.94	1.86	3.01
所有部位合计	140 199	100.00	10.40	9.72	7.32	6.98	10.33	13.60	25.99	39.98	57.89	98.67	164.57	263.23
所有部位除外 C44	139 038	99.17	10.40	9.72	7.27	6.88	10.20	13.40	25.72	39.55	57.58	97.73	163.70	261.52

年龄组发病率/(1/10万)							粗率/(1/10万)	中标率/(1/10万)	世标率/(1/10万)	累积率/%		35—64岁截缩率/(1/10万)	ICD—10
55—59岁	60—64岁	65—69岁	70—74岁	75—79岁	80—84岁	≥85岁				0—64岁	0—74岁		
0.25	0.56	0.76	1.24	2.22	2.10	1.62	0.30	0.15	0.15	0.01	0.02	0.15	C00
1.67	2.09	2.43	3.27	3.33	2.75	3.00	0.93	0.49	0.48	0.03	0.06	0.89	C01—C02
1.52	2.65	3.55	4.71	6.35	6.96	6.00	1.29	0.67	0.66	0.03	0.08	0.94	C03—C06
0.82	1.39	1.98	1.83	2.42	2.75	2.31	0.68	0.42	0.40	0.02	0.04	0.61	C07—C08
0.46	0.65	0.85	0.59	0.20	0.32	0.23	0.23	0.12	0.13	0.01	0.02	0.27	C09
0.78	1.26	1.17	1.57	0.91	1.46	0.92	0.41	0.21	0.21	0.01	0.03	0.37	C10
6.88	8.04	7.91	9.10	7.66	5.82	6.00	3.62	2.21	2.13	0.16	0.24	4.50	C11
1.52	2.05	1.93	2.82	2.82	2.27	0.69	0.74	0.37	0.38	0.02	0.05	0.69	C12—C13
0.64	0.84	1.21	1.57	1.61	1.46	1.15	0.38	0.20	0.20	0.01	0.02	0.25	C14
33.61	93.78	150.78	205.79	256.64	278.45	236.91	43.96	19.95	20.06	0.75	2.53	20.12	C15
56.70	115.82	175.13	266.55	330.23	338.80	236.45	57.28	27.06	26.80	1.15	3.35	31.76	C16
2.80	3.35	5.62	6.35	8.27	6.47	6.47	1.81	0.91	0.90	0.05	0.11	1.38	C17
30.24	49.19	66.04	86.36	103.32	109.86	78.51	22.58	11.43	11.26	0.61	1.37	17.24	C18
25.67	44.54	55.67	79.16	83.16	88.99	66.73	19.33	9.65	9.60	0.52	1.20	14.77	C19—C20
0.60	0.98	1.62	1.18	1.92	4.21	1.15	0.46	0.22	0.22	0.01	0.02	0.30	C21
57.05	79.04	88.24	103.25	120.86	136.88	124.23	35.63	19.05	18.76	1.22	2.18	35.92	C22
5.32	10.23	15.50	21.15	25.91	33.65	27.94	5.11	2.42	2.41	0.11	0.29	3.03	C23—C24
13.79	25.29	36.53	48.19	67.13	80.90	68.35	12.64	6.03	5.99	0.28	0.70	7.94	C25
0.74	0.93	1.39	1.24	1.01	1.94	1.39	0.46	0.26	0.25	0.02	0.03	0.47	C30—C31
4.61	8.65	10.83	12.51	12.60	15.21	7.39	3.15	1.51	1.54	0.08	0.20	2.30	C32
99.10	204.02	310.68	440.58	534.85	545.25	430.64	98.23	46.86	46.56	2.06	5.81	56.92	C33—C34
1.45	2.51	2.20	3.86	3.93	4.53	2.54	1.18	0.73	0.71	0.05	0.08	1.20	C37—C38
2.09	3.25	3.64	5.24	7.66	8.90	8.77	1.75	1.08	1.04	0.06	0.10	1.29	C40—C41
0.92	1.44	1.66	2.95	3.23	4.53	3.93	0.77	0.41	0.40	0.02	0.05	0.60	C43
2.98	5.02	7.19	11.85	17.84	25.56	36.25	3.30	1.58	1.56	0.07	0.16	1.72	C44
0.21	0.23	0.49	0.92	0.40	0.32	1.15	0.17	0.09	0.09	0.00	0.01	0.11	C45
0.00	0.33	0.27	0.00	0.00	0.00	0.23	0.06	0.04	0.05	0.00	0.00	0.08	C46
1.06	1.39	1.80	1.51	2.02	3.88	1.15	0.76	0.51	0.51	0.03	0.05	0.72	C47, C49
0.71	0.93	1.44	1.70	1.51	1.46	2.08	0.47	0.25	0.25	0.01	0.03	0.42	C50
—	—	—	—	—	—	—	—	—	—	—	—	—	C51
—	—	—	—	—	—	—	—	—	—	—	—	—	C52
—	—	—	—	—	—	—	—	—	—	—	—	—	C53
—	—	—	—	—	—	—	—	—	—	—	—	—	C54
—	—	—	—	—	—	—	—	—	—	—	—	—	C55
—	—	—	—	—	—	—	—	—	—	—	—	—	C56
—	—	—	—	—	—	—	—	—	—	—	—	—	C57
—	—	—	—	—	—	—	—	—	—	—	—	—	C58
1.24	2.00	2.88	3.60	6.55	6.80	5.54	1.09	0.53	0.52	0.03	0.06	0.73	C60
6.74	22.92	52.34	106.07	172.57	188.82	179.41	20.53	8.84	8.60	0.16	0.96	4.33	C61
0.11	0.37	0.54	0.46	1.01	1.29	1.85	0.38	0.34	0.31	0.02	0.02	0.33	C62
0.14	0.28	0.27	0.72	1.01	0.81	0.46	0.14	0.08	0.07	0.00	0.01	0.07	C63
10.42	12.60	14.78	16.70	17.14	13.11	9.70	5.63	3.20	3.14	0.21	0.37	6.05	C64
0.92	1.49	2.34	3.14	3.02	3.24	2.08	0.71	0.34	0.34	0.02	0.04	0.48	C65
0.60	1.86	2.34	2.95	4.44	4.37	1.85	0.71	0.34	0.33	0.02	0.04	0.41	C66
9.82	23.99	32.39	50.94	66.13	82.84	85.90	12.05	5.66	5.63	0.24	0.66	6.60	C67
0.04	0.28	0.58	0.65	0.91	1.29	0.69	0.16	0.08	0.07	0.00	0.01	0.07	C68
0.21	0.05	0.13	0.20	0.30	0.65	0.23	0.10	0.08	0.10	0.01	0.01	0.07	C69
12.02	14.83	17.93	19.51	22.58	23.14	19.63	7.64	4.88	4.78	0.31	0.50	7.56	C70—C72, D32—D33, D42—D43
12.94	10.04	7.82	6.94	4.23	3.56	4.62	8.64	7.66	6.46	0.53	0.60	13.35	C73
0.60	0.74	1.17	0.59	1.21	2.43	1.62	0.40	0.23	0.22	0.01	0.02	0.38	C74
0.21	0.33	0.31	1.05	0.50	1.29	0.00	0.23	0.17	0.16	0.01	0.02	0.19	C75
0.43	0.46	1.08	0.85	1.61	1.29	1.39	0.39	0.26	0.24	0.01	0.02	0.28	C81
7.66	11.72	18.78	24.49	27.12	30.42	17.55	6.68	3.78	3.66	0.20	0.42	5.28	C82—C86, C96
0.21	0.42	0.45	1.18	1.11	0.32	0.46	0.19	0.10	0.10	0.00	0.01	0.14	C88
3.16	5.07	7.59	11.59	10.68	13.27	9.01	2.46	1.20	1.20	0.06	0.15	1.56	C90
1.81	2.79	4.18	5.11	7.26	6.80	5.08	2.09	1.60	1.78	0.10	0.14	1.40	C91
4.61	9.67	12.18	17.15	21.77	20.06	16.39	5.03	3.07	2.98	0.17	0.31	3.99	C92—C94, D45—D47
1.81	2.65	4.99	5.50	9.48	11.49	8.54	1.95	1.22	1.19	0.06	0.11	1.24	C95
4.93	8.46	10.51	14.08	18.25	21.20	23.32	4.03	2.09	2.11	0.11	0.23	2.88	O&U
434.84	803.48	1 154.08	1 620.49	2 008.88	2 154.15	1 759.49	398.94	200.62	197.69	9.68	23.56	264.39	ALL
431.87	798.45	1 146.89	1 608.64	1 991.04	2 128.59	1 723.24	395.63	199.04	196.13	9.62	23.40	262.67	ALL exc. C44

附表 1-3　江苏省肿瘤登记地区 2020 年女性恶性肿瘤发病主要指标

部位	病例数	构成比 /%	年龄组发病率 / (1/10 万)											
			0 岁	1—4 岁	5—9 岁	10—14 岁	15—19 岁	20—24 岁	25—29 岁	30—34 岁	35—39 岁	40—44 岁	45—49 岁	50—54 岁
唇	120	0.10	0.00	0.00	0.00	0.00	0.08	0.00	0.10	0.10	0.04	0.00	0.15	0.23
舌	231	0.20	0.00	0.00	0.00	0.00	0.00	0.00	0.10	0.20	0.09	0.22	0.15	0.47
口	328	0.29	0.00	0.00	0.00	0.00	0.08	0.07	0.05	0.03	0.09	0.22	0.23	0.58
唾液腺	186	0.16	0.00	0.00	0.00	0.06	0.15	0.07	0.15	0.30	0.18	0.36	0.53	0.58
扁桃腺	40	0.03	0.00	0.00	0.00	0.06	0.00	0.07	0.00	0.03	0.00	0.13	0.04	0.18
其他口咽	28	0.02	0.00	0.00	0.00	0.00	0.00	0.00	0.00	0.00	0.00	0.00	0.08	0.00
鼻咽	454	0.40	0.00	0.00	0.00	0.06	0.08	0.15	0.24	0.61	1.02	1.52	1.39	2.16
喉咽	12	0.01	0.00	0.00	0.00	0.00	0.00	0.00	0.00	0.00	0.00	0.04	0.00	0.00
咽，部位不明	72	0.06	0.00	0.00	0.00	0.06	0.00	0.00	0.05	0.07	0.00	0.04	0.23	0.09
食管	6 965	6.09	0.00	0.00	0.00	0.00	0.00	0.15	0.10	0.17	0.13	0.54	0.90	2.92
胃	8 479	7.41	0.00	0.00	0.00	0.00	0.23	0.67	1.42	2.66	3.51	6.95	10.10	15.47
小肠	483	0.42	0.00	0.00	0.00	0.00	0.00	0.07	0.05	0.10	0.13	0.22	0.79	1.43
结肠	5 715	5.00	0.00	0.00	0.00	0.12	0.08	0.59	1.08	1.45	2.53	4.17	9.04	13.43
直肠	4 236	3.70	0.00	0.00	0.00	0.00	0.00	0.37	0.49	0.91	2.13	3.23	6.78	10.42
肛门	128	0.11	0.00	0.00	0.00	0.00	0.00	0.00	0.00	0.00	0.31	0.09	0.23	0.20
肝脏	5 331	4.66	0.00	0.32	0.00	0.24	0.00	0.07	0.73	1.18	1.73	3.54	6.33	11.45
胆囊及其他	1 938	1.69	0.00	0.00	0.00	0.00	0.00	0.07	0.15	0.10	0.36	0.81	1.77	3.59
胰腺	3 572	3.12	0.00	0.00	0.00	0.06	0.08	0.00	0.20	0.13	0.53	1.26	2.71	5.20
鼻、鼻窦及其他	124	0.11	0.00	0.00	0.00	0.00	0.15	0.00	0.10	0.10	0.09	0.09	0.08	0.44
喉	88	0.08	0.00	0.00	0.00	0.00	0.00	0.00	0.00	0.00	0.00	0.09	0.15	0.18
气管、支气管、肺	20 865	18.24	0.00	0.00	0.06	0.00	0.00	1.26	3.57	6.95	13.94	23.81	41.40	55.85
其他胸腔器官	331	0.29	0.00	0.08	0.00	0.00	0.08	0.07	0.10	0.37	0.40	0.76	0.87	1.23
骨	455	0.40	0.00	0.00	0.17	0.54	0.30	0.37	0.15	0.44	0.49	0.45	0.79	0.96
皮肤黑色素瘤	270	0.24	0.00	0.00	0.06	0.00	0.08	0.00	0.05	0.00	0.18	0.13	0.49	0.85
皮肤其他	1 192	1.04	0.00	0.00	0.06	0.12	0.15	0.15	0.29	0.30	0.36	0.49	1.02	1.87
间皮瘤	45	0.04	0.00	0.00	0.00	0.00	0.00	0.07	0.00	0.03	0.09	0.00	0.08	0.15
卡波氏肉瘤	18	0.02	0.00	0.08	0.06	0.00	0.00	0.00	0.00	0.03	0.04	0.00	0.04	0.03
结缔组织、软组织	222	0.19	0.00	0.08	0.06	0.12	0.23	0.37	0.24	0.10	0.22	0.45	0.34	0.67
乳房	16 675	14.58	0.49	0.00	0.00	0.00	0.30	1.04	5.78	14.67	34.45	65.15	90.48	88.32
外阴	182	0.16	0.00	0.00	0.00	0.00	0.00	0.15	0.10	0.10	0.18	0.09	0.19	0.26
阴道	131	0.11	0.00	0.08	0.00	0.00	0.00	0.00	0.00	0.03	0.09	0.04	0.11	0.44
子宫颈	6 404	5.60	0.00	0.00	0.00	0.06	0.00	0.52	2.30	7.25	13.85	21.48	28.10	37.14
子宫体	3 228	2.82	0.00	0.00	0.00	0.00	0.00	0.07	0.83	1.85	3.64	7.04	14.35	21.40
子宫，部位不明	354	0.31	0.00	0.00	0.00	0.00	0.00	0.07	0.10	0.13	0.71	0.76	1.17	1.93
卵巢	2 828	2.47	0.00	0.08	0.06	0.48	1.37	2.08	1.76	1.82	4.08	6.68	11.23	14.60
其他女性生殖器	264	0.23	0.00	0.00	0.00	0.00	0.00	0.07	0.05	0.07	0.31	0.54	0.72	1.49
胎盘	14	0.01	0.00	0.00	0.00	0.00	0.00	0.07	0.15	0.10	0.00	0.04	0.11	0.00
阴茎	—	—	—	—	—	—	—	—	—	—	—	—	—	—
前列腺	—	—	—	—	—	—	—	—	—	—	—	—	—	—
睾丸	—	—	—	—	—	—	—	—	—	—	—	—	—	—
其他男性生殖器	—	—	—	—	—	—	—	—	—	—	—	—	—	—
肾	1 038	0.91	0.98	0.08	0.11	0.00	0.23	0.37	0.29	0.40	0.80	1.48	2.52	3.36
肾盂	128	0.11	0.00	0.00	0.00	0.00	0.08	0.00	0.00	0.03	0.04	0.04	0.15	0.23
输尿管	142	0.12	0.00	0.00	0.00	0.00	0.00	0.00	0.00	0.00	0.00	0.04	0.08	0.12
膀胱	978	0.86	0.00	0.00	0.00	0.00	0.00	0.00	0.20	0.17	0.27	0.27	0.87	1.84
其他泌尿器官	30	0.03	0.00	0.00	0.00	0.00	0.00	0.00	0.00	0.03	0.00	0.00	0.11	0.00
眼	35	0.03	0.98	0.16	0.11	0.06	0.00	0.00	0.00	0.00	0.04	0.09	0.08	0.03
脑、神经系统	3 173	2.77	2.45	1.36	1.91	0.90	1.44	1.63	1.76	2.06	4.00	4.57	8.25	10.13
甲状腺	10 190	8.91	0.00	0.00	0.00	0.60	1.82	10.23	26.53	36.28	44.00	49.19	51.57	53.02
肾上腺	121	0.11	0.00	0.16	0.06	0.12	0.00	0.07	0.00	0.07	0.22	0.36	0.23	0.47
其他内分泌腺	88	0.08	0.49	0.00	0.00	0.12	0.08	0.07	0.20	0.20	0.27	0.40	0.26	0.41
霍奇金病	73	0.06	0.00	0.00	0.06	0.12	0.15	0.15	0.29	0.10	0.22	0.04	0.15	0.23
非霍奇金淋巴瘤	1 816	1.59	0.00	0.32	0.28	0.18	0.46	1.41	0.49	1.18	1.73	2.24	3.50	4.53
免疫增生性疾病	40	0.03	0.00	0.00	0.00	0.00	0.00	0.00	0.05	0.07	0.04	0.13	0.04	0.15
多发性骨髓瘤	681	0.60	0.00	0.00	0.00	0.06	0.00	0.00	0.10	0.17	0.04	0.36	0.79	1.58
淋巴样白血病	482	0.42	0.49	3.21	1.29	0.78	0.61	0.52	0.39	0.34	0.44	0.63	0.79	0.88
髓样白血病	1 436	1.26	0.98	0.64	0.68	0.96	0.91	0.96	1.17	1.69	1.64	2.29	2.83	3.68
白血病，未特指	568	0.50	1.96	1.04	0.39	0.78	0.46	0.30	0.39	0.44	0.40	0.67	1.09	1.11
其他或未指明部位	1 348	1.18	0.00	0.64	0.11	0.06	0.15	0.44	0.49	0.67	1.11	1.61	2.83	3.97
所有部位合计	114 375	100.00	8.81	8.34	5.52	6.69	9.80	24.91	52.82	86.31	141.19	215.89	309.26	381.93
所有部位除外 C44	113 183	98.96	8.81	8.34	5.46	6.57	9.65	24.77	52.53	86.01	140.83	215.39	308.24	380.06

年龄组发病率 /（1/10 万）							粗率 /（1/10 万）	中标率 /（1/10 万）	世标率 /（1/10 万）	累积率 /%		35—64 岁截缩率 /（1/10 万）	ICD-10
55—59 岁	60—64 岁	65—69 岁	70—74 岁	75—79 岁	80—84 岁	≥ 85 岁				0—64 岁	0—74 岁		
0. 32	0. 48	0. 71	1. 26	1. 47	2. 35	1. 65	0. 35	0. 17	0. 16	0. 01	0. 02	0. 18	C00
0. 67	1. 34	1. 87	2. 90	3. 22	1. 57	1. 92	0. 67	0. 33	0. 32	0. 02	0. 04	0. 42	C01—C02
0. 74	1. 48	2. 45	3. 84	4. 23	6. 27	3. 98	0. 95	0. 42	0. 41	0. 02	0. 05	0. 49	C03—C06
0. 81	0. 91	1. 16	1. 13	1. 84	0. 91	1. 51	0. 54	0. 33	0. 30	0. 02	0. 03	0. 52	C07—C08
0. 18	0. 14	0. 22	0. 19	0. 46	0. 39	0. 41	0. 12	0. 07	0. 06	0. 00	0. 01	0. 10	C09
0. 14	0. 10	0. 13	0. 57	0. 46	0. 26	0. 14	0. 08	0. 04	0. 04	0. 00	0. 01	0. 05	C10
1. 88	2. 10	2. 63	2. 33	3. 03	2. 61	1. 78	1. 32	0. 83	0. 76	0. 06	0. 08	1. 62	C11
0. 04	0. 10	0. 13	0. 06	0. 09	0. 26	0. 14	0. 03	0. 02	0. 02	0. 00	0. 00	0. 03	C12—C13
0. 14	0. 29	0. 58	0. 25	0. 83	1. 57	1. 37	0. 21	0. 10	0. 10	0. 00	0. 01	0. 12	C14
6. 69	21. 75	46. 21	85. 06	140. 93	164. 06	136. 85	20. 21	7. 62	7. 41	0. 17	0. 82	4. 45	C15
22. 24	37. 11	57. 94	89. 41	125. 21	135. 58	110. 22	24. 60	11. 09	10. 74	0. 50	1. 24	14. 13	C16
1. 42	3. 20	3. 30	5. 48	5. 24	6. 79	3. 16	1. 40	0. 66	0. 65	0. 04	0. 08	1. 05	C17
18. 70	28. 72	42. 24	59. 60	68. 40	74. 98	61. 49	16. 58	7. 74	7. 58	0. 40	0. 91	11. 33	C18
15. 48	21. 80	29. 66	39. 50	52. 22	58. 39	46. 12	12. 29	5. 71	5. 59	0. 31	0. 65	8. 84	C19—C20
0. 53	0. 43	0. 80	1. 01	1. 38	2. 22	2. 20	0. 37	0. 18	0. 17	0. 01	0. 02	0. 28	C21
16. 19	27. 48	36. 57	50. 78	64. 90	85. 95	78. 38	15. 47	6. 87	6. 79	0. 35	0. 78	9. 73	C22
4. 60	9. 73	13. 87	20. 04	27. 76	30. 83	32. 12	5. 62	2. 38	2. 36	0. 11	0. 28	3. 00	C23—C24
9. 03	17. 51	23. 42	37. 17	52. 68	65. 31	63. 42	10. 36	4. 27	4. 24	0. 18	0. 49	5. 13	C25
0. 35	0. 62	1. 16	1. 01	0. 92	1. 96	0. 82	0. 36	0. 19	0. 18	0. 01	0. 02	0. 25	C30—C31
0. 04	0. 24	0. 89	0. 76	1. 29	1. 57	1. 65	0. 26	0. 11	0. 10	0. 00	0. 01	0. 11	C32
82. 98	125. 26	148. 48	183. 60	223. 20	232. 11	177. 62	60. 53	29. 79	29. 09	1. 78	3. 44	51. 20	C33—C34
1. 66	1. 53	2. 36	2. 27	2. 48	1. 44	2. 47	0. 96	0. 55	0. 52	0. 04	0. 06	1. 00	C37—C38
1. 24	2. 77	2. 23	3. 28	4. 04	7. 58	6. 31	1. 32	0. 74	0. 71	0. 04	0. 07	1. 01	C40—C41
0. 89	1. 19	1. 61	2. 33	3. 22	4. 44	3. 57	0. 78	0. 36	0. 36	0. 02	0. 04	0. 56	C43
2. 41	3. 34	5. 08	10. 08	15. 72	24. 82	39. 40	3. 46	1. 37	1. 35	0. 05	0. 13	1. 40	C44
0. 25	0. 19	0. 31	0. 57	0. 28	0. 26	0. 27	0. 13	0. 07	0. 07	0. 00	0. 01	0. 11	C45
0. 07	0. 00	0. 04	0. 13	0. 18	0. 26	0. 41	0. 05	0. 03	0. 03	0. 00	0. 00	0. 03	C46
0. 92	0. 95	1. 43	1. 89	1. 93	2. 09	1. 37	0. 64	0. 39	0. 39	0. 02	0. 04	0. 55	C47, C49
88. 05	88. 91	77. 30	67. 61	65. 36	45. 33	31. 98	48. 38	31. 23	29. 07	2. 39	3. 11	73. 87	C50
0. 42	0. 81	1. 47	2. 46	1. 84	2. 87	1. 65	0. 53	0. 26	0. 25	0. 01	0. 03	0. 29	C51
0. 28	0. 86	1. 38	1. 26	1. 29	1. 57	0. 69	0. 38	0. 18	0. 18	0. 01	0. 02	0. 27	C52
33. 93	33. 72	27. 12	29. 74	28. 31	22. 21	14. 00	18. 58	11. 77	10. 91	0. 89	1. 18	27. 00	C53
21. 75	17. 60	15. 57	14. 68	12. 41	8. 49	5. 08	9. 36	5. 50	5. 28	0. 44	0. 59	13. 37	C54
2. 05	1. 96	1. 69	1. 95	2. 11	2. 22	1. 24	1. 03	0. 59	0. 57	0. 04	0. 06	1. 34	C55
13. 53	15. 12	16. 64	16. 70	14. 89	11. 89	7. 28	8. 20	5. 10	4. 87	0. 36	0. 53	10. 31	C56
1. 38	1. 86	1. 38	2. 08	1. 38	0. 91	0. 96	0. 77	0. 43	0. 42	0. 03	0. 05	0. 96	C57
0. 04	0. 00	0. 00	0. 06	0. 00	0. 00	0. 14	0. 04	0. 04	0. 04	0. 00	0. 00	0. 04	C58
—	—	—	—	—	—	—	—	—	—	—	—	—	C60
—	—	—	—	—	—	—	—	—	—	—	—	—	C61
—	—	—	—	—	—	—	—	—	—	—	—	—	C62
—	—	—	—	—	—	—	—	—	—	—	—	—	C63
5. 31	6. 15	6. 96	8. 88	8. 92	8. 23	5. 22	3. 01	1. 62	1. 60	0. 11	0. 19	2. 95	C64
0. 18	0. 43	1. 25	1. 51	2. 21	1. 83	1. 10	0. 37	0. 17	0. 16	0. 01	0. 02	0. 16	C65
0. 28	0. 57	0. 98	1. 89	2. 02	2. 87	2. 61	0. 41	0. 16	0. 16	0. 01	0. 02	0. 15	C66
2. 94	4. 20	6. 42	8. 38	14. 07	17. 89	18. 26	2. 84	1. 19	1. 17	0. 05	0. 13	1. 49	C67
0. 14	0. 10	0. 31	0. 38	0. 37	0. 26	0. 14	0. 09	0. 04	0. 04	0. 00	0. 01	0. 05	C68
0. 04	0. 10	0. 09	0. 13	0. 28	0. 65	0. 96	0. 10	0. 07	0. 09	0. 00	0. 01	0. 06	C69
14. 06	16. 89	21. 45	23. 56	26. 11	26. 65	15. 37	9. 21	5. 40	5. 33	0. 35	0. 57	8. 88	C70—C72, D32—D33, D42—D43
50. 11	33. 96	23. 86	17. 14	10. 20	7. 71	3. 16	29. 56	24. 77	21. 25	1. 79	1. 99	47. 42	C73
0. 39	0. 91	0. 40	0. 50	1. 38	0. 91	1. 24	0. 35	0. 21	0. 21	0. 02	0. 02	0. 40	C74
0. 21	0. 29	0. 36	0. 57	0. 18	0. 52	0. 27	0. 26	0. 20	0. 19	0. 01	0. 02	0. 31	C75
0. 14	0. 24	0. 31	0. 63	0. 64	0. 26	0. 55	0. 21	0. 17	0. 16	0. 01	0. 01	0. 17	C81
6. 45	9. 97	13. 02	17. 45	18. 39	18. 94	12. 63	5. 27	2. 83	2. 75	0. 16	0. 32	4. 30	C82—C86, C96
0. 21	0. 14	0. 18	0. 57	0. 46	0. 00	0. 00	0. 12	0. 07	0. 06	0. 00	0. 01	0. 11	C88
2. 27	5. 10	6. 24	8. 13	8. 27	4. 57	3. 29	1. 98	0. 94	0. 94	0. 05	0. 12	1. 44	C90
1. 59	2. 24	2. 90	3. 91	2. 85	4. 05	2. 20	1. 40	1. 03	1. 20	0. 07	0. 10	1. 00	C91
4. 71	6. 58	9. 86	12. 03	15. 08	14. 11	7. 55	4. 17	2. 52	2. 43	0. 14	0. 25	3. 36	C92—C94, D45—D47
1. 27	2. 48	3. 26	4. 85	6. 80	8. 88	3. 98	1. 65	1. 01	1. 04	0. 06	0. 10	1. 08	C95
4. 64	5. 77	8. 07	9. 64	17. 74	17. 37	15. 79	3. 91	1. 99	1. 93	0. 11	0. 20	3. 06	O&U
446. 99	567. 68	675. 99	863. 19	1 071. 16	1 148. 02	938. 07	331. 81	181. 90	172. 79	11. 29	18. 98	321. 49	ALL
444. 58	564. 34	670. 90	853. 11	1 055. 44	1 123. 20	898. 68	328. 36	180. 54	171. 44	11. 23	18. 85	320. 09	ALL exc. C44

附录二　江苏省城市肿瘤登记地区 2020 年恶性肿瘤发病情况

附表 2-1　江苏省城市肿瘤登记地区 2020 年男女合计恶性肿瘤发病主要指标

部位	病例数	构成比/%	年龄组发病率/（1/10 万）											
			0 岁	1—4 岁	5—9 岁	10—14 岁	15—19 岁	20—24 岁	25—29 岁	30—34 岁	35—39 岁	40—44 岁	45—49 岁	50—54 岁
唇	90	0.08	0.00	0.00	0.00	0.00	0.08	0.00	0.16	0.08	0.05	0.00	0.08	0.14
舌	258	0.22	0.00	0.00	0.00	0.00	0.00	0.00	0.11	0.15	0.24	0.34	0.46	0.91
口	338	0.29	0.00	0.00	0.00	0.00	0.08	0.08	0.11	0.08	0.09	0.63	0.34	0.70
唾液腺	203	0.17	0.00	0.00	0.06	0.07	0.08	0.31	0.21	0.30	0.38	0.48	0.42	0.52
扁桃腺	63	0.05	0.00	0.00	0.00	0.00	0.00	0.00	0.00	0.04	0.00	0.14	0.17	0.38
其他口咽	72	0.06	0.00	0.00	0.00	0.00	0.00	0.00	0.00	0.00	0.00	0.05	0.08	0.28
鼻咽	787	0.67	0.00	0.00	0.00	0.14	0.17	0.16	0.43	0.75	0.85	2.27	2.96	4.50
喉咽	144	0.12	0.00	0.00	0.00	0.00	0.00	0.00	0.11	0.00	0.00	0.05	0.21	0.45
咽，部位不明	71	0.06	0.00	0.00	0.00	0.00	0.00	0.00	0.05	0.08	0.00	0.05	0.08	0.24
食管	8 474	7.27	0.48	0.00	0.00	0.00	0.08	0.00	0.11	0.04	0.19	0.72	2.70	9.04
胃	12 850	11.02	0.00	0.00	0.00	0.07	0.17	0.23	1.29	2.21	3.34	7.47	11.79	23.06
小肠	496	0.43	0.00	0.00	0.00	0.00	0.00	0.00	0.00	0.15	0.09	0.24	0.80	1.67
结肠	6 857	5.88	0.00	0.00	0.00	0.14	0.17	0.86	0.86	1.69	2.97	5.02	11.07	15.66
直肠	5 173	4.44	0.00	0.00	0.00	0.00	0.00	0.16	0.59	1.13	1.93	4.29	7.94	14.16
肛门	130	0.11	0.00	0.00	0.00	0.00	0.00	0.00	0.00	0.00	0.14	0.14	0.08	0.17
肝脏	7 481	6.41	0.48	0.33	0.00	0.14	0.08	0.31	0.75	1.69	4.47	8.68	17.19	26.06
胆囊及其他	1 693	1.45	0.00	0.00	0.00	0.00	0.00	0.00	0.05	0.11	0.28	0.82	1.69	3.28
胰腺	3 591	3.08	0.00	0.00	0.00	0.00	0.08	0.00	0.32	0.08	0.80	1.74	3.46	6.80
鼻、鼻窦及其他	133	0.11	0.00	0.00	0.00	0.00	0.17	0.00	0.05	0.08	0.14	0.14	0.17	0.52
喉	553	0.47	0.00	0.00	0.06	0.00	0.00	0.00	0.00	0.00	0.00	0.34	0.38	1.08
气管、支气管、肺	25 358	21.74	0.00	0.08	0.00	0.00	0.33	1.63	3.38	6.19	11.72	19.77	38.06	58.75
其他胸腔器官	390	0.33	0.48	0.08	0.12	0.00	0.41	0.47	0.21	0.38	0.71	0.82	0.84	1.99
骨	446	0.38	0.00	0.00	0.24	0.69	0.66	0.47	0.21	0.49	0.33	0.48	0.80	1.12
皮肤黑色素瘤	236	0.20	0.00	0.00	0.06	0.07	0.08	0.00	0.11	0.08	0.28	0.19	0.34	0.77
皮肤其他	1 088	0.93	0.00	0.00	0.06	0.00	0.17	0.23	0.27	0.41	0.24	0.68	0.97	1.95
间皮瘤	54	0.05	0.00	0.00	0.06	0.00	0.00	0.00	0.00	0.08	0.09	0.00	0.13	0.17
卡波氏肉瘤	20	0.02	0.00	0.00	0.00	0.00	0.00	0.00	0.00	0.00	0.05	0.00	0.04	0.07
结缔组织、软组织	239	0.20	0.97	0.08	0.06	0.14	0.33	0.39	0.38	0.11	0.33	0.24	0.68	0.77
乳房	7 900	6.77	0.48	0.00	0.00	0.00	0.33	0.54	3.06	7.54	18.55	34.48	43.38	46.54
外阴	97	0.08	0.00	0.00	0.00	0.00	0.00	0.08	0.05	0.11	0.14	0.10	0.13	0.14
阴道	59	0.05	0.00	0.08	0.00	0.00	0.00	0.00	0.00	0.04	0.09	0.00	0.04	0.28
子宫颈	2 777	2.38	0.00	0.00	0.00	0.00	0.00	0.23	1.34	3.72	7.34	10.51	13.35	19.61
子宫体	1 547	1.33	0.00	0.00	0.00	0.00	0.00	0.08	0.32	1.13	1.79	3.66	7.77	11.93
子宫，部位不明	155	0.13	0.00	0.00	0.00	0.00	0.00	0.00	0.00	0.08	0.33	0.43	0.63	1.08
卵巢	1 339	1.15	0.00	0.00	0.00	0.34	0.41	1.09	0.96	0.86	1.88	3.95	6.04	7.61
其他女性生殖器	125	0.11	0.00	0.00	0.00	0.00	0.00	0.08	0.00	0.00	0.24	0.29	0.38	0.91
胎盘	4	0.00	0.00	0.00	0.00	0.00	0.00	0.00	0.00	0.08	0.00	0.00	0.04	0.00
阴茎	162	0.14	0.00	0.00	0.00	0.00	0.00	0.00	0.05	0.04	0.00	0.14	0.17	0.42
前列腺	3 792	3.25	0.00	0.00	0.00	0.00	0.00	0.00	0.00	0.04	0.00	0.19	0.30	1.33
睾丸	57	0.05	0.00	0.16	0.00	0.00	0.00	0.00	0.59	0.38	0.38	0.14	0.00	0.07
其他男性生殖器	24	0.02	0.00	0.00	0.00	0.00	0.00	0.00	0.00	0.04	0.00	0.00	0.04	0.00
肾	1 599	1.37	0.97	0.24	0.18	0.00	0.25	0.16	0.38	0.79	1.88	3.28	4.35	6.31
肾盂	190	0.16	0.00	0.00	0.06	0.00	0.00	0.00	0.00	0.04	0.09	0.05	0.13	0.59
输尿管	215	0.18	0.00	0.00	0.00	0.00	0.00	0.00	0.00	0.00	0.05	0.00	0.17	0.10
膀胱	2 485	2.13	0.00	0.00	0.00	0.07	0.00	0.23	0.21	0.30	0.52	1.25	2.24	4.64
其他泌尿器官	37	0.03	0.00	0.00	0.00	0.00	0.00	0.00	0.00	0.04	0.00	0.00	0.04	0.00
眼	35	0.03	0.48	0.24	0.06	0.07	0.00	0.00	0.05	0.08	0.00	0.10	0.13	0.00
脑、神经系统	2 823	2.42	1.45	1.79	1.99	1.44	1.90	2.10	1.98	2.85	4.42	5.16	8.66	10.92
甲状腺	6 808	5.84	0.00	0.00	0.00	0.41	1.65	7.86	22.40	31.94	35.35	37.08	36.92	35.62
肾上腺	101	0.09	0.00	0.00	0.00	0.14	0.00	0.08	0.00	0.04	0.05	0.10	0.30	0.28
其他内分泌腺	78	0.07	0.48	0.08	0.00	0.21	0.08	0.00	0.11	0.19	0.24	0.14	0.04	0.31
霍奇金病	83	0.07	0.00	0.00	0.12	0.07	0.00	0.31	0.32	0.34	0.14	0.10	0.13	0.28
非霍奇金淋巴瘤	1 986	1.70	0.00	0.24	0.18	0.62	0.99	1.32	0.80	1.58	2.17	3.13	3.63	6.59
免疫增生性疾病	46	0.04	0.00	0.00	0.00	0.00	0.00	0.00	0.00	0.00	0.09	0.10	0.08	0.21
多发性骨髓瘤	686	0.59	0.00	0.00	0.00	0.00	0.00	0.00	0.00	0.11	0.05	0.43	0.76	1.47
淋巴样白血病	582	0.50	0.97	4.57	2.24	1.10	0.83	0.93	0.70	0.75	0.75	0.48	0.89	1.29
髓样白血病	1 554	1.33	0.48	0.90	0.97	0.76	1.49	0.70	1.39	2.14	1.74	2.41	3.55	4.01
白血病，未特指	564	0.48	0.97	0.82	0.48	0.69	0.66	0.31	0.43	0.45	0.52	0.77	1.01	1.22
其他或未指明部位	1 420	1.22	1.45	0.73	0.24	0.00	0.08	0.47	0.48	0.79	1.08	1.30	2.66	4.05
所有部位合计	116 618	100.00	10.16	10.44	7.25	7.36	11.83	21.85	45.40	72.80	109.59	165.60	241.92	343.06
所有部位除外 C44	115 530	99.07	10.16	10.44	7.19	7.36	11.66	21.62	45.13	72.39	109.35	164.92	240.95	341.11

年龄组发病率 /（1/10 万）							粗率 /（1/10 万）	中标率 /（1/10 万）	世标率 /（1/10 万）	累积率 /%		35—64 岁截缩率 /（1/10 万）	ICD-10
55—59 岁	60—64 岁	65—69 岁	70—74 岁	75—79 岁	80—84 岁	≥85 岁				0—64 岁	0—74 岁		
0.33	0.64	0.57	0.96	1.34	2.47	1.20	0.29	0.15	0.15	0.01	0.02	0.17	C00
1.35	1.80	1.98	2.94	3.58	2.47	2.20	0.84	0.44	0.43	0.03	0.05	0.75	C01—C02
1.35	2.12	3.02	4.12	4.58	6.10	4.80	1.10	0.54	0.54	0.03	0.06	0.77	C03—C06
0.78	1.11	1.30	2.13	2.57	2.47	1.80	0.66	0.41	0.39	0.02	0.04	0.58	C07—C08
0.33	0.64	0.62	0.29	0.22	0.49	0.60	0.21	0.11	0.11	0.01	0.01	0.25	C09
0.49	0.90	0.62	0.74	0.56	0.66	0.20	0.24	0.12	0.12	0.01	0.02	0.25	C10
5.42	4.83	5.77	5.30	5.59	2.80	3.20	2.57	1.55	1.48	0.11	0.17	3.22	C11
0.98	1.38	1.25	1.47	1.79	1.65	0.60	0.47	0.23	0.24	0.02	0.03	0.43	C12—C13
0.41	0.58	0.62	0.74	0.89	0.66	0.60	0.23	0.12	0.12	0.01	0.01	0.19	C14
18.92	50.96	87.47	128.31	164.91	173.96	149.60	27.69	11.96	11.95	0.41	1.49	11.17	C15
43.95	77.90	122.15	185.36	229.82	217.78	161.80	41.99	19.51	19.23	0.86	2.39	23.82	C16
2.09	3.45	4.63	5.67	7.49	7.08	5.20	1.62	0.78	0.77	0.04	0.09	1.21	C17
28.36	45.87	65.42	84.29	98.21	104.77	85.80	22.41	10.87	10.74	0.56	1.31	15.79	C18
23.27	34.95	46.39	63.60	73.07	77.26	60.20	16.90	8.18	8.10	0.44	0.99	12.54	C19—C20
0.53	0.95	1.30	1.55	1.56	2.47	2.20	0.42	0.20	0.20	0.01	0.02	0.29	C21
34.06	50.22	62.19	75.09	93.18	107.08	100.80	24.44	12.23	12.08	0.72	1.41	20.95	C22
5.21	10.87	14.98	20.61	28.94	34.10	33.20	5.53	2.48	2.47	0.11	0.29	3.14	C23—C24
11.66	21.85	32.40	44.76	61.79	72.65	66.20	11.73	5.28	5.26	0.23	0.62	6.58	C25
0.49	0.85	1.30	1.33	1.01	2.64	1.40	0.43	0.23	0.23	0.01	0.03	0.35	C30—C31
3.08	4.35	6.24	6.92	6.70	9.23	3.60	1.81	0.84	0.86	0.05	0.11	1.27	C32
98.00	168.42	247.74	325.01	378.87	378.73	285.41	82.86	40.19	39.62	2.03	4.90	57.31	C33—C34
1.76	2.44	2.86	3.09	3.46	3.95	2.20	1.27	0.79	0.77	0.05	0.08	1.32	C37—C38
1.48	2.92	2.65	3.68	5.70	8.24	8.00	1.46	0.87	0.85	0.05	0.08	1.06	C40—C41
0.86	1.59	1.35	2.72	2.90	5.11	3.60	0.77	0.40	0.39	0.02	0.04	0.60	C43
2.50	4.72	6.50	12.74	18.66	25.70	39.40	3.56	1.56	1.55	0.06	0.16	1.61	C44
0.25	0.16	0.36	0.96	0.45	0.49	1.00	0.18	0.09	0.09	0.00	0.01	0.12	C45
0.00	0.21	0.21	0.15	0.22	0.33	0.40	0.07	0.03	0.03	0.00	0.00	0.06	C46
1.11	1.54	1.61	2.13	2.57	2.47	2.00	0.78	0.50	0.51	0.03	0.05	0.71	C47, C49
47.93	47.35	43.94	39.46	46.70	28.99	24.80	25.81	16.66	15.55	1.25	1.67	38.46	C50
0.12	0.53	1.14	1.40	0.89	1.65	1.60	0.32	0.17	0.16	0.01	0.02	0.18	C51
0.25	0.27	0.62	0.74	0.89	0.33	0.60	0.19	0.10	0.10	0.01	0.01	0.14	C52
17.28	17.08	12.58	13.55	14.30	10.38	7.60	9.07	5.90	5.46	0.45	0.58	13.63	C53
12.97	8.43	9.52	7.36	7.37	4.78	3.40	5.05	3.01	2.89	0.24	0.32	7.25	C54
1.23	0.80	1.04	0.74	1.01	0.82	0.40	0.51	0.30	0.29	0.02	0.03	0.71	C55
7.72	8.01	9.05	9.94	9.27	6.59	4.00	4.38	2.75	2.62	0.19	0.29	5.55	C56
0.70	0.95	0.73	1.03	0.89	0.82	0.40	0.41	0.24	0.23	0.02	0.03	0.53	C57
0.04	0.00	0.00	0.00	0.00	0.00	0.00	0.01	0.01	0.01	0.00	0.00	0.01	C58
0.78	1.06	1.46	1.40	3.13	2.64	2.20	0.53	0.25	0.25	0.01	0.03	0.37	C60
3.90	14.69	33.12	63.97	99.55	93.73	80.80	12.39	5.13	4.98	0.10	0.59	2.71	C61
0.00	0.21	0.21	0.22	0.56	0.49	0.40	0.19	0.18	0.15	0.01	0.01	0.14	C62
0.08	0.27	0.21	0.29	0.45	0.33	0.20	0.08	0.04	0.04	0.00	0.00	0.05	C63
9.60	11.61	12.38	15.39	16.76	11.70	9.00	5.22	2.91	2.86	0.20	0.33	5.60	C64
0.49	1.38	1.82	2.43	3.02	3.46	2.20	0.62	0.29	0.29	0.01	0.04	0.39	C65
0.57	1.48	2.24	3.02	4.47	4.45	2.80	0.70	0.31	0.31	0.01	0.04	0.32	C66
6.65	14.58	21.32	33.05	41.56	54.36	49.60	8.12	3.65	3.62	0.15	0.43	4.26	C67
0.12	0.05	0.52	0.44	0.78	0.82	0.60	0.12	0.05	0.05	0.00	0.01	0.03	C68
0.12	0.11	0.16	0.22	0.22	0.99	0.40	0.11	0.08	0.10	0.01	0.01	0.07	C69
14.49	17.18	20.59	23.34	25.59	24.87	18.40	9.22	5.78	5.67	0.37	0.59	9.38	C70—C72, D32—D33, D42—D43
36.24	24.66	17.32	13.47	7.71	6.75	4.60	22.24	19.15	16.22	1.35	1.50	34.77	C73
0.41	0.80	0.73	0.59	1.23	2.31	1.40	0.33	0.18	0.17	0.01	0.02	0.29	C74
0.21	0.32	0.36	1.25	0.56	1.15	0.00	0.25	0.18	0.17	0.01	0.02	0.20	C75
0.25	0.32	0.52	0.59	1.01	0.33	0.80	0.27	0.21	0.19	0.01	0.02	0.19	C81
7.43	12.09	17.06	22.89	22.35	26.52	18.00	6.49	3.63	3.51	0.20	0.40	5.31	C82—C86, C96
0.29	0.21	0.26	0.81	0.67	0.16	0.00	0.15	0.08	0.08	0.00	0.01	0.15	C88
2.95	4.83	7.02	11.12	9.50	8.24	5.80	2.24	1.06	1.06	0.05	0.14	1.48	C90
1.76	2.70	4.37	4.42	4.69	5.27	4.00	1.90	1.47	1.72	0.09	0.14	1.20	C91
5.38	8.06	12.64	16.42	20.67	19.11	13.80	5.08	3.07	2.97	0.17	0.31	3.87	C92—C94, D45—D47
1.56	2.81	3.85	5.67	8.49	10.05	7.40	1.84	1.12	1.13	0.06	0.11	1.21	C95
5.05	7.64	10.82	13.99	22.23	25.70	23.60	4.64	2.37	2.35	0.12	0.25	3.27	O&U
475.60	708.67	971.08	1 295.85	1 577.14	1 611.60	1 316.04	381.05	201.02	194.45	11.11	22.44	308.22	ALL
473.10	703.95	964.58	1 283.12	1 558.48	1 585.90	1 276.64	377.49	199.46	192.91	11.05	22.28	306.61	ALL exc. C44

附表 2-2　江苏省城市肿瘤登记地区 2020 年男性恶性肿瘤发病主要指标

部位	病例数	构成比/%	年龄组发病率/（1/10 万）											
			0 岁	1—4 岁	5—9 岁	10—14 岁	15—19 岁	20—24 岁	25—29 岁	30—34 岁	35—39 岁	40—44 岁	45—49 岁	50—54 岁
唇	38	0.06	0.00	0.00	0.00	0.00	0.00	0.00	0.11	0.00	0.00	0.00	0.00	0.07
舌	139	0.22	0.00	0.00	0.00	0.00	0.00	0.00	0.00	0.08	0.29	0.29	0.60	1.06
口	206	0.32	0.00	0.00	0.00	0.00	0.16	0.00	0.11	0.15	0.10	0.98	0.43	0.71
唾液腺	116	0.18	0.00	0.00	0.11	0.13	0.00	0.44	0.32	0.23	0.68	0.49	0.43	0.35
扁桃腺	38	0.06	0.00	0.00	0.00	0.00	0.00	0.00	0.00	0.00	0.00	0.20	0.26	0.42
其他口咽	62	0.10	0.00	0.00	0.00	0.00	0.00	0.00	0.00	0.00	0.00	0.10	0.09	0.56
鼻咽	583	0.91	0.00	0.00	0.00	0.13	0.16	0.30	0.63	0.77	1.26	3.14	4.79	6.42
喉咽	134	0.21	0.00	0.00	0.00	0.00	0.00	0.00	0.21	0.00	0.00	0.10	0.43	0.92
咽，部位不明	47	0.07	0.00	0.00	0.00	0.00	0.00	0.00	0.00	0.08	0.00	0.00	0.00	0.49
食管	6 043	9.47	0.93	0.00	0.00	0.00	0.16	0.00	0.00	0.00	0.10	1.27	4.62	15.94
胃	9 027	14.14	0.00	0.00	0.00	0.13	0.16	0.00	1.37	1.46	3.29	8.04	13.18	29.27
小肠	289	0.45	0.00	0.00	0.00	0.00	0.00	0.00	0.00	0.23	0.10	0.20	0.94	2.05
结肠	3 990	6.25	0.00	0.00	0.00	0.00	0.16	1.04	1.05	1.69	3.77	7.06	12.75	17.21
直肠	3 243	5.08	0.00	0.00	0.00	0.00	0.00	0.00	0.74	1.00	1.45	5.59	9.50	17.84
肛门	71	0.11	0.00	0.00	0.00	0.00	0.00	0.00	0.00	0.00	0.00	0.20	0.09	0.28
肝脏	5 244	8.22	0.93	0.31	0.00	0.13	0.16	0.59	1.05	2.46	6.86	14.41	29.44	41.82
胆囊及其他	782	1.23	0.00	0.00	0.00	0.00	0.00	0.00	0.00	0.23	0.29	0.88	1.97	2.61
胰腺	1 985	3.11	0.00	0.00	0.00	0.00	0.00	0.00	0.53	0.08	0.77	2.16	4.71	8.32
鼻、鼻窦及其他	70	0.11	0.00	0.00	0.00	0.00	0.00	0.00	0.00	0.08	0.10	0.29	0.26	0.42
喉	516	0.81	0.00	0.00	0.11	0.00	0.00	0.00	0.00	0.00	0.00	0.59	0.68	2.12
气管、支气管、肺	15 522	24.32	0.00	0.16	0.00	0.00	0.62	1.48	2.31	4.23	6.48	13.24	31.58	55.43
其他胸腔器官	230	0.36	0.93	0.00	0.23	0.00	0.62	0.74	0.32	0.31	0.97	1.08	0.77	1.97
骨	259	0.41	0.00	0.00	0.23	0.77	1.09	0.74	0.42	0.62	0.39	0.49	0.94	1.20
皮肤黑色素瘤	122	0.19	0.00	0.00	0.00	0.13	0.00	0.00	0.11	0.15	0.39	0.20	0.26	0.92
皮肤其他	550	0.86	0.00	0.00	0.00	0.00	0.31	0.30	0.11	0.69	0.19	0.98	1.11	1.55
间皮瘤	30	0.05	0.00	0.00	0.11	0.00	0.00	0.00	0.00	0.08	0.10	0.00	0.09	0.21
卡波氏肉瘤	12	0.02	0.00	0.00	0.00	0.00	0.00	0.00	0.00	0.00	0.10	0.00	0.09	0.07
结缔组织、软组织	133	0.21	1.87	0.16	0.00	0.13	0.31	0.44	0.42	0.23	0.39	0.20	1.03	0.78
乳房	71	0.11	0.00	0.00	0.00	0.00	0.00	0.00	0.11	0.00	0.10	0.10	0.34	0.71
外阴	—	—	—	—	—	—	—	—	—	—	—	—	—	—
阴道	—	—	—	—	—	—	—	—	—	—	—	—	—	—
子宫颈	—	—	—	—	—	—	—	—	—	—	—	—	—	—
子宫体	—	—	—	—	—	—	—	—	—	—	—	—	—	—
子宫，部位不明	—	—	—	—	—	—	—	—	—	—	—	—	—	—
卵巢	—	—	—	—	—	—	—	—	—	—	—	—	—	—
其他女性生殖器	—	—	—	—	—	—	—	—	—	—	—	—	—	—
胎盘	—	—	—	—	—	—	—	—	—	—	—	—	—	—
阴茎	162	0.25	0.00	0.00	0.00	0.00	0.00	0.00	0.11	0.08	0.00	0.29	0.34	0.85
前列腺	3 792	5.94	0.00	0.00	0.00	0.00	0.00	0.00	0.00	0.08	0.00	0.39	0.60	2.68
睾丸	57	0.09	0.00	0.31	0.00	0.00	0.00	0.00	1.16	0.77	0.77	0.29	0.00	0.14
其他男性生殖器	24	0.04	0.00	0.00	0.00	0.00	0.00	0.00	0.00	0.08	0.00	0.00	0.09	0.00
肾	1 063	1.67	0.93	0.47	0.34	0.00	0.00	0.15	0.63	1.31	2.71	4.61	5.48	8.46
肾盂	129	0.20	0.00	0.00	0.11	0.00	0.00	0.00	0.00	0.00	0.10	0.10	0.17	0.99
输尿管	133	0.21	0.00	0.00	0.00	0.00	0.00	0.00	0.00	0.00	0.10	0.00	0.26	0.21
膀胱	2 028	3.18	0.00	0.00	0.00	0.13	0.00	0.44	0.32	0.54	0.68	2.35	3.68	7.19
其他泌尿器官	23	0.04	0.00	0.00	0.00	0.00	0.00	0.00	0.00	0.00	0.00	0.00	0.00	0.00
眼	20	0.03	0.00	0.31	0.00	0.00	0.00	0.00	0.11	0.15	0.00	0.00	0.17	0.00
脑、神经系统	1 270	1.99	0.93	1.88	1.94	1.93	1.87	1.93	2.00	3.15	3.96	5.10	7.27	9.52
甲状腺	1 693	2.65	0.00	0.00	0.00	0.13	1.09	3.86	12.19	18.69	19.82	19.61	18.83	12.62
肾上腺	53	0.08	0.00	0.00	0.00	0.13	0.00	0.00	0.00	0.00	0.00	0.00	0.51	0.28
其他内分泌腺	37	0.06	0.00	0.16	0.00	0.13	0.00	0.00	0.00	0.08	0.10	0.10	0.09	0.28
霍奇金病	52	0.08	0.00	0.00	0.11	0.00	0.00	0.44	0.32	0.54	0.10	0.10	0.17	0.35
非霍奇金淋巴瘤	1 105	1.73	0.00	0.16	0.34	0.90	1.56	1.19	0.84	1.77	2.42	3.53	4.28	7.41
免疫增生性疾病	25	0.04	0.00	0.00	0.00	0.00	0.00	0.00	0.00	0.00	0.10	0.00	0.09	0.21
多发性骨髓瘤	387	0.61	0.00	0.00	0.00	0.00	0.00	0.00	0.00	0.15	0.10	0.39	0.86	1.20
淋巴样白血病	361	0.57	0.93	5.18	2.62	1.16	0.93	1.19	1.05	1.00	1.16	0.49	1.20	1.83
髓样白血病	849	1.33	0.00	0.94	1.14	0.77	1.87	0.30	1.58	2.23	2.13	2.55	4.02	3.74
白血病，未特指	309	0.48	0.00	0.78	0.34	0.51	0.93	0.59	0.63	0.54	0.68	0.98	0.86	1.20
其他或未指明部位	706	1.11	2.80	0.78	0.23	0.00	0.00	0.74	0.53	0.69	0.58	0.88	2.14	3.10
所有部位合计	63 830	100.00	10.26	11.61	7.98	7.32	12.13	16.91	31.32	46.68	63.61	104.03	172.42	273.99
所有部位除外 C44	63 280	99.14	10.26	11.61	7.98	7.32	11.82	16.61	31.21	45.99	63.42	103.05	171.31	272.44

年龄组发病率 /（1/10 万）							粗率 /(1/10万)	中标率 /(1/10万)	世标率 /(1/10万)	累积率 /%		35—64 岁截缩率 /(1/10 万)	ICD-10
55—59 岁	60—64 岁	65—69 岁	70—74 岁	75—79 岁	80—84 岁	≥ 85 岁				0—64 岁	0—74 岁		
0.25	0.53	0.63	1.19	1.40	1.84	1.60	0.25	0.12	0.12	0.00	0.01	0.11	C00
1.90	2.11	2.20	2.54	3.74	2.94	2.67	0.91	0.48	0.47	0.03	0.06	0.92	C01—C02
1.73	3.27	3.88	4.63	5.84	6.99	6.40	1.35	0.70	0.69	0.04	0.08	1.05	C03—C06
0.99	1.27	1.57	2.69	3.04	3.31	2.13	0.76	0.49	0.46	0.03	0.05	0.66	C07—C08
0.41	0.95	0.73	0.60	0.00	0.37	0.53	0.25	0.14	0.14	0.01	0.02	0.33	C09
0.82	1.69	1.15	1.19	0.70	1.10	0.53	0.41	0.20	0.21	0.02	0.03	0.45	C10
8.74	7.80	8.18	8.06	8.18	4.78	5.87	3.82	2.30	2.22	0.17	0.25	4.95	C11
1.90	2.64	2.20	2.83	3.51	2.94	1.07	0.88	0.45	0.45	0.03	0.06	0.83	C12—C13
0.66	0.95	0.84	1.19	0.93	0.37	0.53	0.31	0.15	0.16	0.01	0.02	0.29	C14
33.47	86.17	141.22	188.60	222.47	215.32	201.09	39.54	18.10	18.29	0.71	2.36	19.17	C15
61.51	116.65	186.97	276.48	341.41	330.89	245.89	59.07	27.95	27.72	1.18	3.49	32.45	C16
2.80	3.90	6.09	5.67	10.28	7.36	6.40	1.89	0.94	0.93	0.05	0.11	1.43	C17
34.63	59.27	78.58	98.03	121.52	131.40	96.54	26.11	13.12	12.99	0.69	1.58	19.46	C18
28.77	47.99	61.38	86.24	92.54	98.27	83.74	21.22	10.49	10.48	0.56	1.30	15.98	C19—C20
0.66	1.48	1.78	1.34	1.87	1.47	2.13	0.46	0.23	0.23	0.01	0.03	0.38	C21
54.17	74.46	89.92	102.66	121.98	128.09	138.68	34.32	18.13	17.94	1.13	2.09	33.16	C22
5.85	10.44	15.74	18.80	26.17	34.60	29.34	5.12	2.42	2.41	0.11	0.28	3.13	C23—C24
14.02	26.58	41.34	49.24	68.70	79.50	64.01	12.99	6.20	6.17	0.29	0.74	8.06	C25
0.74	1.05	1.36	1.34	0.93	2.58	2.13	0.46	0.24	0.24	0.01	0.03	0.43	C30—C31
6.10	8.44	11.75	13.13	12.62	18.40	6.93	3.38	1.61	1.64	0.09	0.21	2.46	C32
103.06	206.29	329.87	458.52	538.64	552.47	450.18	101.57	48.60	48.32	2.12	6.07	58.78	C33—C34
1.48	3.16	3.04	4.18	5.37	8.10	1.60	1.51	0.96	0.93	0.06	0.10	1.46	C37—C38
1.90	3.48	2.94	4.77	7.48	9.57	8.53	1.69	1.09	1.05	0.06	0.10	1.24	C40—C41
0.74	2.00	1.36	3.13	3.27	5.52	2.67	0.80	0.43	0.41	0.02	0.05	0.66	C43
2.72	5.70	7.87	13.58	20.33	29.08	37.34	3.60	1.73	1.70	0.07	0.18	1.78	C44
0.16	0.11	0.52	1.04	0.47	0.74	2.13	0.20	0.10	0.10	0.00	0.01	0.10	C45
0.00	0.42	0.42	0.00	0.00	0.00	0.53	0.08	0.05	0.05	0.00	0.01	0.10	C46
1.07	1.79	1.99	1.94	3.04	3.68	1.60	0.87	0.58	0.59	0.04	0.06	0.81	C47, C49
0.74	0.74	1.05	2.09	2.10	0.74	1.60	0.46	0.25	0.24	0.01	0.03	0.41	C50
—	—	—	—	—	—	—	—	—	—	—	—	—	C51
—	—	—	—	—	—	—	—	—	—	—	—	—	C52
—	—	—	—	—	—	—	—	—	—	—	—	—	C53
—	—	—	—	—	—	—	—	—	—	—	—	—	C54
—	—	—	—	—	—	—	—	—	—	—	—	—	C55
—	—	—	—	—	—	—	—	—	—	—	—	—	C56
—	—	—	—	—	—	—	—	—	—	—	—	—	C57
—	—	—	—	—	—	—	—	—	—	—	—	—	C58
1.57	2.11	2.94	2.83	6.54	5.89	5.87	1.06	0.51	0.51	0.03	0.06	0.73	C60
7.83	29.21	66.83	129.66	208.21	209.43	215.49	24.81	10.73	10.48	0.20	1.19	5.40	C61
0.00	0.42	0.42	0.45	1.17	1.10	1.07	0.37	0.36	0.30	0.02	0.02	0.28	C62
0.16	0.53	0.42	0.60	0.93	0.74	0.53	0.16	0.08	0.08	0.00	0.01	0.11	C63
13.36	16.14	16.89	19.84	22.43	13.25	17.07	6.96	3.96	3.89	0.27	0.45	7.65	C64
0.66	2.32	2.52	3.28	3.97	3.68	3.73	0.84	0.41	0.42	0.02	0.05	0.61	C65
0.82	2.11	3.15	3.28	5.84	6.26	1.07	0.87	0.41	0.40	0.02	0.05	0.48	C66
9.73	24.47	37.35	57.30	71.74	93.49	99.74	13.27	6.22	6.18	0.25	0.72	6.87	C67
0.08	0.11	0.52	0.30	1.64	1.47	1.60	0.15	0.06	0.06	0.00	0.01	0.02	C68
0.16	0.11	0.31	0.30	0.23	1.47	0.00	0.13	0.09	0.09	0.00	0.01	0.07	C69
12.28	15.93	18.57	20.44	25.00	24.66	20.80	8.31	5.39	5.27	0.34	0.54	8.34	C70—C72, D32—D33, D42—D43
16.08	13.18	8.39	7.76	4.67	4.78	5.87	11.08	9.97	8.32	0.68	0.76	17.09	C73
0.49	0.63	1.15	0.75	1.17	2.94	0.53	0.35	0.19	0.18	0.01	0.02	0.29	C74
0.16	0.21	0.31	1.79	0.70	1.84	0.00	0.24	0.14	0.14	0.01	0.02	0.15	C75
0.25	0.32	0.84	0.60	1.64	0.74	1.07	0.34	0.26	0.23	0.01	0.02	0.20	C81
7.59	11.71	19.93	27.45	26.87	34.23	23.47	7.23	4.16	4.00	0.22	0.46	5.66	C82—C86, C96
0.25	0.21	0.31	1.04	0.93	0.37	0.00	0.16	0.09	0.08	0.00	0.01	0.13	C88
3.88	5.06	7.55	12.98	10.05	13.62	10.13	2.53	1.21	1.21	0.06	0.16	1.61	C90
1.65	3.27	5.46	5.82	6.78	6.99	5.87	2.36	1.82	2.08	0.11	0.17	1.48	C91
6.10	9.28	13.85	19.84	23.60	20.24	20.27	5.56	3.41	3.30	0.18	0.35	4.27	C92—C94, D45—D47
1.65	2.85	4.93	5.67	11.22	12.15	9.07	2.02	1.26	1.24	0.06	0.11	1.26	C95
5.03	8.23	13.01	16.41	21.27	27.61	28.80	4.62	2.38	2.42	0.12	0.26	2.91	O&U
461.78	829.70	1 232.28	1 694.11	2 085.16	2 169.39	1 876.46	417.69	211.36	208.26	10.20	24.83	276.65	ALL
459.06	824.01	1 224.41	1 680.54	2 064.83	2 140.31	1 839.12	414.09	209.63	206.57	10.13	24.65	274.88	ALL exc. C44

附表 2-3　江苏省城市肿瘤登记地区 2020 年女性恶性肿瘤发病主要指标

部位	病例数	构成比 /%	年龄组发病率 / (1/10 万)											
			0 岁	1—4 岁	5—9 岁	10—14 岁	15—19 岁	20—24 岁	25—29 岁	30—34 岁	35—39 岁	40—44 岁	45—49 岁	50—54 岁
唇	52	0.10	0.00	0.00	0.00	0.00	0.18	0.00	0.22	0.15	0.09	0.00	0.17	0.21
舌	119	0.23	0.00	0.00	0.00	0.00	0.00	0.00	0.22	0.22	0.18	0.38	0.33	0.76
口	132	0.25	0.00	0.00	0.00	0.00	0.00	0.16	0.11	0.00	0.09	0.28	0.25	0.69
唾液腺	87	0.16	0.00	0.00	0.00	0.00	0.18	0.16	0.11	0.37	0.09	0.47	0.42	0.69
扁桃腺	25	0.05	0.00	0.00	0.00	0.00	0.00	0.00	0.00	0.07	0.00	0.09	0.08	0.35
其他口咽	10	0.02	0.00	0.00	0.00	0.00	0.00	0.00	0.00	0.00	0.00	0.00	0.08	0.00
鼻咽	204	0.39	0.00	0.00	0.00	0.15	0.18	0.00	0.22	0.73	0.46	1.42	1.17	2.62
喉咽	10	0.02	0.00	0.00	0.00	0.00	0.00	0.00	0.00	0.00	0.00	0.00	0.00	0.00
咽，部位不明	24	0.05	0.00	0.00	0.00	0.00	0.00	0.00	0.11	0.07	0.00	0.09	0.17	0.00
食管	2 431	4.61	0.00	0.00	0.00	0.00	0.00	0.00	0.22	0.07	0.28	0.19	0.83	2.28
胃	3 823	7.24	0.00	0.00	0.00	0.00	0.18	0.49	1.20	2.93	3.39	6.93	10.43	16.98
小肠	207	0.39	0.00	0.00	0.00	0.00	0.00	0.00	0.00	0.07	0.09	0.28	0.67	1.31
结肠	2 867	5.43	0.00	0.00	0.00	0.30	0.18	0.65	0.66	1.69	2.20	3.04	9.43	14.15
直肠	1 930	3.66	0.00	0.00	0.00	0.00	0.00	0.33	0.44	1.25	2.39	3.04	6.42	10.56
肛门	59	0.11	0.00	0.00	0.00	0.00	0.00	0.00	0.00	0.00	0.28	0.09	0.08	0.07
肝脏	2 237	4.24	0.00	0.34	0.00	0.15	0.00	0.00	0.44	0.95	2.20	3.13	5.26	10.63
胆囊及其他	911	1.73	0.00	0.00	0.00	0.00	0.00	0.00	0.11	0.00	0.28	0.76	1.42	3.94
胰腺	1 606	3.04	0.00	0.00	0.00	0.00	0.18	0.00	0.11	0.07	0.83	1.33	2.25	5.32
鼻、鼻窦及其他	63	0.12	0.00	0.00	0.00	0.00	0.35	0.00	0.11	0.07	0.18	0.00	0.08	0.62
喉	37	0.07	0.00	0.00	0.00	0.00	0.00	0.00	0.00	0.00	0.00	0.09	0.08	0.07
气管、支气管、肺	9 836	18.63	0.00	0.00	0.00	0.00	0.00	1.80	4.48	8.06	16.70	26.09	44.38	62.00
其他胸腔器官	160	0.30	0.00	0.17	0.00	0.00	0.18	0.16	0.11	0.44	0.46	0.57	0.92	2.00
骨	187	0.35	0.00	0.00	0.26	0.59	0.18	0.16	0.00	0.37	0.28	0.47	0.67	1.04
皮肤黑色素瘤	114	0.22	0.00	0.00	0.13	0.00	0.18	0.00	0.11	0.00	0.18	0.19	0.42	0.62
皮肤其他	538	1.02	0.00	0.00	0.13	0.00	0.00	0.16	0.44	0.15	0.28	0.38	0.83	2.35
间皮瘤	24	0.05	0.00	0.00	0.00	0.00	0.00	0.00	0.00	0.07	0.09	0.00	0.17	0.14
卡波氏肉瘤	8	0.02	0.00	0.00	0.00	0.00	0.00	0.00	0.00	0.00	0.00	0.00	0.00	0.07
结缔组织、软组织	106	0.20	0.00	0.00	0.13	0.15	0.35	0.33	0.33	0.00	0.28	0.28	0.33	0.76
乳房	7 829	14.83	1.01	0.00	0.00	0.00	0.71	1.14	6.13	14.73	36.06	67.75	85.34	91.41
外阴	97	0.18	0.00	0.00	0.00	0.00	0.00	0.16	0.11	0.22	0.28	0.19	0.25	0.28
阴道	59	0.11	0.00	0.17	0.00	0.00	0.00	0.00	0.00	0.07	0.18	0.00	0.08	0.55
子宫颈	2 777	5.26	0.00	0.00	0.00	0.00	0.00	0.49	2.73	7.26	14.31	20.69	26.36	38.80
子宫体	1 547	2.93	0.00	0.00	0.00	0.00	0.00	0.16	0.66	2.20	3.49	7.21	15.35	23.61
子宫，部位不明	155	0.29	0.00	0.00	0.00	0.00	0.00	0.00	0.00	0.15	0.64	0.85	1.25	2.14
卵巢	1 339	2.54	0.00	0.00	0.00	0.74	0.88	2.29	1.97	1.69	3.67	7.78	11.93	15.05
其他女性生殖器	125	0.24	0.00	0.00	0.00	0.00	0.00	0.16	0.00	0.00	0.46	0.57	0.75	1.80
胎盘	4	0.01	0.00	0.00	0.00	0.00	0.00	0.00	0.00	0.15	0.00	0.00	0.08	0.00
阴茎	—	—	—	—	—	—	—	—	—	—	—	—	—	—
前列腺	—	—	—	—	—	—	—	—	—	—	—	—	—	—
睾丸	—	—	—	—	—	—	—	—	—	—	—	—	—	—
其他男性生殖器	—	—	—	—	—	—	—	—	—	—	—	—	—	—
肾	536	1.02	1.01	0.00	0.00	0.00	0.53	0.16	0.11	0.29	1.10	1.99	3.25	4.21
肾盂	61	0.12	0.00	0.00	0.00	0.00	0.00	0.00	0.00	0.07	0.09	0.00	0.08	0.21
输尿管	82	0.16	0.00	0.00	0.00	0.00	0.00	0.00	0.00	0.00	0.00	0.00	0.08	0.00
膀胱	457	0.87	0.00	0.00	0.00	0.00	0.00	0.00	0.11	0.07	0.37	0.19	0.83	2.14
其他泌尿器官	14	0.03	0.00	0.00	0.00	0.00	0.00	0.00	0.00	0.07	0.00	0.00	0.08	0.00
眼	15	0.03	1.01	0.17	0.13	0.15	0.00	0.00	0.00	0.00	0.00	0.19	0.08	0.00
脑、神经系统	1 553	2.94	2.01	1.70	2.06	0.89	1.94	2.29	1.97	2.56	4.86	5.22	10.01	12.29
甲状腺	5 115	9.69	0.00	0.00	0.00	0.74	2.30	12.26	33.03	44.56	50.10	53.99	54.56	58.13
肾上腺	48	0.09	0.00	0.00	0.00	0.15	0.00	0.16	0.00	0.07	0.09	0.19	0.08	0.28
其他内分泌腺	41	0.08	1.01	0.00	0.00	0.30	0.18	0.00	0.22	0.29	0.37	0.19	0.00	0.35
霍奇金病	31	0.06	0.00	0.00	0.13	0.15	0.00	0.16	0.33	0.15	0.18	0.09	0.08	0.21
非霍奇金淋巴瘤	881	1.67	0.00	0.34	0.00	0.30	0.35	1.47	0.77	1.39	1.93	2.75	3.00	5.80
免疫增生性疾病	21	0.04	0.00	0.00	0.00	0.00	0.00	0.00	0.00	0.00	0.09	0.19	0.08	0.21
多发性骨髓瘤	299	0.57	0.00	0.00	0.00	0.00	0.00	0.00	0.00	0.07	0.00	0.47	0.67	1.73
淋巴样白血病	221	0.42	1.01	3.91	1.80	1.04	0.71	0.65	0.33	0.51	0.37	0.47	0.58	0.76
髓样白血病	705	1.34	1.01	0.85	0.77	0.74	1.06	1.14	1.20	2.05	1.38	2.28	3.09	4.28
白血病，未特指	255	0.48	2.01	0.85	0.64	0.89	0.35	0.00	0.22	0.37	0.37	0.57	1.17	1.24
其他或未指明部位	714	1.35	0.00	0.68	0.26	0.00	0.18	0.16	0.44	0.88	1.56	1.71	3.17	4.97
所有部位合计	52 788	100.00	10.06	9.17	6.43	7.40	11.49	27.31	60.05	97.69	153.22	225.17	309.67	410.67
所有部位除外 C44	52 250	98.98	10.06	9.17	6.31	7.40	11.49	27.14	59.61	97.54	152.95	224.79	308.83	408.33

年龄组发病率 /（1/10 万）							粗率 /（1/10 万）	中标率 /（1/10 万）	世标率 /（1/10 万）	累积率 /%		35—64 岁截缩率 /（1/10 万）	ICD-10
55—59 岁	60—64 岁	65—69 岁	70—74 岁	75—79 岁	80—84 岁	≥ 85 岁				0—64 岁	0—74 岁		
0.41	0.75	0.52	0.73	1.28	2.98	0.96	0.34	0.19	0.18	0.01	0.02	0.23	C00
0.82	1.49	1.75	3.34	3.43	2.09	1.92	0.78	0.41	0.39	0.02	0.05	0.59	C01—C02
0.98	0.96	2.17	3.63	3.43	5.37	3.84	0.86	0.40	0.39	0.02	0.05	0.48	C03—C06
0.57	0.96	1.03	1.60	2.14	1.79	1.60	0.57	0.34	0.32	0.02	0.03	0.50	C07—C08
0.25	0.32	0.52	0.00	0.43	0.60	0.64	0.16	0.08	0.08	0.01	0.01	0.16	C09
0.16	0.11	0.10	0.29	0.43	0.30	0.00	0.07	0.03	0.03	0.00	0.00	0.05	C10
2.12	1.81	3.40	2.62	3.21	1.19	1.60	1.33	0.82	0.76	0.05	0.08	1.52	C11
0.08	0.11	0.31	0.15	0.21	0.60	0.32	0.07	0.03	0.03	0.00	0.00	0.02	C12—C13
0.16	0.21	0.41	0.29	0.86	0.89	0.64	0.16	0.09	0.08	0.00	0.01	0.10	C14
4.49	15.36	34.64	69.60	112.18	140.45	118.72	15.87	6.05	5.86	0.12	0.64	3.18	C15
26.56	38.72	58.46	96.63	127.59	126.14	111.36	24.95	11.52	11.18	0.54	1.31	15.18	C16
1.39	2.99	3.20	5.67	4.92	6.86	4.48	1.35	0.63	0.62	0.03	0.08	0.98	C17
22.14	32.32	52.48	70.91	76.86	83.20	79.36	18.71	8.71	8.59	0.43	1.05	12.15	C18
17.81	21.76	31.65	41.56	55.23	60.24	46.08	12.60	5.96	5.82	0.32	0.69	9.10	C19—C20
0.41	0.43	0.82	1.74	1.28	3.28	2.24	0.39	0.17	0.16	0.01	0.02	0.21	C21
14.14	25.70	34.95	48.24	66.79	90.06	78.08	14.60	6.52	6.42	0.31	0.73	8.91	C22
4.58	11.31	14.23	22.38	31.47	33.70	35.52	5.95	2.53	2.52	0.11	0.29	3.16	C23—C24
9.32	17.06	23.61	40.39	55.45	67.09	67.52	10.48	4.39	4.36	0.18	0.50	5.11	C25
0.25	0.64	1.24	1.31	1.07	2.68	0.96	0.41	0.23	0.22	0.01	0.02	0.27	C30—C31
0.08	0.21	0.82	0.87	1.28	1.79	1.60	0.24	0.10	0.10	0.00	0.01	0.08	C32
92.99	130.12	167.03	195.00	232.49	237.96	186.56	64.19	32.41	31.60	1.93	3.74	55.66	C33—C34
2.04	1.71	2.68	2.03	1.71	0.60	2.56	1.04	0.62	0.60	0.04	0.07	1.18	C37—C38
1.06	2.35	2.37	2.62	4.07	7.16	7.68	1.22	0.66	0.64	0.04	0.06	0.88	C40—C41
0.98	1.17	1.34	2.32	2.57	4.77	4.16	0.74	0.36	0.36	0.02	0.04	0.53	C43
2.29	3.73	5.16	11.92	17.13	22.96	40.64	3.51	1.40	1.40	0.05	0.14	1.44	C44
0.33	0.21	0.21	0.87	0.43	0.30	0.32	0.16	0.09	0.08	0.01	0.01	0.14	C45
0.00	0.00	0.00	0.29	0.43	0.60	0.32	0.05	0.02	0.02	0.00	0.00	0.01	C46
1.14	1.28	1.24	2.32	2.14	1.49	2.24	0.69	0.43	0.42	0.03	0.04	0.61	C47, C49
94.71	94.49	86.09	75.85	87.56	51.89	38.72	51.09	32.63	30.47	2.46	3.27	75.77	C50
0.25	1.07	2.27	2.76	1.71	2.98	2.56	0.63	0.33	0.31	0.01	0.04	0.35	C51
0.49	0.53	1.24	1.45	1.71	0.60	0.96	0.39	0.19	0.20	0.01	0.02	0.27	C52
34.40	34.34	24.95	26.74	27.40	18.79	12.16	18.12	11.64	10.78	0.90	1.16	27.00	C53
25.82	16.96	18.87	14.53	14.13	8.65	5.44	10.10	5.95	5.72	0.48	0.64	14.37	C54
2.45	1.60	2.06	1.45	1.93	1.49	0.64	1.01	0.59	0.56	0.05	0.06	1.40	C55
15.36	16.10	17.94	19.62	17.77	11.93	6.40	8.74	5.44	5.20	0.39	0.58	11.01	C56
1.39	1.92	1.44	2.03	1.71	1.49	0.64	0.82	0.47	0.45	0.04	0.05	1.06	C57
0.08	0.00	0.00	0.00	0.00	0.00	0.00	0.03	0.02	0.02	0.00	0.00	0.03	C58
—	—	—	—	—	—	—	—	—	—	—	—	—	C60
—	—	—	—	—	—	—	—	—	—	—	—	—	C61
—	—	—	—	—	—	—	—	—	—	—	—	—	C62
—	—	—	—	—	—	—	—	—	—	—	—	—	C63
5.88	7.04	7.94	11.04	11.56	10.44	4.16	3.50	1.91	1.87	0.12	0.22	3.58	C64
0.33	0.43	1.13	1.60	2.14	3.28	1.28	0.40	0.18	0.17	0.01	0.02	0.16	C65
0.33	0.85	1.34	2.76	3.21	2.98	3.84	0.54	0.21	0.21	0.01	0.03	0.17	C66
3.60	4.59	5.57	9.44	13.92	22.66	19.52	2.98	1.25	1.24	0.06	0.13	1.67	C67
0.16	0.00	0.52	0.58	0.00	0.30	0.00	0.09	0.05	0.04	0.00	0.01	0.04	C68
0.08	0.11	0.00	0.15	0.21	0.60	0.64	0.10	0.08	0.10	0.01	0.01	0.08	C69
16.67	18.45	22.58	26.15	26.12	25.05	16.96	10.14	6.17	6.06	0.40	0.65	10.40	C70—C72, D32—D33, D42—D43
56.22	36.26	26.08	19.03	10.49	8.35	3.84	33.38	28.17	24.02	2.01	2.24	52.02	C73
0.33	0.96	0.31	0.44	1.28	1.79	1.92	0.31	0.17	0.17	0.01	0.02	0.28	C74
0.25	0.43	0.41	0.73	0.43	0.60	0.00	0.27	0.23	0.21	0.01	0.02	0.25	C75
0.25	0.32	0.21	0.58	0.43	0.00	0.64	0.20	0.17	0.15	0.01	0.01	0.18	C81
7.27	12.48	14.23	18.45	18.20	20.28	14.72	5.75	3.13	3.05	0.19	0.35	4.97	C82—C86, C96
0.33	0.21	0.21	0.58	0.43	0.00	0.00	0.14	0.08	0.08	0.01	0.01	0.17	C88
2.04	4.59	6.50	9.30	8.99	3.88	3.20	1.95	0.93	0.93	0.05	0.13	1.35	C90
1.88	2.13	3.30	3.05	2.78	3.88	2.88	1.44	1.12	1.35	0.07	0.10	0.92	C91
4.66	6.83	11.44	13.08	17.98	18.19	9.92	4.60	2.75	2.66	0.15	0.27	3.48	C92—C94, D45—D47
1.47	2.77	2.78	5.67	5.99	8.35	6.40	1.66	0.99	1.03	0.06	0.10	1.16	C95
5.07	7.04	8.66	11.62	23.12	24.15	20.48	4.66	2.35	2.27	0.13	0.23	3.61	O&U
489.30	586.27	714.40	908.01	1 111.74	1 159.69	979.82	344.50	192.35	182.56	11.97	20.08	338.19	ALL
487.01	582.54	709.24	896.10	1 094.61	1 136.73	939.18	340.99	190.95	181.16	11.92	19.94	336.75	ALL exc. C44

附录三　江苏省农村肿瘤登记地区 2020 年恶性肿瘤发病情况

附表 3-1　江苏省农村肿瘤登记地区 2020 年男女合计恶性肿瘤发病主要指标

部位	病例数	构成比/%	年龄组发病率/（1/10 万）											
			0 岁	1—4 岁	5—9 岁	10—14 岁	15—19 岁	20—24 岁	25—29 岁	30—34 岁	35—39 岁	40—44 岁	45—49 岁	50—54 岁
唇	137	0.10	0.00	0.00	0.00	0.05	0.00	0.00	0.04	0.03	0.04	0.04	0.07	0.23
舌	300	0.22	0.00	0.00	0.00	0.00	0.00	0.00	0.00	0.12	0.13	0.38	0.14	0.71
口	445	0.32	0.00	0.07	0.00	0.00	0.24	0.00	0.00	0.12	0.13	0.34	0.41	0.71
唾液腺	223	0.16	0.00	0.00	0.00	0.09	0.12	0.00	0.21	0.18	0.17	0.34	0.55	0.53
扁桃腺	58	0.04	0.00	0.00	0.00	0.05	0.00	0.06	0.00	0.00	0.04	0.08	0.10	0.18
其他口咽	99	0.07	0.00	0.00	0.00	0.00	0.06	0.00	0.00	0.03	0.04	0.00	0.10	0.18
鼻咽	938	0.68	0.00	0.00	0.00	0.27	0.24	0.32	0.29	0.81	1.34	2.82	2.54	3.19
喉咽	129	0.09	0.00	0.00	0.00	0.00	0.00	0.00	0.00	0.00	0.00	0.08	0.17	0.40
咽，部位不明	136	0.10	0.00	0.00	0.00	0.05	0.12	0.06	0.00	0.06	0.00	0.00	0.17	0.20
食管	13 939	10.10	0.00	0.00	0.00	0.05	0.00	0.13	0.17	0.21	0.13	1.26	2.57	9.36
胃	15 759	11.42	0.00	0.00	0.00	0.00	0.12	0.50	1.08	2.02	3.48	6.97	11.89	22.14
小肠	623	0.45	0.00	0.00	0.00	0.00	0.00	0.06	0.08	0.30	0.21	0.29	0.96	1.64
结肠	6 792	4.92	0.00	0.00	0.00	0.00	0.00	0.50	1.12	1.32	3.40	5.55	9.97	14.65
直肠	5 856	4.24	0.00	0.00	0.00	0.00	0.12	0.44	0.67	0.90	1.81	3.91	8.36	12.55
肛门	158	0.11	0.00	0.00	0.00	0.00	0.00	0.00	0.04	0.03	0.17	0.04	0.24	0.33
肝脏	10 372	7.52	0.46	0.29	0.00	0.27	0.06	0.32	1.12	2.50	5.25	11.51	20.28	30.57
胆囊及其他	2 040	1.48	0.00	0.00	0.00	0.00	0.00	0.06	0.08	0.15	0.42	0.92	1.88	2.99
胰腺	4 423	3.21	0.00	0.00	0.05	0.05	0.00	0.00	0.25	0.30	0.76	1.93	3.67	6.83
鼻、鼻窦及其他	154	0.11	0.00	0.00	0.00	0.00	0.00	0.00	0.12	0.12	0.17	0.17	0.31	0.46
喉	641	0.46	0.00	0.00	0.00	0.00	0.00	0.00	0.04	0.03	0.04	0.13	0.65	1.16
气管、支气管、肺	30 027	21.77	0.00	0.00	0.05	0.09	0.18	0.82	2.49	4.66	8.40	17.90	33.23	50.06
其他胸腔器官	355	0.26	0.00	0.00	0.00	0.00	0.18	0.06	0.08	0.21	0.50	0.67	0.75	0.99
骨	623	0.45	0.00	0.07	0.14	0.60	0.49	0.50	0.17	0.57	0.71	0.50	1.03	0.99
皮肤黑色素瘤	306	0.22	0.00	0.07	0.00	0.00	0.06	0.00	0.00	0.06	0.17	0.25	0.45	0.86
皮肤其他	1 265	0.92	0.00	0.00	0.05	0.18	0.12	0.13	0.29	0.33	0.42	0.76	0.92	1.67
间皮瘤	50	0.04	0.00	0.00	0.00	0.00	0.06	0.06	0.00	0.00	0.04	0.04	0.03	0.13
卡波氏肉瘤	20	0.01	0.00	0.22	0.05	0.00	0.00	0.00	0.00	0.06	0.04	0.00	0.10	0.00
结缔组织、软组织	251	0.18	0.46	0.22	0.05	0.23	0.06	0.32	0.12	0.27	0.21	0.42	0.55	0.73
乳房	8 941	6.48	0.00	0.00	0.00	0.00	0.00	0.44	2.62	7.04	16.25	31.13	47.38	43.22
外阴	85	0.06	0.00	0.00	0.00	0.00	0.00	0.06	0.04	0.00	0.04	0.00	0.07	0.13
阴道	72	0.05	0.00	0.00	0.00	0.00	0.00	0.00	0.00	0.00	0.00	0.04	0.07	0.18
子宫颈	3 627	2.63	0.00	0.00	0.00	0.05	0.00	0.25	0.91	3.49	6.55	10.97	14.73	17.97
子宫体	1 681	1.22	0.00	0.00	0.00	0.00	0.00	0.00	0.46	0.75	1.85	3.40	6.75	9.89
子宫，部位不明	199	0.14	0.00	0.00	0.00	0.00	0.00	0.06	0.08	0.06	0.38	0.34	0.55	0.89
卵巢	1 489	1.08	0.00	0.07	0.05	0.14	0.79	0.88	0.75	0.93	2.18	2.82	5.31	7.14
其他女性生殖器	139	0.10	0.00	0.00	0.00	0.00	0.00	0.00	0.04	0.06	0.08	0.25	0.34	0.63
胎盘	10	0.01	0.00	0.00	0.00	0.00	0.00	0.06	0.12	0.03	0.00	0.04	0.07	0.00
阴茎	221	0.16	0.00	0.00	0.00	0.00	0.00	0.00	0.04	0.00	0.00	0.13	0.45	0.43
前列腺	3 424	2.48	0.00	0.00	0.00	0.00	0.00	0.00	0.00	0.03	0.00	0.17	0.31	0.71
睾丸	77	0.06	0.00	0.22	0.00	0.05	0.06	0.13	0.29	0.18	0.42	0.13	0.14	0.13
其他男性生殖器	26	0.02	0.00	0.00	0.00	0.00	0.06	0.00	0.00	0.03	0.00	0.00	0.03	0.03
肾	1 418	1.03	0.91	0.22	0.28	0.00	0.00	0.25	0.37	0.72	1.18	1.89	2.71	4.25
肾盂	187	0.14	0.00	0.00	0.00	0.00	0.06	0.00	0.00	0.00	0.00	0.13	0.14	0.38
输尿管	177	0.13	0.00	0.00	0.00	0.00	0.00	0.00	0.04	0.00	0.00	0.08	0.03	0.30
膀胱	2 728	1.98	0.00	0.00	0.00	0.00	0.06	0.00	0.33	0.39	0.46	0.92	2.09	3.92
其他泌尿器官	49	0.04	0.00	0.00	0.00	0.00	0.00	0.00	0.00	0.03	0.00	0.08	0.10	0.05
眼	36	0.03	1.37	0.22	0.05	0.05	0.00	0.00	0.00	0.00	0.04	0.00	0.07	0.08
脑、神经系统	3 034	2.20	2.74	1.16	1.77	1.10	1.28	1.01	1.46	2.11	3.61	3.82	6.23	7.54
甲状腺	6 420	4.65	0.00	0.00	0.00	0.23	0.91	5.68	13.43	18.96	23.42	28.44	30.35	29.38
肾上腺	162	0.12	0.00	0.22	0.09	0.05	0.00	0.00	0.04	0.12	0.38	0.34	0.31	0.61
其他内分泌腺	90	0.07	0.00	0.00	0.00	0.09	0.06	0.32	0.17	0.09	0.13	0.42	0.34	0.33
霍奇金病	127	0.09	0.00	0.00	0.00	0.05	0.12	0.13	0.29	0.12	0.21	0.04	0.34	0.30
非霍奇金淋巴瘤	2 176	1.58	0.00	0.43	0.56	0.23	0.61	1.07	0.50	1.17	1.64	2.14	3.94	4.53
免疫增生性疾病	62	0.04	0.00	0.00	0.05	0.00	0.00	0.00	0.04	0.06	0.00	0.08	0.03	0.10
多发性骨髓瘤	860	0.62	0.00	0.07	0.00	0.05	0.12	0.00	0.25	0.12	0.13	0.25	0.89	1.62
淋巴样白血病	636	0.46	0.00	2.61	1.59	1.19	0.61	0.25	0.58	0.48	0.50	0.88	1.16	1.16
髓样白血病	1 649	1.20	1.37	0.65	0.61	0.55	1.03	0.76	1.37	1.47	1.68	2.06	3.15	3.72
白血病，未特指	689	0.50	1.37	0.65	0.37	0.60	0.67	0.38	0.67	0.63	0.55	0.63	1.16	1.06
其他或未指明部位	1346	0.98	0.46	0.36	0.09	0.14	0.12	0.44	0.33	0.51	0.67	1.26	2.09	3.09
所有部位合计	137 956	100.00	9.14	7.83	5.88	6.51	8.81	16.53	33.72	55.01	90.55	150.20	233.43	308.20
所有部位除外 C44	136 691	99.08	9.14	7.83	5.83	6.32	8.69	16.40	33.43	54.68	90.13	149.45	232.50	306.53

年龄组发病率 /（1/10 万）							粗率 /(1/10 万)	中标率 /(1/10 万)	世标率 /(1/10 万)	累积率 /%		35—64 岁截缩率 /(1/10 万)	ICD-10
55—59 岁	60—64 岁	65—69 岁	70—74 岁	75—79 岁	80—84 岁	≥ 85 岁				0—64 岁	0—74 岁		
0.25	0.42	0.86	1.48	2.19	2.06	1.96	0.35	0.16	0.15	0.01	0.02	0.15	C00
1.03	1.65	2.28	3.19	3.04	1.80	2.42	0.77	0.38	0.37	0.02	0.05	0.58	C01—C02
0.97	2.03	2.99	4.38	5.74	6.95	4.69	1.14	0.54	0.54	0.03	0.06	0.67	C03—C06
0.84	1.19	1.77	0.97	1.77	1.16	1.81	0.57	0.34	0.32	0.02	0.03	0.55	C07—C08
0.31	0.21	0.47	0.46	0.42	0.26	0.15	0.15	0.08	0.08	0.01	0.01	0.14	C09
0.44	0.51	0.67	1.31	0.76	0.90	0.60	0.25	0.12	0.12	0.01	0.02	0.18	C10
3.59	5.34	4.87	5.92	4.98	5.02	3.48	2.40	1.50	1.42	0.10	0.16	2.96	C11
0.62	0.85	0.86	1.37	1.10	0.77	0.15	0.33	0.16	0.16	0.01	0.02	0.30	C12—C13
0.37	0.55	1.10	1.03	1.43	2.19	1.81	0.35	0.17	0.17	0.01	0.02	0.19	C14
21.08	64.03	106.49	156.60	219.70	247.36	192.71	35.73	14.97	14.87	0.49	1.81	13.26	C15
36.04	76.23	111.91	169.24	217.84	233.07	153.87	40.40	18.37	18.05	0.80	2.21	22.38	C16
2.12	3.13	4.32	6.09	6.08	6.31	3.78	1.60	0.79	0.77	0.04	0.10	1.23	C17
21.51	33.67	45.54	63.78	75.12	79.45	54.26	17.41	8.54	8.35	0.46	1.01	13.14	C18
18.52	32.01	39.77	55.35	62.37	67.99	48.97	15.01	7.24	7.16	0.40	0.87	11.27	C19—C20
0.59	0.51	1.14	0.74	1.69	3.61	1.51	0.41	0.19	0.18	0.01	0.02	0.28	C21
38.54	56.28	62.40	77.62	90.39	109.97	91.44	26.59	13.43	13.21	0.84	1.54	24.33	C22
4.77	9.27	14.46	20.56	25.32	30.52	28.57	5.23	2.34	2.32	0.10	0.28	2.92	C23—C24
11.22	21.13	28.10	40.89	57.90	71.98	64.54	11.34	5.02	4.99	0.23	0.58	6.51	C25
0.59	0.72	1.26	0.97	0.93	1.42	0.76	0.39	0.22	0.21	0.01	0.02	0.37	C30—C31
1.75	4.62	5.54	6.21	6.67	6.44	3.93	1.64	0.77	0.78	0.04	0.10	1.17	C32
85.75	162.53	215.34	297.71	366.56	366.72	261.79	76.98	36.26	35.80	1.83	4.40	51.63	C33—C34
1.40	1.69	1.85	3.02	2.95	1.93	2.72	0.91	0.52	0.50	0.03	0.06	0.93	C37—C38
1.81	3.09	3.14	4.67	5.82	8.11	6.65	1.60	0.95	0.91	0.05	0.09	1.23	C40—C41
0.94	1.10	1.85	2.56	3.46	3.99	3.78	0.78	0.38	0.37	0.02	0.04	0.57	C43
2.84	3.77	5.86	9.57	15.28	24.72	37.33	3.24	1.41	1.39	0.06	0.13	1.53	C44
0.22	0.25	0.43	0.57	0.25	0.13	0.30	0.13	0.07	0.07	0.00	0.01	0.10	C45
0.06	0.13	0.12	0.00	0.00	0.00	0.30	0.05	0.04	0.05	0.00	0.00	0.05	C46
0.90	0.89	1.61	1.37	1.52	3.22	0.76	0.64	0.41	0.40	0.03	0.04	0.58	C47, C49
41.72	41.97	36.15	32.06	26.00	23.18	17.84	22.92	15.10	14.05	1.16	1.50	36.11	C50
0.28	0.30	0.43	1.14	1.01	1.55	0.60	0.22	0.10	0.10	0.00	0.01	0.12	C51
0.06	0.55	0.75	0.57	0.51	1.29	0.30	0.18	0.09	0.09	0.00	0.01	0.13	C52
16.74	16.30	14.38	16.40	15.19	13.78	9.67	9.30	5.92	5.49	0.44	0.59	13.40	C53
9.29	8.89	6.52	7.57	5.82	4.64	3.02	4.31	2.57	2.47	0.21	0.28	6.26	C54
0.87	1.10	0.71	1.20	1.18	1.55	1.06	0.51	0.30	0.28	0.02	0.03	0.64	C55
6.05	7.03	7.82	7.40	6.67	6.57	4.99	3.82	2.40	2.29	0.17	0.25	4.83	C56
0.69	0.89	0.67	1.08	0.59	0.26	0.76	0.36	0.20	0.19	0.01	0.02	0.44	C57
0.00	0.00	0.00	0.06	0.00	0.00	0.15	0.03	0.03	0.03	0.00	0.00	0.02	C58
0.50	0.97	1.41	2.05	3.12	3.35	1.96	0.57	0.27	0.26	0.01	0.03	0.37	C60
2.96	9.15	20.75	42.77	69.29	77.00	56.38	8.78	3.51	3.39	0.07	0.38	1.77	C61
0.09	0.17	0.31	0.23	0.42	0.64	0.91	0.20	0.17	0.16	0.01	0.01	0.19	C62
0.06	0.04	0.08	0.40	0.51	0.39	0.15	0.07	0.04	0.03	0.00	0.00	0.02	C63
6.55	7.66	9.71	10.65	9.88	9.40	5.29	3.64	1.99	1.97	0.13	0.23	3.64	C64
0.59	0.64	1.77	2.22	2.28	1.67	0.91	0.48	0.22	0.22	0.01	0.03	0.27	C65
0.34	1.02	1.22	1.94	2.19	2.83	1.96	0.45	0.20	0.20	0.01	0.02	0.25	C66
6.17	13.93	17.88	26.31	36.88	41.08	38.84	6.99	3.12	3.10	0.14	0.36	3.90	C67
0.06	0.30	0.39	0.57	0.51	0.64	0.15	0.13	0.06	0.06	0.00	0.01	0.09	C68
0.12	0.04	0.08	0.11	0.34	0.39	0.91	0.09	0.07	0.09	0.00	0.01	0.06	C69
11.94	14.78	19.02	20.22	23.55	25.24	15.87	7.78	4.64	4.57	0.29	0.49	7.31	C70—C72, D32—D33, D42—D43
27.97	19.61	14.78	11.10	7.09	5.15	3.02	16.46	13.72	11.85	0.99	1.12	26.79	C73
0.56	0.85	0.83	0.51	1.35	1.03	1.36	0.42	0.26	0.25	0.02	0.02	0.48	C74
0.22	0.30	0.31	0.46	0.17	0.64	0.30	0.23	0.19	0.17	0.01	0.02	0.29	C75
0.31	0.38	0.83	0.85	1.18	1.03	0.91	0.33	0.21	0.20	0.01	0.02	0.25	C81
6.77	9.87	15.01	19.36	22.70	22.15	11.79	5.58	3.04	2.96	0.17	0.34	4.37	C82—C86, C96
0.16	0.34	0.35	0.91	0.84	0.13	0.30	0.16	0.08	0.08	0.00	0.01	0.10	C88
2.53	5.29	6.84	8.83	9.37	8.63	5.14	2.20	1.06	1.06	0.06	0.13	1.52	C90
1.65	2.37	2.91	4.56	5.15	5.28	2.72	1.63	1.19	1.31	0.07	0.11	1.20	C91
4.12	8.22	9.78	13.10	16.46	14.94	8.62	4.23	2.56	2.49	0.15	0.26	3.52	C92—C94, D45—D47
1.53	2.37	4.32	4.78	7.76	10.04	4.38	1.77	1.10	1.09	0.06	0.10	1.13	C95
4.58	6.73	8.13	10.14	14.77	13.91	14.81	3.45	1.77	1.76	0.10	0.19	2.74	O&U
414.57	669.85	871.15	1 187.16	1 474.08	1 586.39	1 190.13	353.66	181.58	176.00	10.01	20.30	281.41	ALL
411.73	666.08	865.30	1 177.59	1 458.81	1 561.67	1 152.80	350.42	180.18	174.61	9.95	20.16	279.88	ALL exc. C44

附表 3-2　江苏省农村肿瘤登记地区 2020 年男性恶性肿瘤发病主要指标

部位	病例数	构成比 /%	年龄组发病率 / (1/10 万)											
			0 岁	1—4 岁	5—9 岁	10—14 岁	15—19 岁	20—24 岁	25—29 岁	30—34 岁	35—39 岁	40—44 岁	45—49 岁	50—54 岁
唇	69	0.09	0.00	0.00	0.00	0.08	0.00	0.00	0.08	0.00	0.08	0.08	0.00	0.20
舌	188	0.25	0.00	0.00	0.00	0.00	0.00	0.00	0.00	0.06	0.25	0.66	0.27	1.16
口	249	0.33	0.00	0.14	0.00	0.00	0.33	0.00	0.00	0.17	0.16	0.50	0.62	0.91
唾液腺	124	0.16	0.00	0.00	0.00	0.08	0.11	0.00	0.24	0.12	0.08	0.42	0.48	0.56
扁桃腺	43	0.06	0.00	0.00	0.00	0.00	0.00	0.00	0.00	0.00	0.08	0.00	0.21	0.30
其他口咽	81	0.11	0.00	0.00	0.00	0.00	0.11	0.00	0.00	0.06	0.08	0.00	0.14	0.35
鼻咽	688	0.90	0.00	0.00	0.00	0.51	0.45	0.35	0.31	1.10	1.15	3.99	3.49	4.56
喉咽	127	0.17	0.00	0.00	0.00	0.00	0.00	0.00	0.00	0.00	0.00	0.08	0.34	0.81
咽，部位不明	88	0.12	0.00	0.00	0.00	0.00	0.22	0.12	0.00	0.06	0.00	0.00	0.07	0.25
食管	9 405	12.32	0.00	0.00	0.00	0.08	0.00	0.00	0.31	0.17	0.25	1.66	4.17	15.34
胃	11 103	14.54	0.00	0.00	0.00	0.00	0.00	0.24	0.63	1.63	3.36	6.98	13.94	29.92
小肠	347	0.45	0.00	0.00	0.00	0.00	0.00	0.00	0.08	0.46	0.25	0.42	1.03	1.77
结肠	3 944	5.16	0.00	0.00	0.00	0.00	0.00	0.47	0.86	1.39	3.94	5.90	11.21	16.41
直肠	3 550	4.65	0.00	0.00	0.00	0.00	0.22	0.47	0.78	1.16	1.72	4.40	9.64	14.78
肛门	89	0.12	0.00	0.00	0.00	0.00	0.00	0.00	0.08	0.06	0.00	0.00	0.14	0.35
肝脏	7 278	9.53	0.88	0.28	0.00	0.25	0.11	0.47	1.25	3.54	9.02	18.94	33.29	49.11
胆囊及其他	1 013	1.33	0.00	0.00	0.00	0.00	0.00	0.00	0.00	0.12	0.41	1.00	1.71	2.63
胰腺	2 457	3.22	0.00	0.00	0.09	0.00	0.00	0.00	0.24	0.41	1.23	2.66	4.24	8.56
鼻、鼻窦及其他	93	0.12	0.00	0.00	0.00	0.00	0.00	0.00	0.16	0.12	0.33	0.17	0.55	0.61
喉	590	0.77	0.00	0.00	0.00	0.00	0.00	0.00	0.08	0.06	0.08	0.17	1.09	2.08
气管、支气管、肺	18 998	24.88	0.00	0.00	0.00	0.17	0.33	0.83	2.19	3.43	5.57	14.12	27.54	48.76
其他胸腔器官	184	0.24	0.00	0.00	0.00	0.00	0.33	0.12	0.08	0.12	0.66	0.42	0.68	1.32
骨	355	0.46	0.00	0.14	0.17	0.68	0.56	0.47	0.08	0.64	0.74	0.58	1.16	1.06
皮肤黑色素瘤	150	0.20	0.00	0.14	0.00	0.00	0.11	0.00	0.00	0.12	0.16	0.42	0.34	0.71
皮肤其他	611	0.80	0.00	0.00	0.09	0.17	0.00	0.12	0.39	0.23	0.41	0.91	0.68	1.82
间皮瘤	29	0.04	0.00	0.00	0.00	0.00	0.11	0.00	0.00	0.00	0.00	0.08	0.07	0.10
卡波氏肉瘤	10	0.01	0.00	0.28	0.00	0.00	0.00	0.00	0.00	0.06	0.00	0.00	0.14	0.00
结缔组织、软组织	135	0.18	0.88	0.28	0.09	0.34	0.00	0.24	0.08	0.35	0.25	0.25	0.75	0.86
乳房	95	0.12	0.00	0.00	0.00	0.00	0.00	0.00	0.08	0.00	0.33	0.17	0.27	0.35
外阴	—	—	—	—	—	—	—	—	—	—	—	—	—	—
阴道	—	—	—	—	—	—	—	—	—	—	—	—	—	—
子宫颈	—	—	—	—	—	—	—	—	—	—	—	—	—	—
子宫体	—	—	—	—	—	—	—	—	—	—	—	—	—	—
子宫，部位不明	—	—	—	—	—	—	—	—	—	—	—	—	—	—
卵巢	—	—	—	—	—	—	—	—	—	—	—	—	—	—
其他女性生殖器	—	—	—	—	—	—	—	—	—	—	—	—	—	—
胎盘	—	—	—	—	—	—	—	—	—	—	—	—	—	—
阴茎	221	0.29	0.00	0.00	0.00	0.00	0.00	0.00	0.08	0.00	0.00	0.25	0.89	0.86
前列腺	3 424	4.48	0.00	0.00	0.00	0.00	0.00	0.00	0.00	0.06	0.00	0.33	0.62	1.42
睾丸	77	0.10	0.00	0.42	0.00	0.08	0.11	0.24	0.55	0.35	0.82	0.25	0.27	0.25
其他男性生殖器	26	0.03	0.00	0.00	0.00	0.00	0.11	0.00	0.00	0.06	0.00	0.00	0.07	0.05
肾	916	1.20	0.88	0.28	0.35	0.00	0.00	0.00	0.31	0.93	1.80	2.74	3.49	5.77
肾盂	120	0.16	0.00	0.00	0.00	0.00	0.00	0.00	0.00	0.00	0.00	0.17	0.07	0.51
输尿管	117	0.15	0.00	0.00	0.00	0.00	0.00	0.00	0.08	0.00	0.00	0.08	0.00	0.41
膀胱	2 207	2.89	0.00	0.00	0.00	0.00	0.11	0.00	0.39	0.52	0.74	1.50	3.28	6.23
其他泌尿器官	33	0.04	0.00	0.00	0.00	0.00	0.00	0.00	0.00	0.06	0.00	0.17	0.07	0.10
眼	16	0.02	1.76	0.28	0.00	0.08	0.00	0.00	0.00	0.00	0.00	0.00	0.07	0.10
脑、神经系统	1 414	1.85	2.63	1.25	1.75	1.27	1.45	0.94	1.33	2.56	4.02	3.66	5.67	6.53
甲状腺	1 345	1.76	0.00	0.00	0.00	0.00	0.45	3.18	6.50	9.41	9.26	12.38	11.69	9.47
肾上腺	89	0.12	0.00	0.14	0.09	0.00	0.00	0.00	0.08	0.17	0.41	0.17	0.27	0.61
其他内分泌腺	43	0.06	0.00	0.00	0.00	0.17	0.11	0.47	0.16	0.06	0.08	0.25	0.21	0.20
霍奇金病	85	0.11	0.00	0.00	0.00	0.00	0.00	0.12	0.31	0.17	0.16	0.08	0.48	0.35
非霍奇金淋巴瘤	1 241	1.63	0.00	0.55	0.61	0.34	0.67	0.83	0.71	1.34	1.72	2.49	3.96	5.47
免疫增生性疾病	43	0.06	0.00	0.00	0.09	0.00	0.00	0.00	0.00	0.00	0.00	0.08	0.07	0.10
多发性骨髓瘤	478	0.63	0.00	0.14	0.00	0.00	0.22	0.00	0.31	0.00	0.16	0.25	0.89	1.77
淋巴样白血病	375	0.49	0.00	2.63	2.19	1.69	0.67	0.12	0.71	0.76	0.49	1.00	1.37	1.37
髓样白血病	918	1.20	1.76	0.83	0.61	0.08	1.23	0.71	1.57	1.57	1.48	1.83	3.69	4.20
白血病，未特指	376	0.49	0.88	0.14	0.52	0.51	0.78	0.24	0.78	0.76	0.66	0.50	1.30	1.11
其他或未指明部位	712	0.93	0.88	0.14	0.17	0.17	0.11	0.24	0.16	0.52	0.66	1.00	1.64	2.94
所有部位合计	76 369	100.00	10.54	8.04	6.82	6.76	9.04	10.97	22.02	34.91	53.04	94.13	158.30	255.50
所有部位除外 C44	75 758	99.20	10.54	8.04	6.73	6.59	9.04	10.85	21.62	34.68	52.63	93.22	157.61	253.67

年龄组发病率 /（1/10 万）							粗率 /(1/10 万)	中标率 /(1/10 万)	世标率 /(1/10 万)	累积率 /%		35—64 岁截缩率 /(1/10 万)	ICD-10
55—59 岁	60—64 岁	65—69 岁	70—74 岁	75—79 岁	80—84 岁	≥ 85 岁				0—64 岁	0—74 岁		
0. 25	0. 58	0. 86	1. 28	2. 84	2. 31	1. 63	0. 35	0. 17	0. 17	0. 01	0. 02	0. 17	C00
1. 49	2. 08	2. 59	3. 85	3. 01	2. 60	3. 26	0. 95	0. 49	0. 49	0. 03	0. 06	0. 88	C01—C02
1. 37	2. 16	3. 30	4. 78	6. 74	6. 93	5. 70	1. 25	0. 65	0. 64	0. 03	0. 07	0. 85	C03—C06
0. 68	1. 50	2. 28	1. 17	1. 95	2. 31	2. 44	0. 62	0. 36	0. 35	0. 02	0. 04	0. 56	C07—C08
0. 50	0. 42	0. 94	0. 58	0. 35	0. 29	0. 00	0. 22	0. 11	0. 11	0. 01	0. 02	0. 22	C09
0. 75	0. 91	1. 18	1. 87	1. 06	1. 73	1. 22	0. 41	0. 21	0. 21	0. 01	0. 03	0. 31	C10
5. 47	8. 23	7. 70	9. 92	7. 27	6. 64	6. 11	3. 46	2. 15	2. 06	0. 15	0. 24	4. 17	C11
1. 24	1. 58	1. 73	2. 80	2. 30	1. 73	0. 41	0. 64	0. 32	0. 32	0. 02	0. 04	0. 58	C12—C13
0. 62	0. 75	1. 49	1. 87	2. 13	2. 31	1. 63	0. 44	0. 23	0. 23	0. 01	0. 03	0. 23	C14
33. 72	99. 78	157. 94	219. 23	282. 57	327. 97	264. 25	47. 35	21. 38	21. 42	0. 78	2. 66	20. 88	C15
53. 07	115. 17	166. 27	258. 78	321. 74	345. 00	229. 24	55. 90	26. 39	26. 10	1. 12	3. 25	31. 23	C16
2. 80	2. 91	5. 26	6. 88	6. 74	5. 77	6. 51	1. 75	0. 90	0. 88	0. 05	0. 11	1. 35	C17
26. 94	41. 24	56. 65	77. 24	89. 52	92. 96	64. 74	19. 86	10. 12	9. 93	0. 54	1. 21	15. 52	C18
23. 33	41. 83	51. 39	73. 62	76. 05	81. 70	53. 75	17. 87	9. 00	8. 93	0. 49	1. 12	13. 84	C19—C20
0. 56	0. 58	1. 49	1. 05	1. 95	6. 35	0. 41	0. 45	0. 21	0. 20	0. 01	0. 02	0. 23	C21
59. 23	82. 65	86. 98	103. 72	120. 01	143. 78	113. 19	36. 64	19. 78	19. 41	1. 29	2. 24	38. 08	C22
4. 91	10. 06	15. 32	22. 98	25. 70	32. 91	26. 87	5. 10	2. 42	2. 40	0. 10	0. 30	2. 96	C23—C24
13. 62	24. 28	32. 92	47. 37	65. 94	81. 99	71. 66	12. 37	5. 90	5. 85	0. 28	0. 68	7. 84	C25
0. 75	0. 83	1. 41	1. 17	1. 06	1. 44	0. 81	0. 47	0. 28	0. 26	0. 02	0. 03	0. 50	C30—C31
3. 48	8. 81	10. 14	12. 02	12. 59	12. 70	7. 74	2. 97	1. 44	1. 46	0. 08	0. 19	2. 18	C32
96. 12	202. 23	296. 31	426. 55	531. 98	539. 59	415. 72	95. 65	45. 53	45. 22	2. 01	5. 62	55. 50	C33—C34
1. 43	2. 00	1. 57	3. 62	2. 84	1. 73	3. 26	0. 93	0. 55	0. 53	0. 04	0. 06	0. 99	C37—C38
2. 24	3. 08	4. 16	5. 60	7. 80	8. 37	8. 96	1. 79	1. 08	1. 04	0. 06	0. 11	1. 34	C40—C41
1. 06	1. 00	1. 89	2. 80	3. 19	3. 75	4. 89	0. 76	0. 39	0. 39	0. 02	0. 04	0. 56	C43
3. 17	4. 49	6. 68	10. 50	15. 95	22. 81	35. 42	3. 08	1. 47	1. 46	0. 06	0. 15	1. 67	C44
0. 25	0. 33	0. 47	0. 82	0. 35	0. 00	0. 41	0. 15	0. 08	0. 08	0. 00	0. 01	0. 12	C45
0. 00	0. 25	0. 16	0. 00	0. 00	0. 00	0. 00	0. 05	0. 04	0. 05	0. 00	0. 00	0. 06	C46
1. 06	1. 08	1. 65	1. 17	1. 24	4. 04	0. 81	0. 68	0. 45	0. 45	0. 03	0. 04	0. 66	C47, C49
0. 68	1. 08	1. 73	1. 40	1. 06	2. 02	2. 44	0. 48	0. 26	0. 25	0. 01	0. 03	0. 43	C50
—	—	—	—	—	—	—	—	—	—	—	—	—	C51
—	—	—	—	—	—	—	—	—	—	—	—	—	C52
—	—	—	—	—	—	—	—	—	—	—	—	—	C53
—	—	—	—	—	—	—	—	—	—	—	—	—	C54
—	—	—	—	—	—	—	—	—	—	—	—	—	C55
—	—	—	—	—	—	—	—	—	—	—	—	—	C56
—	—	—	—	—	—	—	—	—	—	—	—	—	C57
—	—	—	—	—	—	—	—	—	—	—	—	—	C58
1. 00	1. 91	2. 83	4. 20	6. 56	7. 51	5. 29	1. 11	0. 55	0. 53	0. 02	0. 06	0. 73	C60
5. 91	17. 96	41. 49	87. 62	145. 54	172. 65	151. 87	17. 24	7. 39	7. 16	0. 13	0. 78	3. 49	C61
0. 19	0. 33	0. 63	0. 47	0. 89	1. 44	2. 44	0. 39	0. 34	0. 31	0. 02	0. 02	0. 37	C62
0. 12	0. 08	0. 16	0. 82	1. 06	0. 87	0. 41	0. 13	0. 07	0. 07	0. 00	0. 01	0. 05	C63
8. 21	9. 81	13. 20	14. 23	13. 12	12. 99	4. 07	4. 61	2. 61	2. 55	0. 17	0. 31	4. 81	C64
1. 12	0. 83	2. 20	3. 03	2. 30	2. 89	0. 81	0. 60	0. 29	0. 29	0. 01	0. 04	0. 38	C65
0. 44	1. 66	1. 73	2. 68	3. 37	2. 89	2. 44	0. 59	0. 28	0. 28	0. 01	0. 04	0. 35	C66
9. 89	23. 62	28. 68	45. 97	61. 87	74. 49	75. 33	11. 11	5. 23	5. 20	0. 23	0. 60	6. 40	C67
0. 00	0. 42	0. 63	0. 93	0. 35	1. 15	0. 00	0. 17	0. 09	0. 09	0. 00	0. 01	0. 12	C68
0. 25	0. 00	0. 00	0. 12	0. 35	0. 00	0. 41	0. 08	0. 07	0. 10	0. 01	0. 01	0. 06	C69
11. 82	13. 97	17. 44	18. 78	20. 74	21. 94	18. 73	7. 12	4. 49	4. 41	0. 28	0. 46	6. 96	C70—C72, D32—D33, D42—D43
10. 58	7. 57	7. 39	6. 30	3. 90	2. 60	3. 66	6. 77	5. 83	5. 00	0. 40	0. 47	10. 32	C73
0. 68	0. 83	1. 18	0. 47	1. 24	2. 02	2. 44	0. 45	0. 27	0. 26	0. 02	0. 03	0. 46	C74
0. 25	0. 42	0. 31	0. 47	0. 35	0. 87	0. 00	0. 22	0. 18	0. 17	0. 01	0. 02	0. 22	C75
0. 56	0. 58	1. 26	1. 05	1. 60	1. 73	1. 63	0. 43	0. 26	0. 24	0. 01	0. 03	0. 34	C81
7. 71	11. 72	17. 92	22. 17	27. 30	27. 43	13. 03	6. 25	3. 50	3. 41	0. 19	0. 39	4. 97	C82—C86, C96
0. 19	0. 58	0. 55	1. 28	1. 24	0. 29	0. 81	0. 22	0. 11	0. 11	0. 01	0. 01	0. 14	C88
2. 61	5. 07	7. 62	10. 50	11. 17	12. 99	8. 14	2. 41	1. 19	1. 19	0. 06	0. 15	1. 53	C90
1. 93	2. 41	3. 22	4. 55	7. 62	6. 64	4. 48	1. 89	1. 42	1. 53	0. 08	0. 12	1. 33	C91
3. 48	9. 98	10. 92	15. 05	20. 39	19. 92	13. 44	4. 62	2. 80	2. 74	0. 16	0. 29	3. 77	C92—C94, D45—D47
1. 93	2. 49	5. 03	5. 37	8. 15	10. 97	8. 14	1. 89	1. 18	1. 14	0. 06	0. 11	1. 23	C95
4. 85	8. 65	8. 64	12. 25	15. 95	16. 17	19. 14	3. 58	1. 86	1. 86	0. 11	0. 21	2. 85	O&U
414. 52	782. 80	1 095. 52	1 562. 93	1 951. 01	2 142. 20	1 670. 21	384. 51	192. 35	189. 55	9. 29	22. 58	254. 82	ALL
411. 34	778. 31	1 088. 84	1 552. 43	1 935. 06	2 119. 39	1 634. 79	381. 43	190. 88	188. 10	9. 22	22. 43	253. 15	ALL exc. C44

附表 3-3　江苏省农村肿瘤登记地区 2020 年女性恶性肿瘤发病主要指标

部位	病例数	构成比/%	年龄组发病率/（1/10 万）											
			0 岁	1—4 岁	5—9 岁	10—14 岁	15—19 岁	20—24 岁	25—29 岁	30—34 岁	35—39 岁	40—44 岁	45—49 岁	50—54 岁
唇	68	0.11	0.00	0.00	0.00	0.00	0.00	0.00	0.00	0.06	0.00	0.00	0.14	0.25
舌	112	0.18	0.00	0.00	0.00	0.00	0.00	0.00	0.00	0.19	0.00	0.08	0.00	0.25
口	196	0.32	0.00	0.00	0.00	0.00	0.13	0.00	0.00	0.06	0.09	0.17	0.21	0.51
唾液腺	99	0.16	0.00	0.00	0.00	0.10	0.13	0.00	0.18	0.25	0.26	0.25	0.62	0.51
扁桃腺	15	0.02	0.00	0.00	0.00	0.10	0.00	0.14	0.00	0.00	0.00	0.17	0.00	0.05
其他口咽	18	0.03	0.00	0.00	0.00	0.00	0.00	0.00	0.00	0.00	0.00	0.00	0.07	0.00
鼻咽	250	0.41	0.00	0.00	0.00	0.00	0.00	0.27	0.27	0.50	1.55	1.61	1.58	1.82
喉咽	2	0.00	0.00	0.00	0.00	0.00	0.00	0.00	0.00	0.00	0.00	0.08	0.00	0.00
咽，部位不明	48	0.08	0.00	0.00	0.00	0.10	0.00	0.00	0.00	0.06	0.00	0.00	0.27	0.15
食管	4 534	7.36	0.00	0.00	0.00	0.00	0.00	0.27	0.00	0.25	0.00	0.85	0.96	3.39
胃	4 656	7.56	0.00	0.00	0.00	0.00	0.27	0.81	1.59	2.44	3.61	6.97	9.82	14.37
小肠	276	0.45	0.00	0.00	0.00	0.00	0.00	0.14	0.09	0.12	0.17	0.17	0.89	1.52
结肠	2 848	4.62	0.00	0.00	0.00	0.00	0.00	0.54	1.42	1.25	2.84	5.18	8.72	12.90
直肠	2 306	3.74	0.00	0.00	0.00	0.00	0.00	0.41	0.53	0.62	1.89	3.40	7.07	10.32
肛门	69	0.11	0.00	0.00	0.00	0.00	0.00	0.00	0.00	0.00	0.34	0.08	0.34	0.30
肝脏	3 094	5.02	0.00	0.30	0.00	0.30	0.00	0.14	0.97	1.37	1.29	3.91	7.21	12.04
胆囊及其他	1 027	1.67	0.00	0.00	0.00	0.00	0.00	0.14	0.18	0.19	0.43	0.85	2.06	3.34
胰腺	1 966	3.19	0.00	0.00	0.00	0.10	0.00	0.00	0.27	0.19	0.26	1.19	3.09	5.11
鼻、鼻窦及其他	61	0.10	0.00	0.00	0.00	0.00	0.00	0.00	0.09	0.12	0.00	0.17	0.07	0.30
喉	51	0.08	0.00	0.00	0.00	0.00	0.00	0.00	0.00	0.00	0.00	0.08	0.21	0.25
气管、支气管、肺	11 029	17.91	0.00	0.00	0.10	0.00	0.00	0.81	2.84	5.99	11.36	21.76	38.94	51.35
其他胸腔器官	171	0.28	0.00	0.00	0.00	0.00	0.00	0.00	0.09	0.31	0.34	0.93	0.82	0.66
骨	268	0.44	0.00	0.00	0.10	0.50	0.40	0.54	0.27	0.50	0.69	0.42	0.89	0.91
皮肤黑色素瘤	156	0.25	0.00	0.00	0.00	0.00	0.00	0.00	0.00	0.00	0.17	0.08	0.55	1.01
皮肤其他	654	1.06	0.00	0.00	0.00	0.20	0.27	0.14	0.18	0.44	0.43	0.59	1.17	1.52
间皮瘤	21	0.03	0.00	0.00	0.00	0.00	0.00	0.14	0.00	0.00	0.09	0.00	0.00	0.15
卡波氏肉瘤	10	0.02	0.00	0.15	0.10	0.00	0.00	0.00	0.00	0.06	0.09	0.00	0.07	0.00
结缔组织、软组织	116	0.19	0.00	0.15	0.00	0.10	0.13	0.41	0.18	0.19	0.17	0.59	0.34	0.61
乳房	8 846	14.36	0.00	0.00	0.00	0.00	0.00	0.95	5.49	14.61	32.95	62.81	94.71	86.06
外阴	85	0.14	0.00	0.00	0.00	0.00	0.00	0.14	0.09	0.00	0.09	0.00	0.14	0.25
阴道	72	0.12	0.00	0.00	0.00	0.00	0.00	0.00	0.00	0.00	0.00	0.08	0.14	0.35
子宫颈	3 627	5.89	0.00	0.00	0.00	0.10	0.00	0.54	1.95	7.24	13.42	22.18	29.53	35.92
子宫体	1 681	2.73	0.00	0.00	0.00	0.00	0.00	0.00	0.97	1.56	3.79	6.88	13.53	19.78
子宫，部位不明	199	0.32	0.00	0.00	0.00	0.00	0.00	0.14	0.18	0.12	0.77	0.68	1.10	1.77
卵巢	1 489	2.42	0.00	0.15	0.10	0.30	1.73	1.90	1.59	1.94	4.47	5.69	10.65	14.27
其他女性生殖器	139	0.23	0.00	0.00	0.00	0.00	0.00	0.00	0.09	0.12	0.17	0.51	0.69	1.26
胎盘	10	0.02	0.00	0.00	0.00	0.00	0.00	0.14	0.27	0.06	0.00	0.08	0.14	0.00
阴茎	—	—	—	—	—	—	—	—	—	—	—	—	—	—
前列腺	—	—	—	—	—	—	—	—	—	—	—	—	—	—
睾丸	—	—	—	—	—	—	—	—	—	—	—	—	—	—
其他男性生殖器	—	—	—	—	—	—	—	—	—	—	—	—	—	—
肾	502	0.82	0.95	0.15	0.20	0.00	0.00	0.54	0.44	0.50	0.52	1.02	1.92	2.73
肾盂	67	0.11	0.00	0.00	0.00	0.00	0.13	0.00	0.00	0.00	0.00	0.08	0.21	0.25
输尿管	60	0.10	0.00	0.00	0.00	0.00	0.00	0.00	0.00	0.00	0.00	0.08	0.07	0.20
膀胱	521	0.85	0.00	0.00	0.00	0.00	0.00	0.00	0.27	0.25	0.17	0.34	0.89	1.62
其他泌尿器官	16	0.03	0.00	0.00	0.00	0.00	0.00	0.00	0.00	0.00	0.00	0.00	0.14	0.00
眼	20	0.03	0.95	0.15	0.10	0.00	0.00	0.00	0.00	0.00	0.09	0.00	0.07	0.05
脑、神经系统	1 620	2.63	2.86	1.06	1.80	0.90	1.07	1.09	1.59	1.62	3.18	3.99	6.80	8.55
甲状腺	5 075	8.24	0.00	0.00	0.00	0.50	1.47	8.55	21.27	29.23	38.28	44.88	49.11	49.28
肾上腺	73	0.12	0.00	0.30	0.10	0.10	0.00	0.00	0.00	0.06	0.34	0.51	0.34	0.61
其他内分泌腺	47	0.08	0.00	0.00	0.00	0.00	0.00	0.14	0.18	0.12	0.17	0.59	0.48	0.46
霍奇金病	42	0.07	0.00	0.00	0.00	0.10	0.27	0.14	0.27	0.06	0.26	0.00	0.21	0.25
非霍奇金淋巴瘤	935	1.52	0.00	0.30	0.50	0.10	0.53	1.36	0.27	1.00	1.55	1.78	3.91	3.59
免疫增生性疾病	19	0.03	0.00	0.00	0.00	0.00	0.00	0.00	0.09	0.12	0.00	0.08	0.00	0.10
多发性骨髓瘤	382	0.62	0.00	0.00	0.00	0.10	0.00	0.00	0.18	0.25	0.09	0.25	0.89	1.47
淋巴样白血病	261	0.42	0.00	2.58	0.90	0.60	0.53	0.41	0.44	0.19	0.52	0.76	0.96	0.96
髓样白血病	731	1.19	0.95	0.46	0.60	1.10	0.80	0.81	1.15	1.37	1.89	2.29	2.61	3.24
白血病，未特指	313	0.51	1.90	1.21	0.20	0.70	0.53	0.54	0.53	0.50	0.43	0.76	1.03	1.01
其他或未指明部位	634	1.03	0.00	0.61	0.00	0.10	0.13	0.68	0.53	0.50	0.69	1.53	2.54	3.24
所有部位合计	61 587	100.00	7.62	7.59	4.80	6.21	8.53	22.93	46.96	76.62	129.90	207.57	308.92	360.87
所有部位除外 C44	60 933	98.94	7.62	7.59	4.80	6.01	8.27	22.79	46.79	76.19	129.47	206.97	307.75	359.35

年龄组发病率 /（1/10 万）							粗率 /（1/10 万）	中标率 /（1/10 万）	世标率 /（1/10 万）	累积率 /%		35—64 岁截缩率 /（1/10 万）	ICD-10
55—59 岁	60—64 岁	65—69 岁	70—74 岁	75—79 岁	80—84 岁	≥ 85 岁				0—64 岁	0—74 岁		
0. 25	0. 26	0. 86	1. 67	1. 61	1. 86	2. 16	0. 36	0. 14	0. 14	0. 00	0. 02	0. 13	C00
0. 56	1. 21	1. 97	2. 56	3. 06	1. 16	1. 92	0. 58	0. 26	0. 26	0. 01	0. 03	0. 29	C01—C02
0. 56	1. 90	2. 67	4. 00	4. 83	6. 97	4. 09	1. 02	0. 44	0. 43	0. 02	0. 05	0. 49	C03—C06
1. 00	0. 86	1. 26	0. 78	1. 61	0. 23	1. 44	0. 52	0. 32	0. 30	0. 02	0. 03	0. 54	C07—C08
0. 13	0. 00	0. 00	0. 33	0. 48	0. 23	0. 24	0. 08	0. 05	0. 05	0. 00	0. 00	0. 06	C09
0. 13	0. 09	0. 16	0. 78	0. 48	0. 23	0. 24	0. 09	0. 04	0. 04	0. 00	0. 01	0. 04	C10
1. 69	2. 33	2. 04	2. 11	2. 90	3. 72	1. 92	1. 31	0. 85	0. 77	0. 06	0. 08	1. 73	C11
0. 00	0. 09	0. 00	0. 00	0. 00	0. 00	0. 00	0. 01	0. 01	0. 01	0. 00	0. 00	0. 03	C12—C13
0. 13	0. 35	0. 71	0. 22	0. 81	2. 09	1. 92	0. 25	0. 11	0. 11	0. 01	0. 01	0. 14	C14
8. 38	26. 92	55. 03	96. 89	162. 56	182. 46	150. 48	23. 68	8. 83	8. 61	0. 21	0. 96	5. 45	C15
18. 94	35. 81	57. 54	83. 88	123. 41	142. 95	109. 37	24. 32	10. 76	10. 40	0. 47	1. 18	13. 33	C16
1. 44	3. 37	3. 38	5. 34	5. 48	6. 74	2. 16	1. 44	0. 69	0. 68	0. 04	0. 08	1. 10	C17
16. 06	25. 80	34. 43	50. 95	62. 03	68. 57	48. 08	14. 87	7. 02	6. 81	0. 37	0. 80	10. 72	C18
13. 69	21. 83	28. 14	37. 93	49. 94	56. 95	46. 15	12. 04	5. 51	5. 41	0. 30	0. 63	8. 64	C19—C20
0. 63	0. 43	0. 79	0. 44	1. 45	1. 39	2. 16	0. 36	0. 18	0. 17	0. 01	0. 02	0. 33	C21
17. 75	28. 91	37. 81	52. 73	63. 48	82. 75	78. 60	16. 16	7. 14	7. 07	0. 37	0. 82	10. 37	C22
4. 63	8. 46	13. 60	18. 24	24. 97	28. 59	29. 57	5. 36	2. 26	2. 24	0. 10	0. 26	2. 87	C23—C24
8. 81	17. 86	23. 27	34. 71	50. 59	63. 92	60. 33	10. 27	4. 18	4. 16	0. 18	0. 47	5. 14	C25
0. 44	0. 60	1. 10	0. 78	0. 81	1. 39	0. 72	0. 32	0. 16	0. 15	0. 01	0. 02	0. 23	C30—C31
0. 00	0. 26	0. 94	0. 67	1. 29	1. 39	1. 68	0. 27	0. 11	0. 11	0. 00	0. 01	0. 13	C32
75. 32	121. 33	134. 34	174. 87	216. 21	227. 55	170. 91	57. 60	27. 70	27. 10	1. 65	3. 20	47. 60	C33—C34
1. 38	1. 38	2. 12	2. 45	3. 06	2. 09	2. 40	0. 89	0. 49	0. 46	0. 03	0. 05	0. 87	C37—C38
1. 38	3. 11	2. 12	3. 78	4. 03	7. 90	5. 29	1. 40	0. 82	0. 78	0. 05	0. 08	1. 11	C40—C41
0. 81	1. 21	1. 81	2. 34	3. 71	4. 18	3. 12	0. 81	0. 36	0. 35	0. 02	0. 04	0. 58	C43
2. 50	3. 02	5. 03	8. 68	14. 66	26. 26	38. 46	3. 42	1. 34	1. 32	0. 05	0. 12	1. 38	C44
0. 19	0. 17	0. 39	0. 33	0. 16	0. 23	0. 24	0. 11	0. 06	0. 06	0. 00	0. 01	0. 09	C45
0. 13	0. 00	0. 08	0. 00	0. 00	0. 00	0. 48	0. 05	0. 04	0. 05	0. 00	0. 00	0. 05	C46
0. 75	0. 69	1. 57	1. 56	1. 77	2. 56	0. 72	0. 61	0. 37	0. 36	0. 02	0. 04	0. 50	C47, C49
82. 95	84. 40	70. 59	61. 29	48. 66	40. 21	26. 92	46. 20	30. 13	27. 98	2. 32	2. 98	72. 34	C50
0. 56	0. 60	0. 86	2. 22	1. 93	2. 79	0. 96	0. 44	0. 21	0. 20	0. 01	0. 02	0. 23	C51
0. 13	1. 12	1. 49	1. 11	0. 97	2. 32	0. 48	0. 38	0. 17	0. 17	0. 01	0. 02	0. 26	C52
33. 57	33. 22	28. 77	32. 04	29. 00	24. 87	15. 38	18. 94	11. 88	11. 01	0. 89	1. 19	27. 02	C53
18. 63	18. 12	13. 05	14. 80	11. 12	8. 37	4. 81	8. 78	5. 16	4. 95	0. 42	0. 56	12. 62	C54
1. 75	2. 24	1. 41	2. 34	2. 26	2. 79	1. 68	1. 04	0. 60	0. 57	0. 04	0. 06	1. 30	C55
12. 13	14. 33	15. 64	14. 46	12. 73	11. 85	7. 93	7. 78	4. 84	4. 61	0. 35	0. 50	9. 74	C56
1. 38	1. 81	1. 34	2. 11	1. 13	0. 46	1. 20	0. 73	0. 40	0. 39	0. 03	0. 05	0. 88	C57
0. 00	0. 00	0. 00	0. 11	0. 00	0. 00	0. 24	0. 05	0. 06	0. 05	0. 00	0. 00	0. 04	C58
—	—	—	—	—	—	—	—	—	—	—	—	—	C60
—	—	—	—	—	—	—	—	—	—	—	—	—	C61
—	—	—	—	—	—	—	—	—	—	—	—	—	C62
—	—	—	—	—	—	—	—	—	—	—	—	—	C63
4. 88	5. 44	6. 21	7. 23	6. 93	6. 51	6. 01	2. 62	1. 39	1. 39	0. 09	0. 16	2. 44	C64
0. 06	0. 43	1. 34	1. 45	2. 26	0. 70	0. 96	0. 35	0. 16	0. 16	0. 01	0. 02	0. 16	C65
0. 25	0. 35	0. 71	1. 22	1. 13	2. 79	1. 68	0. 31	0. 12	0. 12	0. 00	0. 01	0. 14	C66
2. 44	3. 88	7. 07	7. 56	14. 18	14. 18	17. 31	2. 72	1. 14	1. 12	0. 05	0. 12	1. 35	C67
0. 13	0. 17	0. 16	0. 22	0. 64	0. 23	0. 24	0. 08	0. 04	0. 04	0. 00	0. 00	0. 06	C68
0. 00	0. 09	0. 16	0. 11	0. 32	0. 70	1. 20	0. 10	0. 06	0. 08	0. 00	0. 00	0. 05	C69
12. 06	15. 62	20. 60	21. 58	26. 10	27. 89	14. 18	8. 46	4. 79	4. 73	0. 30	0. 51	7. 66	C70—C72, D32—D33, D42—D43
45. 44	32. 10	22. 17	15. 69	9. 99	7. 21	2. 64	26. 51	21. 92	18. 95	1. 60	1. 79	43. 55	C73
0. 44	0. 86	0. 47	0. 56	1. 45	0. 23	0. 72	0. 38	0. 25	0. 25	0. 02	0. 02	0. 50	C74
0. 19	0. 17	0. 31	0. 44	0. 00	0. 46	0. 48	0. 25	0. 19	0. 17	0. 01	0. 02	0. 36	C75
0. 06	0. 17	0. 39	0. 67	0. 81	0. 46	0. 48	0. 22	0. 17	0. 16	0. 01	0. 01	0. 16	C81
5. 81	7. 94	12. 11	16. 69	18. 53	17. 90	11. 06	4. 88	2. 59	2. 52	0. 14	0. 29	3. 76	C82—C86, C96
0. 13	0. 09	0. 16	0. 56	0. 48	0. 00	0. 00	0. 10	0. 06	0. 05	0. 00	0. 01	0. 06	C88
2. 44	5. 52	6. 05	7. 23	7. 73	5. 11	3. 37	2. 00	0. 95	0. 95	0. 06	0. 12	1. 50	C90
1. 38	2. 33	2. 59	4. 56	2. 90	4. 18	1. 68	1. 36	0. 95	1. 08	0. 06	0. 10	1. 07	C91
4. 75	6. 39	8. 65	11. 24	12. 89	10. 92	5. 77	3. 82	2. 34	2. 25	0. 14	0. 24	3. 27	C92—C94, D45—D47
1. 13	2. 24	3. 62	4. 23	7. 41	9. 30	2. 16	1. 63	1. 02	1. 05	0. 05	0. 09	1. 03	C95
4. 31	4. 75	7. 62	8. 12	13. 69	12. 09	12. 26	3. 31	1. 70	1. 67	0. 10	0. 18	2. 61	O&U
414. 62	552. 64	646. 70	828. 87	1040. 62	1 138. 92	906. 71	321. 66	173. 53	165. 04	10. 74	18. 12	308. 12	ALL
412. 12	549. 62	641. 67	820. 19	1025. 96	1 112. 65	868. 25	318. 24	172. 19	163. 72	10. 69	18. 00	306. 74	ALL exc. C44

附录四　江苏省肿瘤登记地区 2020 年恶性肿瘤死亡情况

附表 4-1　江苏省肿瘤登记地区 2020 年男女合计恶性肿瘤死亡主要指标

部位	病例数	构成比/%	年龄组死亡率/（1/10 万）											
			0 岁	1—4 岁	5—9 岁	10—14 岁	15—19 岁	20—24 岁	25—29 岁	30—34 岁	35—39 岁	40—44 岁	45—49 岁	50—54 岁
唇	61	0.04	0.00	0.00	0.00	0.00	0.00	0.00	0.02	0.00	0.00	0.00	0.00	0.01
舌	261	0.17	0.00	0.00	0.00	0.00	0.00	0.00	0.00	0.02	0.09	0.02	0.13	0.26
口	436	0.29	0.00	0.00	0.00	0.00	0.04	0.07	0.02	0.03	0.00	0.13	0.13	0.23
唾液腺	124	0.08	0.00	0.00	0.00	0.00	0.00	0.03	0.00	0.02	0.02	0.04	0.08	0.12
扁桃腺	48	0.03	0.00	0.00	0.00	0.00	0.00	0.00	0.00	0.00	0.00	0.04	0.02	0.01
其他口咽	80	0.05	0.00	0.00	0.00	0.00	0.00	0.00	0.00	0.00	0.02	0.00	0.00	0.09
鼻咽	1 067	0.70	0.00	0.04	0.00	0.06	0.14	0.00	0.12	0.10	0.44	0.58	0.85	1.36
喉咽	145	0.10	0.00	0.00	0.00	0.00	0.00	0.00	0.00	0.00	0.00	0.04	0.04	0.13
咽，部位不明	145	0.10	0.00	0.00	0.03	0.00	0.00	0.00	0.00	0.00	0.00	0.04	0.04	0.03
食管	19 050	12.55	0.00	0.00	0.00	0.03	0.00	0.00	0.00	0.03	0.16	0.58	1.36	5.65
胃	21 922	14.45	0.00	0.00	0.00	0.00	0.04	0.28	0.63	1.32	2.35	3.64	5.66	10.78
小肠	590	0.39	0.00	0.00	0.00	0.00	0.00	0.03	0.00	0.00	0.07	0.07	0.32	0.51
结肠	5 711	3.76	0.00	0.00	0.00	0.03	0.07	0.28	0.26	0.38	0.91	1.55	2.59	3.77
直肠	5 679	3.74	0.00	0.00	0.00	0.00	0.11	0.07	0.21	0.43	0.75	1.15	2.69	3.80
肛门	131	0.09	0.00	0.00	0.00	0.00	0.00	0.00	0.00	0.00	0.00	0.00	0.04	0.07
肝脏	16 369	10.79	0.00	0.19	0.03	0.11	0.11	0.14	0.66	1.74	3.48	7.86	16.50	23.94
胆囊及其他	2 973	1.96	0.00	0.00	0.00	0.00	0.00	0.00	0.09	0.00	0.09	0.45	0.87	2.17
胰腺	7 847	5.17	0.00	0.00	0.00	0.06	0.00	0.00	0.02	0.15	0.55	1.64	3.12	5.41
鼻、鼻窦及其他	172	0.11	0.00	0.00	0.03	0.00	0.00	0.00	0.05	0.03	0.09	0.07	0.09	0.16
喉	652	0.43	0.00	0.00	0.00	0.00	0.04	0.00	0.00	0.00	0.00	0.09	0.21	0.40
气管、支气管、肺	38 457	25.34	0.00	0.00	0.00	0.00	0.14	0.17	0.37	0.92	2.20	4.20	10.40	20.26
其他胸腔器官	344	0.23	0.00	0.00	0.03	0.00	0.07	0.03	0.02	0.12	0.11	0.25	0.34	0.50
骨	1 017	0.67	0.00	0.04	0.13	0.30	0.32	0.24	0.12	0.28	0.22	0.38	0.44	0.78
皮肤黑色素瘤	351	0.23	0.24	0.04	0.00	0.00	0.00	0.00	0.07	0.03	0.04	0.07	0.15	0.38
皮肤其他	636	0.42	0.00	0.00	0.00	0.00	0.00	0.00	0.00	0.05	0.04	0.04	0.17	0.37
间皮瘤	77	0.05	0.00	0.00	0.00	0.00	0.00	0.00	0.05	0.02	0.00	0.04	0.02	0.10
卡波氏肉瘤	28	0.02	0.00	0.04	0.00	0.00	0.00	0.03	0.00	0.03	0.00	0.00	0.09	0.00
结缔组织、软组织	222	0.15	0.00	0.08	0.11	0.03	0.07	0.14	0.05	0.08	0.04	0.20	0.17	0.16
乳房	3 273	2.16	0.00	0.00	0.00	0.00	0.00	0.00	0.42	0.63	1.38	3.19	4.10	5.85
外阴	65	0.04	0.00	0.00	0.00	0.00	0.00	0.00	0.00	0.00	0.02	0.02	0.00	0.01
阴道	45	0.03	0.00	0.00	0.00	0.00	0.00	0.03	0.00	0.00	0.00	0.02	0.04	0.03
子宫颈	1 988	1.31	0.00	0.00	0.00	0.00	0.00	0.00	0.14	0.47	1.18	1.84	2.84	3.46
子宫体	531	0.35	0.00	0.00	0.00	0.00	0.00	0.00	0.00	0.00	0.20	0.11	0.49	0.73
子宫，部位不明	215	0.14	0.00	0.00	0.00	0.00	0.00	0.07	0.02	0.02	0.02	0.07	0.19	0.40
卵巢	1 443	0.95	0.00	0.00	0.00	0.00	0.04	0.07	0.16	0.18	0.44	0.70	1.59	2.60
其他女性生殖器	86	0.06	0.00	0.00	0.00	0.00	0.00	0.00	0.00	0.02	0.00	0.07	0.04	0.07
胎盘	2	0.00	0.00	0.00	0.00	0.00	0.00	0.00	0.00	0.00	0.00	0.00	0.02	0.00
阴茎	105	0.07	0.00	0.00	0.00	0.00	0.00	0.00	0.00	0.00	0.00	0.02	0.11	0.10
前列腺	2 752	1.81	0.00	0.00	0.00	0.00	0.00	0.00	0.00	0.05	0.00	0.04	0.08	0.15
睾丸	38	0.03	0.00	0.00	0.00	0.00	0.00	0.00	0.00	0.00	0.02	0.00	0.04	0.01
其他男性生殖器	22	0.01	0.00	0.00	0.00	0.00	0.00	0.00	0.00	0.00	0.02	0.02	0.00	0.00
肾	963	0.63	0.00	0.00	0.03	0.03	0.04	0.00	0.09	0.10	0.11	0.25	0.34	0.79
肾盂	167	0.11	0.00	0.00	0.00	0.00	0.00	0.00	0.00	0.00	0.04	0.02	0.06	0.06
输尿管	145	0.10	0.00	0.00	0.00	0.00	0.00	0.00	0.00	0.00	0.00	0.02	0.02	0.04
膀胱	1 955	1.29	0.00	0.04	0.00	0.00	0.00	0.03	0.00	0.00	0.04	0.09	0.26	0.32
其他泌尿器官	42	0.03	0.00	0.00	0.00	0.00	0.00	0.00	0.00	0.00	0.00	0.02	0.00	0.00
眼	42	0.03	0.00	0.08	0.03	0.00	0.00	0.00	0.00	0.02	0.00	0.02	0.04	0.03
脑、神经系统	3 622	2.39	1.65	0.96	1.05	0.74	0.88	0.77	0.84	1.09	1.80	2.00	3.16	4.03
甲状腺	463	0.31	0.00	0.00	0.00	0.00	0.00	0.07	0.07	0.03	0.09	0.16	0.23	0.35
肾上腺	165	0.11	0.00	0.08	0.03	0.06	0.04	0.00	0.00	0.02	0.09	0.02	0.15	0.19
其他内分泌腺	67	0.04	0.00	0.04	0.08	0.03	0.04	0.03	0.02	0.03	0.07	0.02	0.06	0.07
霍奇金病	145	0.10	0.00	0.00	0.00	0.03	0.00	0.07	0.00	0.03	0.02	0.02	0.09	0.09
非霍奇金淋巴瘤	2 341	1.54	0.00	0.15	0.08	0.11	0.14	0.35	0.26	0.38	0.47	0.54	1.29	1.75
免疫增生性疾病	26	0.02	0.00	0.00	0.00	0.00	0.00	0.00	0.00	0.00	0.00	0.00	0.02	0.00
多发性骨髓瘤	981	0.65	0.00	0.00	0.08	0.08	0.04	0.00	0.07	0.05	0.04	0.16	0.38	0.73
淋巴样白血病	699	0.46	0.24	0.42	0.47	0.28	0.53	0.17	0.21	0.30	0.42	0.34	0.59	0.62
髓样白血病	1 554	1.02	0.24	0.19	0.21	0.11	0.32	0.42	0.33	0.37	0.51	0.56	0.81	1.58
白血病，未特指	1 398	0.92	1.65	0.38	0.11	0.39	0.32	0.35	0.33	0.60	0.51	0.72	1.10	1.28
其他或未指明部位	1 820	1.20	0.00	0.19	0.08	0.00	0.07	0.10	0.12	0.22	0.33	0.40	0.87	1.29
所有部位合计	151 755	100.00	4.00	2.96	2.58	2.45	3.54	4.08	5.85	10.40	19.53	34.67	65.51	108.11
所有部位除外 C44	151 119	99.58	4.00	2.96	2.58	2.45	3.54	4.08	5.85	10.35	19.48	34.62	65.34	107.75

年龄组死亡率 /（1/10 万）							粗率 /(1/10 万)	中标率 /(1/10 万)	世标率 /(1/10 万)	累积率 /%		35—64 岁截缩率 /(1/10 万)	ICD-10
55—59 岁	60—64 岁	65—69 岁	70—74 岁	75—79 岁	80—84 岁	≥ 85 岁				0—64 岁	0—74 岁		
0.04	0.05	0.13	0.19	0.43	0.94	1.81	0.09	0.03	0.03	0.00	0.00	0.01	C00
0.30	1.04	0.96	1.35	1.35	1.59	2.93	0.37	0.17	0.17	0.01	0.02	0.26	C01—C02
0.35	1.06	1.07	2.38	3.17	5.13	6.63	0.63	0.27	0.27	0.01	0.03	0.27	C03—C06
0.16	0.16	0.36	0.45	0.82	1.59	1.89	0.18	0.08	0.08	0.00	0.01	0.09	C07—C08
0.02	0.16	0.18	0.35	0.38	0.43	0.26	0.07	0.03	0.03	0.00	0.00	0.04	C09
0.12	0.33	0.36	0.42	0.34	0.58	0.69	0.11	0.05	0.05	0.00	0.01	0.08	C10
1.97	3.06	3.74	4.53	7.89	6.43	5.42	1.53	0.78	0.76	0.04	0.08	1.23	C11
0.50	0.38	0.74	0.93	0.82	0.43	0.26	0.21	0.10	0.10	0.01	0.01	0.15	C12—C13
0.19	0.26	0.67	0.64	1.20	1.37	1.89	0.21	0.09	0.09	0.00	0.01	0.08	C14
12.01	35.18	63.90	112.38	190.50	250.06	224.52	27.37	10.94	10.74	0.27	1.16	7.41	C15
17.59	40.59	68.18	126.12	210.40	271.24	231.15	31.49	13.31	12.90	0.41	1.39	11.50	C16
0.74	1.37	1.92	3.66	4.47	4.99	5.94	0.85	0.37	0.37	0.02	0.04	0.44	C17
6.02	11.61	16.61	28.32	42.50	64.61	79.80	8.20	3.52	3.48	0.14	0.36	3.86	C18
6.70	10.27	16.43	27.61	42.26	67.86	79.80	8.16	3.46	3.41	0.13	0.35	3.69	C19—C20
0.16	0.24	0.27	0.67	0.77	2.46	1.89	0.19	0.07	0.07	0.00	0.01	0.07	C21
29.77	44.01	55.26	73.40	93.18	117.23	115.79	23.51	11.42	11.25	0.64	1.29	18.77	C22
2.85	7.02	9.80	15.38	25.39	34.55	31.77	4.27	1.80	1.78	0.07	0.19	1.90	C23—C24
9.85	19.12	27.82	43.41	63.27	79.36	71.11	11.27	4.90	4.85	0.20	0.56	5.64	C25
0.27	0.38	0.38	0.74	1.39	1.59	1.89	0.25	0.12	0.11	0.01	0.01	0.16	C30—C31
0.85	1.67	2.08	3.98	4.81	7.52	5.94	0.94	0.40	0.40	0.02	0.05	0.45	C32
39.42	88.36	144.95	230.06	338.63	398.87	342.55	55.24	23.61	23.29	0.83	2.71	23.01	C33—C34
0.43	0.87	1.23	1.35	2.60	2.17	1.89	0.49	0.26	0.25	0.01	0.03	0.38	C37—C38
1.12	2.19	2.78	4.98	8.03	9.97	10.24	1.46	0.74	0.72	0.03	0.07	0.75	C40—C41
0.53	0.52	1.23	1.89	2.36	3.18	3.96	0.50	0.23	0.23	0.01	0.03	0.25	C43
0.32	0.35	0.85	1.16	3.85	7.59	26.08	0.91	0.30	0.32	0.01	0.02	0.20	C44
0.09	0.19	0.34	0.35	0.48	0.43	0.77	0.11	0.05	0.05	0.00	0.01	0.06	C45
0.02	0.09	0.11	0.10	0.00	0.22	0.26	0.04	0.03	0.03	0.00	0.00	0.03	C46
0.28	0.38	0.76	0.77	1.25	2.10	2.24	0.32	0.18	0.18	0.01	0.02	0.19	C47, C49
7.14	9.04	8.77	10.98	13.22	21.32	26.34	4.70	2.45	2.39	0.16	0.26	4.71	C50
0.09	0.14	0.11	0.39	0.58	0.87	0.86	0.09	0.04	0.04	0.00	0.00	0.04	C51
0.04	0.07	0.20	0.13	0.38	0.51	0.52	0.06	0.03	0.03	0.00	0.00	0.03	C52
4.15	5.34	4.86	6.77	10.67	13.30	11.88	2.86	1.53	1.46	0.10	0.16	2.92	C53
1.15	1.41	1.23	2.73	3.41	3.83	4.48	0.76	0.36	0.35	0.02	0.04	0.60	C54
0.34	0.40	0.47	0.96	1.68	1.59	2.24	0.31	0.15	0.14	0.01	0.01	0.21	C55
3.30	4.43	4.99	6.52	6.92	7.52	5.34	2.07	1.07	1.05	0.07	0.13	1.94	C56
0.16	0.24	0.29	0.51	0.43	0.58	0.86	0.12	0.06	0.06	0.00	0.01	0.08	C57
0.00	0.00	0.00	0.00	0.00	0.00	0.09	0.00	0.00	0.00	0.00	0.00	0.00	C58
0.19	0.26	0.34	0.35	0.58	1.01	1.46	0.15	0.07	0.07	0.00	0.01	0.10	C60
0.48	2.14	4.03	11.78	26.88	51.17	68.96	3.95	1.36	1.35	0.01	0.09	0.39	C61
0.00	0.07	0.11	0.22	0.29	0.43	0.60	0.05	0.02	0.02	0.00	0.00	0.02	C62
0.00	0.02	0.11	0.06	0.14	0.36	0.34	0.03	0.01	0.01	0.00	0.00	0.01	C63
1.42	1.93	3.33	5.20	7.02	9.32	9.81	1.38	0.62	0.61	0.03	0.07	0.69	C64
0.23	0.38	0.43	1.16	1.15	1.66	2.24	0.24	0.10	0.10	0.00	0.01	0.11	C65
0.11	0.31	0.31	0.93	1.59	1.73	1.81	0.21	0.08	0.08	0.00	0.01	0.07	C66
1.17	2.54	3.80	7.77	16.49	31.44	47.09	2.81	1.01	1.02	0.02	0.08	0.61	C67
0.02	0.07	0.20	0.19	0.24	0.58	0.77	0.06	0.02	0.02	0.00	0.00	0.02	C68
0.04	0.05	0.09	0.13	0.38	0.14	0.95	0.06	0.03	0.03	0.00	0.00	0.03	C69
6.24	8.74	11.77	16.18	20.67	26.38	18.51	5.20	2.93	2.90	0.16	0.30	3.93	C70—C72, D32—D33, D42—D43
0.60	1.04	1.43	2.47	3.85	4.48	4.13	0.67	0.31	0.30	0.01	0.03	0.36	C73
0.21	0.24	0.38	0.93	1.25	1.16	1.89	0.24	0.12	0.12	0.01	0.01	0.14	C74
0.05	0.12	0.25	0.29	0.24	0.87	0.00	0.10	0.06	0.06	0.00	0.01	0.06	C75
0.23	0.33	0.56	0.87	1.20	0.94	0.86	0.21	0.10	0.10	0.00	0.01	0.11	C81
2.68	5.51	7.72	13.23	18.85	22.84	17.22	3.36	1.60	1.55	0.07	0.17	1.78	C82—C86, C96
0.05	0.14	0.07	0.10	0.19	0.22	0.26	0.04	0.02	0.02	0.00	0.00	0.03	C88
0.99	2.97	3.76	6.23	8.61	6.58	6.46	1.41	0.65	0.65	0.03	0.08	0.74	C90
0.76	1.58	2.01	3.40	3.85	5.49	3.70	1.00	0.63	0.63	0.03	0.06	0.66	C91
1.93	3.44	6.02	7.90	10.87	12.79	9.21	2.23	1.15	1.13	0.05	0.12	1.31	C92—C94, D45—D47
1.67	2.94	4.50	6.68	9.42	12.79	8.01	2.01	1.11	1.09	0.05	0.11	1.25	C95
2.37	3.72	5.89	9.76	13.65	18.57	19.11	2.61	1.18	1.16	0.05	0.13	1.31	O&U
170.47	330.48	501.16	812.41	1 237.26	1 604.97	1 535.39	218.00	96.15	94.58	3.80	10.37	105.24	ALL
170.15	330.12	500.31	811.25	1 233.41	1 597.38	1 509.30	217.09	95.86	94.26	3.80	10.36	105.05	ALL exc. C44

附表 4-2　江苏省肿瘤登记地区 2020 年男性恶性肿瘤死亡主要指标

部位	病例数	构成比 /%	年龄组死亡率 / (1/10 万)											
			0 岁	1—4 岁	5—9 岁	10—14 岁	15—19 岁	20—24 岁	25—29 岁	30—34 岁	35—39 岁	40—44 岁	45—49 岁	50—54 岁
唇	37	0.04	0.00	0.00	0.00	0.00	0.00	0.00	0.04	0.00	0.00	0.00	0.00	0.00
舌	173	0.18	0.00	0.00	0.00	0.00	0.00	0.00	0.00	0.03	0.13	0.04	0.19	0.38
口	261	0.27	0.00	0.00	0.00	0.00	0.06	0.07	0.04	0.03	0.00	0.22	0.19	0.38
唾液腺	89	0.09	0.00	0.00	0.00	0.00	0.00	0.00	0.00	0.00	0.04	0.09	0.11	0.12
扁桃腺	33	0.03	0.00	0.00	0.00	0.00	0.00	0.00	0.00	0.00	0.00	0.09	0.04	0.00
其他口咽	63	0.07	0.00	0.00	0.00	0.00	0.00	0.00	0.00	0.00	0.04	0.00	0.00	0.18
鼻咽	756	0.78	0.00	0.07	0.00	0.05	0.19	0.00	0.13	0.17	0.58	0.85	1.22	1.95
喉咽	138	0.14	0.00	0.00	0.00	0.00	0.00	0.00	0.00	0.00	0.00	0.00	0.04	0.27
咽，部位不明	101	0.10	0.00	0.00	0.00	0.00	0.00	0.00	0.00	0.00	0.00	0.09	0.08	0.06
食管	13 003	13.48	0.00	0.00	0.00	0.05	0.00	0.00	0.00	0.03	0.13	1.03	2.28	9.93
胃	15 285	15.85	0.00	0.00	0.00	0.00	0.06	0.13	0.45	0.99	2.13	3.24	6.00	14.59
小肠	362	0.38	0.00	0.00	0.00	0.00	0.00	0.00	0.00	0.00	0.04	0.13	0.34	0.62
结肠	3 222	3.34	0.00	0.00	0.00	0.00	0.06	0.39	0.18	0.46	0.84	1.71	2.93	4.72
直肠	3 437	3.56	0.00	0.00	0.00	0.00	0.19	0.13	0.27	0.60	0.80	1.17	3.31	4.60
肛门	75	0.08	0.00	0.00	0.00	0.00	0.00	0.00	0.00	0.00	0.00	0.00	0.08	0.12
肝脏	11 475	11.90	0.00	0.29	0.05	0.10	0.13	0.20	0.85	2.71	5.94	13.76	27.36	39.17
胆囊及其他	1 368	1.42	0.00	0.00	0.00	0.00	0.00	0.00	0.00	0.00	0.04	0.45	0.72	1.83
胰腺	4 388	4.55	0.00	0.00	0.00	0.05	0.00	0.00	0.04	0.17	0.75	2.11	3.95	7.16
鼻、鼻窦及其他	104	0.11	0.00	0.00	0.05	0.00	0.00	0.00	0.04	0.07	0.13	0.09	0.15	0.24
喉	572	0.59	0.00	0.00	0.00	0.00	0.00	0.00	0.00	0.00	0.00	0.18	0.38	0.71
气管、支气管、肺	27 301	28.31	0.00	0.00	0.00	0.00	0.19	0.26	0.45	0.89	2.22	4.99	11.93	25.08
其他胸腔器官	223	0.23	0.00	0.00	0.05	0.00	0.06	0.07	0.04	0.13	0.13	0.31	0.27	0.71
骨	591	0.61	0.00	0.00	0.10	0.36	0.32	0.39	0.04	0.36	0.31	0.40	0.42	1.00
皮肤黑色素瘤	174	0.18	0.45	0.07	0.00	0.00	0.00	0.00	0.09	0.07	0.09	0.13	0.15	0.32
皮肤其他	330	0.34	0.00	0.00	0.00	0.00	0.00	0.00	0.00	0.00	0.04	0.09	0.19	0.41
间皮瘤	46	0.05	0.00	0.00	0.00	0.00	0.00	0.00	0.00	0.03	0.00	0.09	0.04	0.06
卡波氏肉瘤	18	0.02	0.00	0.07	0.00	0.00	0.00	0.00	0.00	0.03	0.00	0.00	0.15	0.00
结缔组织、软组织	124	0.13	0.00	0.07	0.15	0.05	0.13	0.13	0.09	0.13	0.04	0.27	0.23	0.15
乳房	61	0.06	0.00	0.00	0.00	0.00	0.00	0.00	0.00	0.00	0.04	0.09	0.00	0.15
外阴	—	—	—	—	—	—	—	—	—	—	—	—	—	—
阴道	—	—	—	—	—	—	—	—	—	—	—	—	—	—
子宫颈	—	—	—	—	—	—	—	—	—	—	—	—	—	—
子宫体	—	—	—	—	—	—	—	—	—	—	—	—	—	—
子宫，部位不明	—	—	—	—	—	—	—	—	—	—	—	—	—	—
卵巢	—	—	—	—	—	—	—	—	—	—	—	—	—	—
其他女性生殖器	—	—	—	—	—	—	—	—	—	—	—	—	—	—
胎盘	—	—	—	—	—	—	—	—	—	—	—	—	—	—
阴茎	105	0.11	0.00	0.00	0.00	0.00	0.00	0.00	0.00	0.00	0.00	0.04	0.23	0.21
前列腺	2 752	2.85	0.00	0.00	0.00	0.00	0.00	0.00	0.00	0.10	0.00	0.09	0.15	0.29
睾丸	38	0.04	0.00	0.00	0.00	0.00	0.00	0.00	0.00	0.00	0.04	0.00	0.08	0.03
其他男性生殖器	22	0.02	0.00	0.00	0.00	0.00	0.00	0.00	0.00	0.00	0.04	0.04	0.00	0.00
肾	656	0.68	0.00	0.00	0.00	0.05	0.00	0.00	0.09	0.07	0.18	0.27	0.38	1.15
肾盂	89	0.09	0.00	0.00	0.00	0.00	0.00	0.00	0.00	0.00	0.09	0.00	0.04	0.03
输尿管	88	0.09	0.00	0.00	0.00	0.00	0.00	0.00	0.00	0.00	0.00	0.04	0.04	0.00
膀胱	1 544	1.60	0.00	0.07	0.00	0.00	0.00	0.00	0.00	0.00	0.04	0.18	0.30	0.53
其他泌尿器官	24	0.02	0.00	0.00	0.00	0.00	0.00	0.00	0.00	0.00	0.00	0.04	0.00	0.00
眼	24	0.02	0.00	0.07	0.05	0.00	0.00	0.00	0.00	0.03	0.00	0.04	0.04	0.03
脑、神经系统	1 906	1.98	2.26	0.88	0.89	0.87	1.23	0.79	0.85	1.32	2.17	2.65	3.95	5.10
甲状腺	195	0.20	0.00	0.00	0.00	0.00	0.00	0.13	0.04	0.00	0.09	0.09	0.19	0.18
肾上腺	102	0.11	0.00	0.15	0.05	0.05	0.00	0.00	0.00	0.00	0.04	0.04	0.19	0.15
其他内分泌腺	33	0.03	0.00	0.00	0.05	0.05	0.06	0.07	0.04	0.03	0.13	0.04	0.00	0.06
霍奇金病	95	0.10	0.00	0.00	0.00	0.00	0.00	0.07	0.00	0.03	0.04	0.00	0.15	0.12
非霍奇金淋巴瘤	1 380	1.43	0.00	0.00	0.15	0.15	0.19	0.59	0.36	0.50	0.44	0.63	1.67	2.15
免疫增生性疾病	24	0.02	0.00	0.00	0.00	0.00	0.00	0.00	0.00	0.00	0.00	0.00	0.04	0.00
多发性骨髓瘤	528	0.55	0.00	0.00	0.15	0.05	0.06	0.00	0.09	0.07	0.04	0.22	0.42	0.83
淋巴样白血病	429	0.44	0.00	0.66	0.54	0.31	0.65	0.33	0.36	0.43	0.53	0.40	0.72	0.77
髓样白血病	866	0.90	0.45	0.22	0.20	0.10	0.39	0.33	0.45	0.40	0.53	0.58	0.95	1.36
白血病，未特指	751	0.78	1.36	0.29	0.20	0.41	0.26	0.53	0.49	0.73	0.49	0.99	1.18	1.18
其他或未指明部位	979	1.02	0.00	0.15	0.05	0.00	0.13	0.00	0.09	0.26	0.31	0.31	0.87	1.36
所有部位合计	96 440	100.00	4.52	3.09	2.72	2.70	4.42	4.60	5.66	10.89	19.74	38.41	74.32	130.39
所有部位除外 C44	96 110	99.66	4.52	3.09	2.72	2.70	4.42	4.60	5.66	10.89	19.70	38.32	74.13	129.98

年龄组死亡率/(1/10万)							粗率/(1/10万)	中标率/(1/10万)	世标率/(1/10万)	累积率/%		35—64岁截缩率/(1/10万)	ICD-10
55—59岁	60—64岁	65—69岁	70—74岁	75—79岁	80—84岁	≥85岁				0—64岁	0—74岁		
0.04	0.09	0.22	0.26	0.60	1.29	2.31	0.11	0.04	0.04	0.00	0.00	0.02	C00
0.50	1.44	1.26	1.70	1.51	2.75	4.39	0.49	0.24	0.24	0.01	0.03	0.38	C01—C02
0.46	1.44	1.44	2.82	4.33	6.31	7.62	0.74	0.35	0.35	0.01	0.04	0.39	C03—C06
0.28	0.28	0.54	0.92	1.21	2.75	2.31	0.25	0.12	0.12	0.00	0.01	0.14	C07—C08
0.00	0.28	0.27	0.59	0.50	0.49	0.23	0.09	0.05	0.05	0.00	0.01	0.06	C09
0.21	0.60	0.63	0.65	0.30	0.81	1.15	0.18	0.09	0.09	0.01	0.01	0.14	C10
2.98	4.70	5.62	6.48	11.19	9.55	7.85	2.15	1.13	1.11	0.06	0.12	1.82	C11
0.96	0.74	1.44	1.83	1.71	0.81	0.69	0.39	0.18	0.19	0.01	0.03	0.27	C12—C13
0.28	0.42	1.03	0.98	1.61	1.78	3.00	0.29	0.13	0.13	0.00	0.01	0.13	C14
20.85	59.19	99.79	166.04	261.28	333.62	301.56	37.00	16.19	16.01	0.47	1.80	12.60	C15
24.89	62.12	103.83	194.39	314.30	399.80	360.67	43.49	19.40	18.95	0.57	2.06	15.78	C16
0.99	1.63	2.97	4.65	5.95	5.50	8.08	1.03	0.48	0.48	0.02	0.06	0.54	C17
7.62	13.76	21.07	35.03	51.91	74.75	94.90	9.17	4.24	4.20	0.16	0.44	4.58	C18
8.62	13.86	22.46	37.84	57.05	82.03	99.06	9.78	4.49	4.44	0.17	0.47	4.66	C19—C20
0.18	0.23	0.45	0.92	0.71	3.40	1.62	0.21	0.09	0.09	0.00	0.01	0.09	C21
47.97	66.53	78.94	99.32	122.68	151.12	153.32	32.65	17.03	16.77	1.03	1.92	30.20	C22
3.01	6.93	9.93	17.35	24.49	31.23	27.71	3.89	1.76	1.75	0.06	0.20	1.81	C23—C24
12.34	22.69	34.37	49.63	71.67	91.25	77.58	12.49	5.83	5.77	0.25	0.67	6.99	C25
0.32	0.56	0.54	0.79	1.51	1.62	3.00	0.30	0.16	0.15	0.01	0.01	0.22	C30—C31
1.56	3.21	3.68	7.33	8.77	14.40	11.78	1.63	0.74	0.74	0.03	0.09	0.84	C32
54.32	131.44	220.55	358.01	511.67	603.18	552.09	77.69	34.99	34.63	1.16	4.05	31.72	C33—C34
0.53	1.07	1.98	2.03	3.63	2.75	1.85	0.63	0.34	0.33	0.02	0.04	0.46	C37—C38
1.21	2.93	3.59	6.35	10.48	10.35	12.93	1.68	0.89	0.87	0.04	0.09	0.91	C40—C41
0.50	0.51	1.30	2.03	2.32	3.40	4.39	0.50	0.25	0.25	0.01	0.03	0.26	C43
0.39	0.60	1.21	1.57	5.85	9.55	26.78	0.94	0.37	0.39	0.01	0.02	0.26	C44
0.14	0.19	0.45	0.52	0.50	0.81	0.92	0.13	0.06	0.06	0.00	0.01	0.08	C45
0.04	0.19	0.18	0.00	0.00	0.32	0.23	0.05	0.03	0.04	0.00	0.00	0.06	C46
0.32	0.42	0.99	0.79	1.31	2.27	2.77	0.35	0.22	0.22	0.01	0.02	0.22	C47,C49
0.14	0.28	0.18	0.46	0.71	2.59	2.08	0.17	0.08	0.08	0.00	0.01	0.10	C50
—	—	—	—	—	—	—	—	—	—	—	—	—	C51
—	—	—	—	—	—	—	—	—	—	—	—	—	C52
—	—	—	—	—	—	—	—	—	—	—	—	—	C53
—	—	—	—	—	—	—	—	—	—	—	—	—	C54
—	—	—	—	—	—	—	—	—	—	—	—	—	C55
—	—	—	—	—	—	—	—	—	—	—	—	—	C56
—	—	—	—	—	—	—	—	—	—	—	—	—	C57
—	—	—	—	—	—	—	—	—	—	—	—	—	C58
0.39	0.51	0.67	0.72	1.21	2.27	3.93	0.30	0.14	0.14	0.01	0.01	0.20	C60
0.96	4.23	8.09	24.03	56.35	114.55	184.95	7.83	2.99	3.03	0.03	0.19	0.76	C61
0.00	0.14	0.22	0.46	0.60	0.97	1.62	0.11	0.05	0.05	0.00	0.00	0.05	C62
0.00	0.05	0.22	0.13	0.30	0.81	0.92	0.06	0.03	0.03	0.00	0.00	0.02	C63
1.84	3.12	4.76	7.46	9.98	13.59	16.16	1.87	0.87	0.86	0.04	0.10	0.99	C64
0.35	0.42	0.45	1.31	1.21	2.27	2.31	0.25	0.12	0.11	0.00	0.01	0.13	C65
0.14	0.51	0.45	0.98	2.62	1.94	1.85	0.25	0.11	0.11	0.00	0.01	0.10	C66
1.88	4.42	6.33	12.96	29.33	55.01	90.98	4.39	1.75	1.79	0.04	0.13	1.00	C67
0.04	0.00	0.36	0.26	0.20	0.49	1.15	0.07	0.03	0.03	0.00	0.00	0.01	C68
0.04	0.09	0.04	0.20	0.40	0.32	1.15	0.07	0.04	0.04	0.00	0.00	0.04	C69
6.95	9.86	11.59	16.89	21.07	26.21	19.40	5.42	3.25	3.21	0.19	0.33	4.69	C70—C72,D32—D33,D42—D43
0.32	1.02	1.26	2.62	3.73	4.21	3.46	0.55	0.27	0.26	0.01	0.03	0.27	C73
0.32	0.37	0.67	1.64	1.11	1.62	1.85	0.29	0.15	0.16	0.01	0.02	0.17	C74
0.07	0.09	0.22	0.33	0.20	0.81	0.00	0.09	0.07	0.07	0.00	0.01	0.07	C75
0.35	0.46	0.76	0.79	1.81	1.62	1.62	0.27	0.13	0.13	0.01	0.01	0.16	C81
3.30	7.16	9.08	16.63	22.88	28.96	20.55	3.93	1.98	1.92	0.09	0.22	2.23	C82—C86,C96
0.11	0.23	0.13	0.13	0.40	0.49	0.69	0.07	0.03	0.03	0.00	0.00	0.05	C88
1.21	2.79	3.64	6.55	10.58	7.77	10.62	1.50	0.72	0.72	0.03	0.08	0.78	C90
0.99	1.67	2.20	4.39	4.94	8.25	4.85	1.22	0.80	0.80	0.04	0.07	0.79	C91
2.16	3.95	6.92	9.76	13.10	15.37	12.24	2.46	1.31	1.29	0.06	0.14	1.41	C92—C94,D45—D47
1.67	3.07	5.17	7.46	11.19	12.94	11.55	2.14	1.24	1.21	0.06	0.12	1.32	C95
2.45	4.65	6.65	12.18	16.33	19.09	22.63	2.79	1.32	1.31	0.05	0.15	1.42	O&U
217.17	447.14	690.82	1 129.17	1 689.34	2 170.01	2 187.36	274.42	127.36	125.82	4.81	13.91	132.39	ALL
216.78	446.54	689.61	1 127.60	1 683.49	2 160.46	2 160.58	273.48	127.00	125.43	4.80	13.89	132.13	ALL exc. C44

附表 4-3　江苏省肿瘤登记地区 2020 年女性恶性肿瘤死亡主要指标

部位	病例数	构成比/%	年龄组死亡率/（1/10万）											
			0岁	1—4岁	5—9岁	10—14岁	15—19岁	20—24岁	25—29岁	30—34岁	35—39岁	40—44岁	45—49岁	50—54岁
唇	24	0.04	0.00	0.00	0.00	0.00	0.00	0.00	0.00	0.00	0.00	0.00	0.00	0.03
舌	88	0.16	0.00	0.00	0.00	0.00	0.00	0.00	0.00	0.00	0.04	0.00	0.08	0.15
口	175	0.32	0.00	0.00	0.00	0.00	0.00	0.07	0.00	0.03	0.00	0.04	0.08	0.09
唾液腺	35	0.06	0.00	0.00	0.00	0.00	0.00	0.07	0.00	0.03	0.00	0.00	0.04	0.12
扁桃腺	15	0.03	0.00	0.00	0.00	0.00	0.00	0.00	0.00	0.00	0.00	0.00	0.00	0.03
其他口咽	17	0.03	0.00	0.00	0.00	0.00	0.00	0.00	0.00	0.00	0.00	0.00	0.00	0.00
鼻咽	311	0.56	0.00	0.00	0.00	0.06	0.08	0.00	0.10	0.03	0.31	0.31	0.49	0.79
喉咽	7	0.01	0.00	0.00	0.00	0.00	0.00	0.00	0.00	0.00	0.00	0.09	0.04	0.00
咽，部位不明	44	0.08	0.00	0.00	0.06	0.00	0.00	0.00	0.00	0.00	0.00	0.00	0.00	0.00
食管	6 047	10.93	0.00	0.00	0.00	0.00	0.00	0.00	0.00	0.03	0.18	0.13	0.45	1.40
胃	6 637	12.00	0.00	0.00	0.00	0.00	0.00	0.44	0.83	1.65	2.58	4.04	5.31	7.01
小肠	228	0.41	0.00	0.00	0.00	0.00	0.00	0.07	0.00	0.00	0.09	0.00	0.30	0.41
结肠	2 489	4.50	0.00	0.00	0.00	0.06	0.08	0.15	0.34	0.30	0.98	1.39	2.26	2.83
直肠	2 242	4.05	0.00	0.00	0.00	0.00	0.00	0.00	0.15	0.27	0.71	1.12	2.07	3.01
肛门	56	0.10	0.00	0.00	0.00	0.00	0.00	0.00	0.00	0.00	0.00	0.00	0.00	0.03
肝脏	4 894	8.85	0.00	0.08	0.00	0.12	0.08	0.07	0.44	0.74	1.02	1.97	5.73	8.85
胆囊及其他	1 605	2.90	0.00	0.00	0.00	0.00	0.00	0.00	0.20	0.00	0.13	0.45	1.02	2.51
胰腺	3 459	6.25	0.00	0.00	0.00	0.06	0.00	0.00	0.00	0.13	0.36	1.17	2.30	3.68
鼻、鼻窦及其他	68	0.12	0.00	0.00	0.00	0.00	0.00	0.00	0.05	0.00	0.04	0.04	0.04	0.09
喉	80	0.14	0.00	0.00	0.00	0.00	0.08	0.00	0.00	0.00	0.00	0.00	0.04	0.09
气管、支气管、肺	11 156	20.17	0.00	0.00	0.00	0.00	0.08	0.07	0.29	0.94	2.18	3.41	8.89	15.47
其他胸腔器官	121	0.22	0.00	0.00	0.00	0.00	0.08	0.00	0.00	0.10	0.09	0.18	0.41	0.29
骨	426	0.77	0.00	0.08	0.17	0.24	0.30	0.07	0.20	0.20	0.13	0.36	0.45	0.55
皮肤黑色素瘤	177	0.32	0.00	0.00	0.00	0.00	0.00	0.00	0.05	0.00	0.00	0.00	0.15	0.44
皮肤其他	306	0.55	0.00	0.00	0.00	0.00	0.00	0.00	0.00	0.10	0.04	0.00	0.15	0.32
间皮瘤	31	0.06	0.00	0.00	0.00	0.00	0.00	0.00	0.10	0.00	0.00	0.00	0.00	0.15
卡波氏肉瘤	10	0.02	0.00	0.00	0.00	0.00	0.00	0.07	0.00	0.03	0.00	0.00	0.04	0.00
结缔组织、软组织	98	0.18	0.00	0.08	0.06	0.00	0.00	0.15	0.00	0.03	0.04	0.13	0.11	0.18
乳房	3 212	5.81	0.00	0.00	0.00	0.00	0.00	0.00	0.88	1.28	2.71	6.28	8.17	11.50
外阴	65	0.12	0.00	0.00	0.00	0.00	0.00	0.00	0.00	0.00	0.04	0.04	0.00	0.03
阴道	45	0.08	0.00	0.00	0.00	0.00	0.00	0.07	0.00	0.00	0.00	0.04	0.08	0.06
子宫颈	1 988	3.59	0.00	0.00	0.00	0.00	0.00	0.00	0.29	0.94	2.35	3.68	5.65	6.89
子宫体	531	0.96	0.00	0.00	0.00	0.00	0.00	0.00	0.00	0.00	0.40	0.22	0.98	1.46
子宫，部位不明	215	0.39	0.00	0.00	0.00	0.00	0.00	0.15	0.05	0.03	0.04	0.13	0.38	0.79
卵巢	1 443	2.61	0.00	0.00	0.00	0.00	0.08	0.15	0.34	0.37	0.89	1.39	3.16	5.17
其他女性生殖器	86	0.16	0.00	0.00	0.00	0.00	0.00	0.00	0.00	0.03	0.00	0.13	0.08	0.15
胎盘	2	0.00	0.00	0.00	0.00	0.00	0.00	0.00	0.00	0.00	0.00	0.00	0.04	0.00
阴茎	—	—	—	—	—	—	—	—	—	—	—	—	—	—
前列腺	—	—	—	—	—	—	—	—	—	—	—	—	—	—
睾丸	—	—	—	—	—	—	—	—	—	—	—	—	—	—
其他男性生殖器	—	—	—	—	—	—	—	—	—	—	—	—	—	—
肾	307	0.56	0.00	0.00	0.06	0.00	0.08	0.00	0.10	0.13	0.04	0.22	0.30	0.44
肾盂	78	0.14	0.00	0.00	0.00	0.00	0.00	0.00	0.00	0.00	0.00	0.04	0.08	0.09
输尿管	57	0.10	0.00	0.00	0.00	0.00	0.00	0.00	0.00	0.00	0.00	0.00	0.00	0.09
膀胱	411	0.74	0.00	0.00	0.00	0.00	0.00	0.07	0.00	0.00	0.04	0.00	0.23	0.12
其他泌尿器官	18	0.03	0.00	0.00	0.00	0.00	0.00	0.00	0.00	0.00	0.00	0.00	0.00	0.00
眼	18	0.03	0.00	0.08	0.00	0.00	0.00	0.00	0.00	0.00	0.00	0.00	0.04	0.03
脑、神经系统	1 716	3.10	0.98	1.04	1.24	0.60	0.46	0.74	0.83	0.84	1.42	1.35	2.37	2.98
甲状腺	268	0.48	0.00	0.00	0.00	0.00	0.00	0.00	0.10	0.07	0.09	0.22	0.26	0.53
肾上腺	63	0.11	0.00	0.00	0.00	0.06	0.08	0.00	0.00	0.03	0.13	0.00	0.11	0.23
其他内分泌腺	34	0.06	0.00	0.08	0.11	0.00	0.00	0.00	0.00	0.03	0.00	0.00	0.11	0.09
霍奇金病	50	0.09	0.00	0.00	0.00	0.06	0.00	0.07	0.00	0.03	0.00	0.04	0.04	0.06
非霍奇金淋巴瘤	961	1.74	0.00	0.32	0.00	0.06	0.08	0.07	0.15	0.27	0.49	0.45	0.90	1.34
免疫增生性疾病	2	0.00	0.00	0.00	0.00	0.00	0.00	0.00	0.00	0.00	0.00	0.00	0.00	0.00
多发性骨髓瘤	453	0.82	0.00	0.00	0.00	0.12	0.00	0.00	0.05	0.03	0.04	0.09	0.34	0.64
淋巴样白血病	270	0.49	0.49	0.16	0.39	0.24	0.38	0.00	0.05	0.17	0.31	0.27	0.45	0.47
髓样白血病	688	1.24	0.00	0.16	0.23	0.12	0.23	0.52	0.20	0.34	0.49	0.54	0.68	1.81
白血病，未特指	647	1.17	1.96	0.48	0.00	0.36	0.38	0.15	0.15	0.47	0.53	0.45	1.02	1.37
其他或未指明部位	841	1.52	0.00	0.24	0.11	0.00	0.00	0.22	0.15	0.17	0.36	0.49	0.87	1.23
所有部位合计	55 315	100.00	3.42	2.81	2.42	2.15	2.51	3.48	6.07	9.91	19.31	30.94	56.77	86.04
所有部位除外 C44	55 009	99.45	3.42	2.81	2.42	2.15	2.51	3.48	6.07	9.81	19.27	30.94	56.62	85.72

年龄组死亡率 /（1/10 万）							粗率 /（1/10 万）	中标率 /（1/10 万）	世标率 /（1/10 万）	累积率 /%		35—64 岁截缩率 /（1/10 万）	ICD-10
55—59 岁	60—64 岁	65—69 岁	70—74 岁	75—79 岁	80—84 岁	≥ 85 岁				0—64 岁	0—74 岁		
0.04	0.00	0.04	0.13	0.28	0.65	1.51	0.07	0.02	0.02	0.00	0.00	0.01	C00
0.11	0.62	0.67	1.01	1.20	0.65	2.06	0.26	0.11	0.11	0.00	0.01	0.14	C01—C02
0.25	0.67	0.71	1.95	2.11	4.18	6.04	0.51	0.19	0.19	0.01	0.02	0.16	C03—C06
0.04	0.05	0.18	0.00	0.46	0.65	1.65	0.10	0.04	0.04	0.00	0.00	0.04	C07—C08
0.04	0.05	0.09	0.13	0.28	0.39	0.27	0.04	0.02	0.02	0.00	0.00	0.02	C09
0.04	0.05	0.09	0.19	0.37	0.39	0.41	0.05	0.02	0.02	0.00	0.00	0.01	C10
0.96	1.38	1.87	2.65	4.87	3.92	3.98	0.90	0.44	0.42	0.02	0.05	0.64	C11
0.04	0.00	0.04	0.06	0.00	0.13	0.00	0.02	0.01	0.01	0.00	0.00	0.03	C12—C13
0.11	0.10	0.31	0.32	0.83	1.04	1.24	0.13	0.05	0.05	0.00	0.00	0.03	C14
3.19	10.54	28.28	60.74	125.94	182.61	178.72	17.54	6.01	5.80	0.08	0.52	2.15	C15
10.31	18.51	32.78	60.42	115.65	167.45	154.15	19.25	7.72	7.38	0.25	0.72	7.16	C16
0.50	1.10	0.89	2.71	3.13	4.57	4.67	0.66	0.28	0.27	0.01	0.03	0.35	C17
4.43	9.40	12.18	21.86	33.92	56.43	70.83	7.22	2.86	2.82	0.11	0.28	3.14	C18
4.78	6.58	10.44	17.77	28.77	56.43	68.36	6.50	2.48	2.45	0.09	0.23	2.71	C19—C20
0.14	0.24	0.09	0.44	0.83	1.70	2.06	0.16	0.05	0.06	0.00	0.00	0.05	C21
11.58	20.89	31.76	48.45	66.28	89.87	93.48	14.20	5.96	5.88	0.26	0.66	7.30	C22
2.69	7.11	9.68	13.48	26.20	37.23	34.18	4.66	1.83	1.81	0.07	0.19	1.98	C23—C24
7.37	15.45	21.32	37.43	55.62	69.75	67.26	10.03	4.01	3.97	0.15	0.45	4.28	C25
0.21	0.19	0.22	0.69	1.29	1.57	1.24	0.20	0.08	0.08	0.00	0.01	0.09	C30—C31
0.14	0.10	0.49	0.76	1.20	1.96	2.47	0.23	0.09	0.09	0.00	0.01	0.05	C32
24.54	44.17	69.89	106.92	180.82	233.94	217.98	32.36	13.03	12.79	0.50	1.38	14.16	C33—C34
0.32	0.67	0.49	0.69	1.65	1.70	1.92	0.35	0.18	0.17	0.01	0.02	0.31	C37—C38
1.03	1.43	1.96	3.65	5.79	9.67	8.65	1.24	0.59	0.57	0.03	0.05	0.59	C40—C41
0.57	0.52	1.16	1.76	2.39	3.00	3.71	0.51	0.21	0.21	0.01	0.02	0.24	C43
0.25	0.10	0.49	0.76	2.02	6.01	25.67	0.89	0.23	0.26	0.00	0.01	0.13	C44
0.04	0.19	0.22	0.19	0.46	0.13	0.69	0.09	0.04	0.04	0.00	0.00	0.05	C45
0.00	0.00	0.04	0.19	0.00	0.13	0.27	0.03	0.02	0.02	0.00	0.00	0.01	C46
0.25	0.33	0.54	0.76	1.20	1.96	1.92	0.28	0.14	0.14	0.01	0.01	0.16	C47, C49
14.13	18.03	17.31	21.11	24.64	36.44	40.77	9.32	4.74	4.61	0.31	0.51	9.33	C50
0.18	0.29	0.22	0.76	1.10	1.57	1.37	0.19	0.07	0.07	0.00	0.01	0.08	C51
0.07	0.14	0.40	0.25	0.74	0.91	0.82	0.13	0.06	0.06	0.00	0.01	0.06	C52
8.29	10.83	9.68	13.29	20.41	24.03	18.94	5.77	3.01	2.87	0.19	0.31	5.84	C53
2.30	2.86	2.45	5.36	6.53	6.92	7.14	1.54	0.70	0.69	0.04	0.08	1.21	C54
0.67	0.81	0.94	1.89	3.22	2.87	3.57	0.62	0.29	0.28	0.02	0.03	0.43	C55
6.59	8.97	9.95	12.79	13.24	13.58	8.51	4.19	2.11	2.07	0.14	0.25	3.89	C56
0.32	0.48	0.58	1.01	0.83	1.04	1.37	0.25	0.11	0.11	0.01	0.01	0.17	C57
0.00	0.00	0.00	0.00	0.00	0.00	0.14	0.01	0.00	0.00	0.00	0.00	0.01	C58
—	—	—	—	—	—	—	—	—	—	—	—	—	C60
—	—	—	—	—	—	—	—	—	—	—	—	—	C61
—	—	—	—	—	—	—	—	—	—	—	—	—	C62
—	—	—	—	—	—	—	—	—	—	—	—	—	C63
0.99	0.72	1.92	3.02	4.32	5.88	6.04	0.89	0.38	0.37	0.02	0.04	0.40	C64
0.11	0.33	0.40	1.01	1.10	1.18	2.20	0.23	0.09	0.09	0.00	0.01	0.09	C65
0.07	0.10	0.18	0.88	0.64	1.57	1.78	0.17	0.06	0.06	0.00	0.01	0.04	C66
0.46	0.62	1.29	2.77	4.78	12.41	21.00	1.19	0.37	0.38	0.01	0.03	0.21	C67
0.00	0.14	0.04	0.13	0.28	0.65	0.55	0.05	0.02	0.02	0.00	0.00	0.02	C68
0.04	0.00	0.13	0.06	0.37	0.00	0.82	0.05	0.02	0.03	0.00	0.00	0.02	C69
5.52	7.58	11.95	15.50	20.32	26.52	17.98	4.98	2.60	2.59	0.13	0.27	3.17	C70—C72, D32—D33, D42—D43
0.89	1.05	1.61	2.33	3.95	4.70	4.53	0.78	0.34	0.33	0.02	0.04	0.45	C73
0.11	0.10	0.09	0.25	1.38	0.78	1.92	0.18	0.09	0.08	0.00	0.01	0.11	C74
0.04	0.14	0.27	0.25	0.28	0.91	0.00	0.10	0.06	0.06	0.00	0.01	0.06	C75
0.11	0.19	0.36	0.95	0.64	0.39	0.41	0.15	0.08	0.07	0.00	0.01	0.06	C81
2.05	3.82	6.38	9.96	15.17	17.89	15.24	2.79	1.22	1.20	0.05	0.13	1.33	C82—C86, C96
0.00	0.05	0.00	0.06	0.00	0.00	0.00	0.01	0.00	0.00	0.00	0.00	0.01	C88
0.78	3.15	3.88	5.92	6.80	5.62	3.98	1.31	0.59	0.59	0.03	0.08	0.70	C90
0.53	1.48	1.83	2.46	2.85	3.27	3.02	0.78	0.46	0.47	0.02	0.05	0.53	C91
1.70	2.91	5.13	6.11	8.83	10.71	7.41	2.00	1.00	0.98	0.05	0.11	1.22	C92—C94, D45—D47
1.66	2.81	3.84	5.92	7.81	12.67	5.90	1.88	0.99	0.98	0.05	0.10	1.19	C95
2.30	2.77	5.13	7.43	11.22	18.16	17.02	2.44	1.04	1.03	0.04	0.11	1.18	O&U
123.82	210.79	312.88	507.58	824.97	1 148.80	1 147.81	160.47	67.18	65.75	2.79	6.89	77.77	ALL
123.57	210.69	312.39	506.82	822.95	1 142.79	1 122.14	159.59	66.95	65.49	2.78	6.88	77.63	ALL exc. C44

附录五 江苏省城市肿瘤登记地区 2020 年恶性肿瘤死亡情况

附表 5-1 江苏省城市肿瘤登记地区 2020 年男女合计恶性肿瘤死亡主要指标

部位	病例数	构成比 /%	年龄组死亡率 /（1/10 万）											
			0 岁	1—4 岁	5—9 岁	10—14 岁	15—19 岁	20—24 岁	25—29 岁	30—34 岁	35—39 岁	40—44 岁	45—49 岁	50—54 岁
唇	24	0.04	0.00	0.00	0.00	0.00	0.00	0.00	0.00	0.00	0.00	0.00	0.00	0.00
舌	123	0.18	0.00	0.00	0.00	0.00	0.00	0.00	0.00	0.04	0.09	0.00	0.17	0.24
口	195	0.29	0.00	0.00	0.00	0.00	0.00	0.08	0.00	0.00	0.00	0.10	0.17	0.14
唾液腺	58	0.09	0.00	0.00	0.00	0.00	0.00	0.00	0.00	0.00	0.05	0.10	0.17	0.17
扁桃腺	25	0.04	0.00	0.00	0.00	0.00	0.00	0.00	0.00	0.00	0.00	0.10	0.04	0.00
其他口咽	36	0.05	0.00	0.00	0.00	0.00	0.00	0.00	0.00	0.00	0.05	0.00	0.00	0.10
鼻咽	496	0.74	0.00	0.08	0.00	0.00	0.08	0.00	0.16	0.15	0.42	0.39	0.72	1.33
喉咽	82	0.12	0.00	0.00	0.00	0.00	0.00	0.00	0.00	0.00	0.00	0.05	0.08	0.14
咽，部位不明	56	0.08	0.00	0.00	0.06	0.00	0.00	0.00	0.00	0.00	0.00	0.10	0.00	0.07
食管	7 199	10.77	0.00	0.00	0.00	0.00	0.00	0.00	0.00	0.04	0.05	0.53	1.56	5.30
胃	9 593	14.35	0.00	0.00	0.00	0.00	0.08	0.16	0.96	1.39	2.12	3.71	5.53	11.58
小肠	286	0.43	0.00	0.00	0.00	0.00	0.00	0.00	0.00	0.00	0.09	0.00	0.38	0.49
结肠	2 983	4.46	0.00	0.00	0.00	0.07	0.08	0.23	0.16	0.34	0.99	1.74	3.13	4.64
直肠	2 562	3.83	0.00	0.00	0.00	0.00	0.00	0.08	0.16	0.34	0.66	0.87	2.66	3.59
肛门	57	0.09	0.00	0.00	0.00	0.00	0.00	0.00	0.00	0.00	0.00	0.00	0.04	0.03
肝脏	6 874	10.28	0.00	0.16	0.00	0.07	0.17	0.08	0.48	1.65	3.11	5.98	14.57	21.46
胆囊及其他	1 332	1.99	0.00	0.00	0.00	0.00	0.00	0.00	0.16	0.00	0.09	0.43	0.97	2.37
胰腺	3 580	5.36	0.00	0.00	0.00	0.00	0.00	0.00	0.05	0.19	0.71	1.59	2.70	5.44
鼻、鼻窦及其他	76	0.11	0.00	0.00	0.00	0.00	0.00	0.00	0.00	0.04	0.05	0.14	0.08	0.17
喉	287	0.43	0.00	0.00	0.00	0.00	0.00	0.00	0.00	0.00	0.00	0.10	0.30	0.24
气管、支气管、肺	17 035	25.48	0.00	0.00	0.00	0.00	0.17	0.23	0.05	0.71	1.65	3.23	10.39	20.72
其他胸腔器官	173	0.26	0.00	0.00	0.06	0.00	0.17	0.08	0.05	0.08	0.09	0.14	0.42	0.63
骨	406	0.61	0.00	0.08	0.12	0.21	0.41	0.16	0.05	0.19	0.09	0.19	0.51	0.70
皮肤黑色素瘤	152	0.23	0.00	0.00	0.00	0.00	0.00	0.00	0.00	0.04	0.09	0.00	0.04	0.17
皮肤其他	297	0.44	0.00	0.00	0.00	0.00	0.00	0.00	0.00	0.04	0.00	0.00	0.13	0.42
间皮瘤	45	0.07	0.00	0.00	0.00	0.00	0.00	0.00	0.00	0.04	0.00	0.00	0.04	0.17
卡波氏肉瘤	9	0.01	0.00	0.00	0.00	0.00	0.00	0.00	0.00	0.08	0.00	0.00	0.04	0.00
结缔组织、软组织	105	0.16	0.00	0.00	0.06	0.00	0.08	0.23	0.05	0.08	0.00	0.14	0.25	0.14
乳房	1 659	2.48	0.00	0.00	0.00	0.00	0.00	0.00	0.59	0.90	1.69	3.76	4.31	6.49
外阴	32	0.05	0.00	0.00	0.00	0.00	0.00	0.00	0.00	0.00	0.00	0.05	0.00	0.03
阴道	13	0.02	0.00	0.00	0.00	0.00	0.00	0.00	0.00	0.00	0.00	0.05	0.00	0.00
子宫颈	835	1.25	0.00	0.00	0.00	0.00	0.00	0.00	0.16	0.38	1.22	2.03	2.66	3.38
子宫体	245	0.37	0.00	0.00	0.00	0.00	0.00	0.00	0.00	0.00	0.19	0.10	0.38	0.94
子宫，部位不明	85	0.13	0.00	0.00	0.00	0.00	0.00	0.08	0.00	0.04	0.05	0.10	0.25	0.38
卵巢	654	0.98	0.00	0.00	0.00	0.00	0.00	0.00	0.32	0.26	0.42	0.68	1.69	2.41
其他女性生殖器	38	0.06	0.00	0.00	0.00	0.00	0.00	0.00	0.00	0.04	0.00	0.14	0.08	0.03
胎盘	1	0.00	0.00	0.00	0.00	0.00	0.00	0.00	0.00	0.00	0.00	0.00	0.04	0.00
阴茎	49	0.07	0.00	0.00	0.00	0.00	0.00	0.00	0.00	0.00	0.00	0.00	0.04	0.07
前列腺	1 364	2.04	0.00	0.00	0.00	0.00	0.00	0.00	0.00	0.04	0.00	0.00	0.13	0.10
睾丸	17	0.03	0.00	0.00	0.00	0.00	0.00	0.00	0.00	0.00	0.00	0.00	0.08	0.00
其他男性生殖器	15	0.02	0.00	0.00	0.00	0.00	0.00	0.00	0.00	0.00	0.05	0.05	0.00	0.00
肾	486	0.73	0.00	0.00	0.00	0.00	0.00	0.00	0.16	0.08	0.14	0.19	0.34	0.98
肾盂	81	0.12	0.00	0.00	0.00	0.00	0.00	0.00	0.00	0.00	0.09	0.05	0.08	0.03
输尿管	76	0.11	0.00	0.00	0.00	0.00	0.00	0.00	0.00	0.00	0.00	0.00	0.00	0.03
膀胱	908	1.36	0.00	0.00	0.00	0.00	0.00	0.08	0.00	0.00	0.05	0.14	0.25	0.31
其他泌尿器官	17	0.03	0.00	0.00	0.00	0.00	0.00	0.00	0.00	0.00	0.00	0.00	0.00	0.00
眼	18	0.03	0.00	0.16	0.06	0.00	0.00	0.00	0.00	0.00	0.00	0.05	0.00	0.03
脑、神经系统	1 530	2.29	1.45	1.22	0.97	0.69	0.91	0.70	0.80	1.20	1.74	1.78	3.00	3.91
甲状腺	212	0.32	0.00	0.00	0.00	0.00	0.00	0.00	0.05	0.04	0.05	0.24	0.21	0.35
肾上腺	71	0.11	0.00	0.08	0.06	0.14	0.08	0.00	0.00	0.04	0.05	0.05	0.21	0.10
其他内分泌腺	27	0.04	0.00	0.08	0.18	0.00	0.00	0.00	0.00	0.04	0.00	0.00	0.04	0.07
霍奇金病	56	0.08	0.00	0.00	0.00	0.07	0.00	0.16	0.00	0.04	0.00	0.00	0.04	0.00
非霍奇金淋巴瘤	1 005	1.50	0.00	0.08	0.12	0.21	0.17	0.23	0.16	0.38	0.47	0.53	1.06	1.40
免疫增生性疾病	12	0.02	0.00	0.00	0.00	0.00	0.00	0.00	0.00	0.00	0.00	0.00	0.04	0.00
多发性骨髓瘤	441	0.66	0.00	0.00	0.06	0.07	0.00	0.00	0.05	0.00	0.05	0.10	0.42	0.73
淋巴样白血病	304	0.45	0.48	0.57	0.54	0.14	0.66	0.08	0.21	0.26	0.38	0.29	0.59	0.63
髓样白血病	750	1.12	0.00	0.33	0.12	0.21	0.17	0.70	0.27	0.41	0.47	0.58	0.72	1.40
白血病，未特指	688	1.03	1.45	0.16	0.06	0.28	0.17	0.39	0.32	0.64	0.47	0.92	1.14	1.60
其他或未指明部位	1 011	1.51	0.00	0.08	0.12	0.00	0.00	0.16	0.16	0.30	0.38	0.43	1.01	1.26
所有部位合计	66 846	100.00	3.39	3.10	2.60	2.13	3.39	3.89	5.63	10.47	18.36	31.92	63.95	107.18
所有部位除外 C44	66 549	99.56	3.39	3.10	2.60	2.13	3.39	3.89	5.63	10.43	18.36	31.92	63.83	106.76

年龄组死亡率 /（1/10 万）							粗率 /(1/10万)	中标率 /(1/10万)	世标率 /(1/10万)	累积率 /%		35—64 岁截缩率 /(1/10 万)	ICD-10
55—59 岁	60—64 岁	65—69 岁	70—74 岁	75—79 岁	80—84 岁	≥ 85 岁				0—64 岁	0—74 岁		
0.00	0.05	0.05	0.15	0.67	0.99	1.60	0.08	0.03	0.03	0.00	0.00	0.01	C00
0.29	0.95	1.04	1.40	1.23	2.31	4.00	0.40	0.18	0.18	0.01	0.02	0.25	C01—C02
0.33	1.22	1.14	2.43	3.13	5.44	7.40	0.64	0.27	0.27	0.01	0.03	0.27	C03—C06
0.16	0.11	0.26	0.52	0.78	1.48	2.40	0.19	0.09	0.08	0.00	0.01	0.12	C07—C08
0.04	0.32	0.36	0.22	0.22	0.33	0.20	0.08	0.04	0.04	0.00	0.01	0.07	C09
0.12	0.64	0.36	0.22	0.11	0.16	1.00	0.12	0.06	0.06	0.00	0.01	0.12	C10
2.38	3.71	4.16	4.79	8.27	6.75	5.40	1.62	0.82	0.80	0.05	0.09	1.30	C11
0.78	0.58	0.88	1.10	1.01	0.33	0.40	0.27	0.13	0.13	0.01	0.02	0.22	C12—C13
0.12	0.37	0.68	0.37	1.23	0.66	1.60	0.18	0.08	0.09	0.00	0.01	0.09	C14
11.20	30.33	57.51	99.09	163.12	207.40	196.21	23.52	9.56	9.41	0.25	1.03	6.63	C15
17.36	39.82	67.65	126.99	216.19	260.61	246.61	31.34	13.38	13.00	0.41	1.39	11.45	C16
0.78	1.75	2.34	3.90	4.69	5.60	7.00	0.93	0.41	0.41	0.02	0.05	0.50	C17
7.35	13.47	21.06	33.05	50.95	73.14	103.00	9.75	4.18	4.16	0.16	0.43	4.57	C18
6.89	10.18	17.42	29.89	43.91	68.04	88.80	8.37	3.52	3.50	0.13	0.36	3.59	C19—C20
0.04	0.32	0.26	0.52	1.23	2.97	1.40	0.19	0.07	0.07	0.00	0.01	0.06	C21
27.46	42.00	53.30	73.69	93.85	120.26	121.60	22.46	10.82	10.67	0.59	1.22	17.00	C22
2.95	6.84	9.67	15.53	26.59	33.94	37.00	4.35	1.85	1.83	0.07	0.20	1.94	C23—C24
10.38	20.68	30.32	47.63	65.47	77.26	75.60	11.70	5.14	5.11	0.21	0.60	5.85	C25
0.37	0.58	0.31	0.52	1.12	1.81	2.00	0.25	0.12	0.12	0.01	0.01	0.20	C30—C31
0.94	1.86	1.51	4.27	4.69	8.24	6.80	0.94	0.40	0.40	0.02	0.05	0.48	C32
36.61	85.00	146.85	238.37	352.28	410.03	373.81	55.66	23.83	23.51	0.79	2.72	21.99	C33—C34
0.53	0.74	1.46	1.40	3.46	2.97	2.00	0.57	0.30	0.29	0.01	0.03	0.39	C37—C38
1.03	2.12	2.81	3.75	7.04	9.88	11.20	1.33	0.65	0.65	0.03	0.06	0.67	C40—C41
0.41	0.42	1.35	2.13	2.79	3.62	4.60	0.50	0.21	0.20	0.01	0.02	0.16	C43
0.29	0.48	0.57	1.18	4.58	8.57	29.00	0.97	0.31	0.34	0.01	0.02	0.19	C44
0.12	0.21	0.42	0.59	0.67	0.66	1.00	0.15	0.07	0.07	0.00	0.01	0.08	C45
0.04	0.00	0.05	0.15	0.00	0.16	0.20	0.03	0.02	0.02	0.00	0.00	0.01	C46
0.29	0.48	0.83	1.10	1.45	1.65	2.80	0.34	0.19	0.19	0.01	0.02	0.20	C47,C49
8.99	9.70	9.62	12.74	15.53	26.36	32.60	5.42	2.84	2.75	0.18	0.29	5.35	C50
0.08	0.16	0.10	0.52	0.67	0.99	0.80	0.10	0.04	0.04	0.00	0.00	0.05	C51
0.00	0.05	0.16	0.07	0.45	0.00	0.60	0.04	0.02	0.02	0.00	0.00	0.02	C52
3.90	5.78	3.90	6.77	9.39	13.01	12.00	2.73	1.48	1.42	0.10	0.15	2.94	C53
1.31	1.17	1.35	2.65	3.13	4.12	6.80	0.80	0.37	0.37	0.02	0.04	0.60	C54
0.29	0.37	0.36	0.88	1.12	1.32	2.40	0.28	0.14	0.14	0.01	0.01	0.22	C55
3.20	4.51	5.88	7.21	7.60	6.59	5.40	2.14	1.12	1.09	0.07	0.13	1.92	C56
0.25	0.32	0.21	0.37	0.45	0.66	0.40	0.12	0.07	0.06	0.00	0.01	0.12	C57
0.00	0.00	0.00	0.00	0.00	0.00	0.00	0.00	0.00	0.00	0.00	0.00	0.01	C58
0.16	0.32	0.62	0.29	0.56	1.15	1.60	0.16	0.07	0.07	0.00	0.01	0.08	C60
0.49	2.12	4.06	12.81	30.73	62.43	79.80	4.46	1.54	1.52	0.01	0.10	0.38	C61
0.00	0.11	0.16	0.07	0.45	0.16	0.80	0.06	0.02	0.02	0.00	0.00	0.03	C62
0.00	0.00	0.26	0.15	0.11	0.49	0.40	0.05	0.02	0.02	0.00	0.00	0.02	C63
1.64	1.80	3.64	6.40	9.05	9.72	13.40	1.59	0.70	0.69	0.03	0.08	0.73	C64
0.21	0.42	0.62	0.88	1.79	1.98	2.00	0.26	0.12	0.11	0.00	0.01	0.13	C65
0.16	0.48	0.21	1.55	1.90	1.32	2.40	0.25	0.10	0.10	0.00	0.01	0.09	C66
1.11	2.44	3.59	7.88	17.09	33.77	56.20	2.97	1.06	1.08	0.02	0.08	0.59	C67
0.04	0.00	0.10	0.15	0.34	0.66	1.00	0.06	0.02	0.02	0.00	0.00	0.01	C68
0.00	0.00	0.10	0.07	0.56	0.00	1.00	0.06	0.03	0.04	0.00	0.00	0.01	C69
5.91	8.70	10.56	15.61	20.67	24.71	20.80	5.00	2.83	2.82	0.16	0.29	3.78	C70—C72,D32—D33,D42—D43
0.66	1.01	1.56	2.43	3.46	5.77	5.00	0.69	0.31	0.30	0.01	0.03	0.37	C73
0.21	0.21	0.31	0.96	1.12	1.65	1.40	0.23	0.13	0.13	0.01	0.01	0.13	C74
0.00	0.16	0.21	0.22	0.22	1.15	0.00	0.09	0.05	0.06	0.00	0.00	0.04	C75
0.21	0.27	0.57	0.44	1.45	0.82	1.20	0.18	0.09	0.09	0.00	0.01	0.07	C81
2.38	4.93	6.97	13.32	20.78	22.24	21.60	3.28	1.54	1.50	0.06	0.16	1.57	C82—C86,C96
0.04	0.21	0.00	0.07	0.34	0.00	0.40	0.04	0.02	0.02	0.00	0.00	0.04	C88
0.98	2.76	3.74	6.99	9.05	8.07	6.20	1.44	0.66	0.65	0.03	0.08	0.71	C90
0.70	1.64	2.13	3.31	3.69	4.94	4.40	0.99	0.62	0.65	0.03	0.06	0.65	C91
2.22	3.23	6.81	9.64	11.73	14.50	13.00	2.45	1.24	1.22	0.05	0.14	1.27	C92—C94,D45—D47
1.72	2.70	5.20	7.66	11.95	15.65	9.40	2.25	1.20	1.15	0.05	0.12	1.32	C95
2.87	4.56	7.54	12.66	17.09	26.85	25.80	3.30	1.47	1.45	0.06	0.16	1.51	O&U
169.00	325.38	505.19	829.72	1 263.19	1 606.33	1 663.45	218.42	96.64	95.24	3.74	10.41	103.19	ALL
168.71	324.90	504.62	828.54	1 258.61	1 597.76	1 634.45	217.45	96.34	94.91	3.73	10.39	103.00	ALL exc. C44

附表 5-2　江苏省城市肿瘤登记地区 2020 年男性恶性肿瘤死亡主要指标

部位	病例数	构成比/%	年龄组死亡率/（1/10 万）											
			0 岁	1—4 岁	5—9 岁	10—14 岁	15—19 岁	20—24 岁	25—29 岁	30—34 岁	35—39 岁	40—44 岁	45—49 岁	50—54 岁
唇	19	0.04	0.00	0.00	0.00	0.00	0.00	0.00	0.00	0.00	0.00	0.00	0.00	0.00
舌	79	0.19	0.00	0.00	0.00	0.00	0.00	0.00	0.00	0.08	0.10	0.00	0.26	0.35
口	120	0.28	0.00	0.00	0.00	0.00	0.00	0.00	0.00	0.00	0.00	0.20	0.26	0.14
唾液腺	44	0.10	0.00	0.00	0.00	0.00	0.00	0.00	0.00	0.00	0.10	0.20	0.26	0.28
扁桃腺	19	0.04	0.00	0.00	0.00	0.00	0.00	0.00	0.00	0.00	0.00	0.20	0.09	0.00
其他口咽	30	0.07	0.00	0.00	0.00	0.00	0.00	0.00	0.00	0.00	0.10	0.00	0.00	0.21
鼻咽	348	0.82	0.00	0.16	0.00	0.00	0.16	0.00	0.21	0.31	0.58	0.69	0.86	1.97
喉咽	79	0.19	0.00	0.00	0.00	0.00	0.00	0.00	0.00	0.00	0.00	0.00	0.09	0.28
咽，部位不明	39	0.09	0.00	0.00	0.00	0.00	0.00	0.00	0.00	0.00	0.00	0.20	0.00	0.14
食管	5 012	11.84	0.00	0.00	0.00	0.00	0.00	0.00	0.00	0.08	0.00	0.98	2.65	9.66
胃	6 703	15.83	0.00	0.00	0.00	0.00	0.16	0.00	0.63	1.15	1.64	3.73	5.31	14.95
小肠	176	0.42	0.00	0.00	0.00	0.00	0.00	0.00	0.00	0.00	0.10	0.00	0.34	0.56
结肠	1 721	4.06	0.00	0.00	0.00	0.00	0.00	0.30	0.21	0.38	0.97	1.96	3.25	5.85
直肠	1 577	3.72	0.00	0.00	0.00	0.00	0.00	0.15	0.21	0.46	0.48	1.08	3.17	3.95
肛门	36	0.09	0.00	0.00	0.00	0.00	0.00	0.00	0.00	0.00	0.00	0.00	0.09	0.07
肝脏	4 738	11.19	0.00	0.31	0.00	0.00	0.16	0.15	0.74	2.54	5.32	10.69	23.62	34.91
胆囊及其他	589	1.39	0.00	0.00	0.00	0.00	0.00	0.00	0.00	0.00	0.00	0.59	0.94	1.97
胰腺	2 003	4.73	0.00	0.00	0.00	0.00	0.00	0.00	0.11	0.23	0.87	1.96	3.77	7.26
鼻、鼻窦及其他	46	0.11	0.00	0.00	0.00	0.00	0.00	0.00	0.00	0.08	0.10	0.20	0.09	0.21
喉	260	0.61	0.00	0.00	0.00	0.00	0.00	0.00	0.00	0.00	0.00	0.20	0.51	0.49
气管、支气管、肺	12 052	28.46	0.00	0.00	0.00	0.00	0.16	0.30	0.11	0.92	1.45	3.82	12.41	25.88
其他胸腔器官	120	0.28	0.00	0.00	0.11	0.00	0.16	0.15	0.11	0.08	0.10	0.29	0.34	0.85
骨	223	0.53	0.00	0.00	0.00	0.26	0.16	0.30	0.00	0.08	0.10	0.29	0.51	0.92
皮肤黑色素瘤	81	0.19	0.00	0.00	0.00	0.00	0.00	0.00	0.00	0.08	0.19	0.00	0.00	0.28
皮肤其他	150	0.35	0.00	0.00	0.00	0.00	0.00	0.00	0.00	0.00	0.00	0.00	0.09	0.56
间皮瘤	31	0.07	0.00	0.00	0.00	0.00	0.00	0.00	0.00	0.08	0.00	0.00	0.09	0.14
卡波氏肉瘤	5	0.01	0.00	0.00	0.00	0.00	0.00	0.00	0.00	0.08	0.00	0.00	0.09	0.00
结缔组织、软组织	54	0.13	0.00	0.00	0.11	0.00	0.16	0.15	0.11	0.08	0.00	0.00	0.26	0.21
乳房	23	0.05	0.00	0.00	0.00	0.00	0.00	0.00	0.00	0.00	0.00	0.10	0.00	0.07
外阴	—	—	—	—	—	—	—	—	—	—	—	—	—	—
阴道	—	—	—	—	—	—	—	—	—	—	—	—	—	—
子宫颈	—	—	—	—	—	—	—	—	—	—	—	—	—	—
子宫体	—	—	—	—	—	—	—	—	—	—	—	—	—	—
子宫，部位不明	—	—	—	—	—	—	—	—	—	—	—	—	—	—
卵巢	—	—	—	—	—	—	—	—	—	—	—	—	—	—
其他女性生殖器	—	—	—	—	—	—	—	—	—	—	—	—	—	—
胎盘	—	—	—	—	—	—	—	—	—	—	—	—	—	—
阴茎	49	0.12	0.00	0.00	0.00	0.00	0.00	0.00	0.00	0.00	0.00	0.00	0.09	0.14
前列腺	1 364	3.22	0.00	0.00	0.00	0.00	0.00	0.00	0.00	0.08	0.00	0.00	0.26	0.21
睾丸	17	0.04	0.00	0.00	0.00	0.00	0.00	0.00	0.00	0.00	0.00	0.00	0.17	0.00
其他男性生殖器	15	0.04	0.00	0.00	0.00	0.00	0.00	0.00	0.00	0.00	0.10	0.10	0.00	0.00
肾	332	0.78	0.00	0.00	0.00	0.00	0.00	0.00	0.11	0.08	0.19	0.20	0.43	1.48
肾盂	41	0.10	0.00	0.00	0.00	0.00	0.00	0.00	0.00	0.00	0.19	0.00	0.00	0.00
输尿管	44	0.10	0.00	0.00	0.00	0.00	0.00	0.00	0.00	0.00	0.00	0.00	0.00	0.00
膀胱	713	1.68	0.00	0.00	0.00	0.00	0.00	0.00	0.00	0.00	0.00	0.29	0.26	0.42
其他泌尿器官	9	0.02	0.00	0.00	0.00	0.00	0.00	0.00	0.00	0.00	0.00	0.00	0.00	0.00
眼	11	0.03	0.00	0.16	0.11	0.00	0.00	0.00	0.00	0.00	0.00	0.10	0.00	0.00
脑、神经系统	804	1.90	1.87	1.10	0.80	0.64	1.24	1.04	0.63	1.38	1.93	2.35	3.85	5.43
甲状腺	91	0.21	0.00	0.00	0.00	0.00	0.00	0.00	0.00	0.00	0.10	0.20	0.17	0.14
肾上腺	42	0.10	0.00	0.16	0.11	0.13	0.00	0.00	0.00	0.00	0.00	0.10	0.34	0.07
其他内分泌腺	13	0.03	0.00	0.00	0.11	0.00	0.00	0.00	0.00	0.08	0.00	0.00	0.00	0.07
霍奇金病	38	0.09	0.00	0.00	0.00	0.00	0.00	0.15	0.00	0.00	0.00	0.00	0.09	0.00
非霍奇金淋巴瘤	611	1.44	0.00	0.00	0.23	0.26	0.16	0.44	0.11	0.62	0.48	0.59	1.71	1.76
免疫增生性疾病	11	0.03	0.00	0.00	0.00	0.00	0.00	0.00	0.00	0.00	0.00	0.00	0.09	0.00
多发性骨髓瘤	247	0.58	0.00	0.00	0.11	0.00	0.00	0.00	0.11	0.00	0.00	0.20	0.34	0.71
淋巴样白血病	184	0.43	0.00	0.94	0.57	0.26	0.78	0.15	0.42	0.31	0.58	0.39	0.86	0.71
髓样白血病	413	0.98	0.00	0.31	0.23	0.26	0.16	0.44	0.32	0.62	0.48	0.69	0.68	0.85
白血病，未特指	368	0.87	0.93	0.31	0.11	0.39	0.16	0.59	0.42	1.00	0.58	1.18	1.20	1.20
其他或未指明部位	553	1.31	0.00	0.16	0.00	0.00	0.00	0.00	0.11	0.23	0.29	0.49	0.94	0.99
所有部位合计	42 347	100.00	2.80	3.61	2.62	2.18	3.58	4.30	4.62	11.08	17.11	34.22	70.77	126.38
所有部位除外 C44	42 197	99.65	2.80	3.61	2.62	2.18	3.58	4.30	4.62	11.08	17.11	34.22	70.68	125.82

年龄组死亡率 /（1/10 万）							粗率 /（1/10 万）	中标率 /（1/10 万）	世标率 /（1/10 万）	累积率 /%		35—64 岁截缩率 /（1/10 万）	ICD-10
55—59 岁	60—64 岁	65—69 岁	70—74 岁	75—79 岁	80—84 岁	≥ 85 岁				0—64 岁	0—74 岁		
0. 00	0. 11	0. 10	0. 30	1. 17	1. 10	3. 73	0. 12	0. 05	0. 05	0. 00	0. 00	0. 01	C00
0. 49	1. 05	1. 78	1. 34	1. 64	3. 68	5. 33	0. 52	0. 25	0. 25	0. 01	0. 03	0. 33	C01—C02
0. 41	1. 58	1. 57	3. 28	4. 21	6. 99	10. 13	0. 79	0. 35	0. 35	0. 01	0. 04	0. 37	C03—C06
0. 33	0. 21	0. 52	1. 04	1. 17	2. 58	2. 13	0. 29	0. 15	0. 14	0. 01	0. 01	0. 22	C07—C08
0. 00	0. 53	0. 63	0. 45	0. 23	0. 37	0. 00	0. 12	0. 07	0. 07	0. 00	0. 01	0. 12	C09
0. 25	1. 16	0. 52	0. 30	0. 00	0. 37	2. 13	0. 20	0. 10	0. 11	0. 01	0. 01	0. 23	C10
3. 71	5. 38	5. 98	6. 71	10. 52	10. 31	9. 60	2. 28	1. 18	1. 17	0. 07	0. 13	1. 90	C11
1. 57	1. 16	1. 78	2. 09	2. 10	0. 74	1. 07	0. 52	0. 25	0. 25	0. 02	0. 03	0. 41	C12—C13
0. 16	0. 63	1. 05	0. 75	1. 64	0. 37	2. 13	0. 26	0. 12	0. 13	0. 01	0. 01	0. 16	C14
20. 03	52. 52	93. 69	149. 51	228. 54	269. 43	259. 76	32. 80	14. 45	14. 34	0. 43	1. 65	11. 62	C15
24. 07	62. 23	102. 61	193. 97	326. 22	386. 10	398. 44	43. 86	19. 50	19. 12	0. 57	2. 05	15. 61	C16
1. 15	2. 43	3. 57	4. 33	6. 54	6. 26	9. 60	1. 15	0. 53	0. 54	0. 02	0. 06	0. 64	C17
9. 40	15. 29	27. 59	41. 48	64. 73	93. 12	123. 21	11. 26	5. 13	5. 10	0. 19	0. 53	5. 33	C18
8. 99	14. 13	24. 76	38. 94	60. 06	86. 50	121. 08	10. 32	4. 63	4. 62	0. 16	0. 48	4. 54	C19—C20
0. 00	0. 42	0. 42	0. 90	1. 17	4. 42	1. 60	0. 24	0. 10	0. 10	0. 00	0. 01	0. 08	C21
43. 94	63. 70	75. 75	99. 52	122. 92	145. 39	166. 42	31. 00	15. 93	15. 75	0. 93	1. 81	27. 19	C22
3. 63	5. 91	9. 34	16. 86	23. 84	31. 65	28. 80	3. 85	1. 75	1. 73	0. 07	0. 20	1. 84	C23—C24
13. 52	23. 31	39. 66	52. 22	75. 71	87. 23	79. 47	13. 11	6. 13	6. 08	0. 26	0. 71	7. 20	C25
0. 49	0. 74	0. 21	0. 90	1. 17	2. 21	3. 20	0. 30	0. 15	0. 15	0. 01	0. 02	0. 27	C30—C31
1. 81	3. 59	2. 83	8. 21	8. 88	15. 09	14. 93	1. 70	0. 77	0. 77	0. 03	0. 09	0. 91	C32
50. 13	127. 61	224. 21	367. 95	520. 88	621. 67	603. 26	78. 87	35. 31	34. 99	1. 11	4. 07	30. 53	C33—C34
0. 66	0. 84	2. 62	1. 94	5. 61	5. 15	1. 60	0. 79	0. 42	0. 40	0. 02	0. 04	0. 47	C37—C38
1. 07	2. 95	3. 25	4. 77	8. 88	9. 94	13. 33	1. 46	0. 73	0. 72	0. 03	0. 07	0. 84	C40—C41
0. 25	0. 42	1. 36	2. 69	2. 80	4. 78	5. 87	0. 53	0. 24	0. 23	0. 01	0. 03	0. 17	C43
0. 33	0. 95	0. 73	1. 64	7. 24	11. 04	26. 14	0. 98	0. 38	0. 40	0. 01	0. 02	0. 27	C44
0. 25	0. 11	0. 73	0. 75	0. 70	1. 47	2. 13	0. 20	0. 09	0. 09	0. 00	0. 01	0. 08	C45
0. 08	0. 00	0. 10	0. 00	0. 00	0. 00	0. 53	0. 03	0. 02	0. 02	0. 00	0. 00	0. 03	C46
0. 33	0. 63	1. 05	0. 75	1. 64	1. 84	3. 20	0. 35	0. 20	0. 20	0. 01	0. 02	0. 21	C47, C49
0. 16	0. 21	0. 21	0. 30	0. 70	3. 31	0. 53	0. 15	0. 07	0. 06	0. 00	0. 01	0. 08	C50
—	—	—	—	—	—	—	—	—	—	—	—	—	C51
—	—	—	—	—	—	—	—	—	—	—	—	—	C52
—	—	—	—	—	—	—	—	—	—	—	—	—	C53
—	—	—	—	—	—	—	—	—	—	—	—	—	C54
—	—	—	—	—	—	—	—	—	—	—	—	—	C55
—	—	—	—	—	—	—	—	—	—	—	—	—	C56
—	—	—	—	—	—	—	—	—	—	—	—	—	C57
—	—	—	—	—	—	—	—	—	—	—	—	—	C58
0. 33	0. 63	1. 26	0. 60	1. 17	2. 58	4. 27	0. 32	0. 14	0. 15	0. 01	0. 02	0. 16	C60
0. 99	4. 22	8. 18	25. 96	64. 26	139. 50	212. 82	8. 93	3. 38	3. 41	0. 03	0. 20	0. 76	C61
0. 00	0. 21	0. 31	0. 15	0. 93	0. 37	2. 13	0. 11	0. 05	0. 05	0. 00	0. 00	0. 06	C62
0. 00	0. 00	0. 52	0. 30	0. 23	1. 10	1. 07	0. 10	0. 05	0. 05	0. 00	0. 01	0. 04	C63
2. 14	2. 85	4. 72	9. 70	12. 85	13. 62	24. 00	2. 17	0. 99	0. 99	0. 04	0. 11	1. 04	C64
0. 25	0. 63	0. 73	0. 90	1. 64	2. 58	1. 60	0. 27	0. 13	0. 12	0. 01	0. 01	0. 15	C65
0. 16	0. 74	0. 31	1. 49	3. 04	1. 10	3. 20	0. 29	0. 13	0. 13	0. 00	0. 01	0. 12	C66
2. 06	4. 22	5. 88	13. 13	30. 85	57. 42	108. 81	4. 67	1. 83	1. 88	0. 04	0. 13	0. 99	C67
0. 08	0. 00	0. 21	0. 30	0. 23	0. 37	1. 07	0. 06	0. 02	0. 03	0. 00	0. 00	0. 01	C68
0. 00	0. 00	0. 10	0. 15	0. 70	0. 00	1. 60	0. 07	0. 04	0. 05	0. 00	0. 00	0. 02	C69
6. 76	9. 28	11. 02	14. 77	21. 50	23. 56	25. 60	5. 26	3. 13	3. 10	0. 18	0. 31	4. 52	C70—C72, D32—D33, D42—D43
0. 33	1. 37	1. 36	2. 24	3. 74	5. 15	4. 80	0. 60	0. 28	0. 28	0. 01	0. 03	0. 33	C73
0. 25	0. 32	0. 63	1. 64	0. 93	2. 21	0. 00	0. 27	0. 16	0. 16	0. 01	0. 02	0. 17	C74
0. 00	0. 11	0. 10	0. 45	0. 23	1. 47	0. 00	0. 09	0. 05	0. 05	0. 00	0. 00	0. 02	C75
0. 25	0. 42	0. 73	0. 45	2. 57	1. 10	2. 67	0. 25	0. 12	0. 12	0. 00	0. 01	0. 10	C81
3. 30	6. 33	7. 97	17. 76	25. 47	28. 34	30. 40	4. 00	1. 98	1. 92	0. 08	0. 21	2. 07	C82—C86, C96
0. 08	0. 32	0. 00	0. 15	0. 70	0. 00	1. 07	0. 07	0. 04	0. 04	0. 00	0. 00	0. 07	C88
1. 15	2. 95	3. 67	7. 91	12. 15	10. 31	10. 13	1. 62	0. 75	0. 74	0. 03	0. 09	0. 75	C90
0. 91	1. 69	2. 52	3. 58	3. 97	8. 10	6. 93	1. 20	0. 79	0. 82	0. 04	0. 07	0. 80	C91
2. 89	3. 69	8. 08	11. 64	13. 32	17. 30	16. 54	2. 70	1. 41	1. 38	0. 06	0. 16	1. 34	C92—C94, D45—D47
1. 81	3. 27	6. 09	8. 36	13. 55	15. 83	11. 73	2. 41	1. 38	1. 32	0. 06	0. 13	1. 42	C95
2. 80	6. 01	8. 81	16. 86	21. 50	27. 61	32. 00	3. 62	1. 67	1. 66	0. 06	0. 19	1. 63	O&U
213. 78	439. 06	701. 91	1 142. 34	1 726. 45	2 172. 70	2 401. 84	277. 11	127. 55	126. 37	4. 67	13. 89	128. 25	ALL
213. 45	438. 11	701. 18	1 140. 70	1 719. 21	2 161. 66	2 375. 71	276. 13	127. 17	125. 97	4. 66	13. 87	127. 98	ALL exc. C44

附表 5-3 江苏省城市肿瘤登记地区 2020 年女性恶性肿瘤死亡主要指标

部位	病例数	构成比 /%	年龄组死亡率 / (1/10 万)											
			0 岁	1—4 岁	5—9 岁	10—14 岁	15—19 岁	20—24 岁	25—29 岁	30—34 岁	35—39 岁	40—44 岁	45—49 岁	50—54 岁
唇	5	0.02	0.00	0.00	0.00	0.00	0.00	0.00	0.00	0.00	0.00	0.00	0.00	0.00
舌	44	0.18	0.00	0.00	0.00	0.00	0.00	0.00	0.00	0.00	0.09	0.00	0.08	0.14
口	75	0.31	0.00	0.00	0.00	0.00	0.00	0.16	0.00	0.00	0.00	0.00	0.08	0.14
唾液腺	14	0.06	0.00	0.00	0.00	0.00	0.00	0.00	0.00	0.00	0.00	0.00	0.08	0.07
扁桃腺	6	0.02	0.00	0.00	0.00	0.00	0.00	0.00	0.00	0.00	0.00	0.00	0.00	0.00
其他口咽	6	0.02	0.00	0.00	0.00	0.00	0.00	0.00	0.00	0.00	0.00	0.00	0.00	0.00
鼻咽	148	0.60	0.00	0.00	0.00	0.00	0.00	0.00	0.11	0.00	0.28	0.09	0.58	0.69
喉咽	3	0.01	0.00	0.00	0.00	0.00	0.00	0.00	0.00	0.00	0.00	0.09	0.08	0.00
咽，部位不明	17	0.07	0.00	0.00	0.13	0.00	0.00	0.00	0.00	0.00	0.00	0.00	0.00	0.00
食管	2 187	8.93	0.00	0.00	0.00	0.00	0.00	0.00	0.00	0.00	0.09	0.09	0.50	1.04
胃	2 890	11.80	0.00	0.00	0.00	0.00	0.00	0.33	1.31	1.61	2.57	3.70	5.76	8.29
小肠	110	0.45	0.00	0.00	0.00	0.00	0.00	0.00	0.00	0.00	0.09	0.00	0.42	0.41
结肠	1 262	5.15	0.00	0.00	0.00	0.15	0.18	0.16	0.11	0.29	1.01	1.52	3.00	3.45
直肠	985	4.02	0.00	0.00	0.00	0.00	0.00	0.00	0.11	0.22	0.83	0.66	2.17	3.25
肛门	21	0.09	0.00	0.00	0.00	0.00	0.00	0.00	0.00	0.00	0.00	0.00	0.00	0.00
肝脏	2 136	8.72	0.00	0.00	0.00	0.15	0.18	0.00	0.22	0.81	1.01	1.42	5.76	8.29
胆囊及其他	743	3.03	0.00	0.00	0.00	0.00	0.00	0.00	0.33	0.00	0.18	0.28	1.00	2.76
胰腺	1 577	6.44	0.00	0.00	0.00	0.00	0.00	0.00	0.00	0.15	0.55	1.23	1.67	3.66
鼻、鼻窦及其他	30	0.12	0.00	0.00	0.00	0.00	0.00	0.00	0.00	0.00	0.00	0.09	0.08	0.14
喉	27	0.11	0.00	0.00	0.00	0.00	0.00	0.00	0.00	0.00	0.00	0.00	0.08	0.00
气管、支气管、肺	4 983	20.34	0.00	0.00	0.00	0.00	0.18	0.16	0.00	0.51	1.84	2.66	8.43	15.67
其他胸腔器官	53	0.22	0.00	0.00	0.00	0.00	0.18	0.00	0.00	0.07	0.09	0.00	0.50	0.41
骨	183	0.75	0.00	0.17	0.26	0.15	0.71	0.00	0.11	0.29	0.09	0.09	0.50	0.48
皮肤黑色素瘤	71	0.29	0.00	0.00	0.00	0.00	0.00	0.00	0.00	0.00	0.00	0.00	0.08	0.07
皮肤其他	147	0.60	0.00	0.00	0.00	0.00	0.00	0.00	0.00	0.07	0.00	0.00	0.17	0.28
间皮瘤	14	0.06	0.00	0.00	0.00	0.00	0.00	0.00	0.00	0.00	0.00	0.00	0.00	0.21
卡波氏肉瘤	4	0.02	0.00	0.00	0.00	0.00	0.00	0.00	0.00	0.07	0.00	0.00	0.00	0.00
结缔组织、软组织	51	0.21	0.00	0.00	0.00	0.00	0.00	0.33	0.00	0.07	0.00	0.28	0.25	0.07
乳房	1 636	6.68	0.00	0.00	0.00	0.00	0.00	0.00	1.20	1.76	3.30	7.31	8.51	12.77
外阴	32	0.13	0.00	0.00	0.00	0.00	0.00	0.00	0.00	0.00	0.00	0.09	0.00	0.07
阴道	13	0.05	0.00	0.00	0.00	0.00	0.00	0.00	0.00	0.00	0.00	0.09	0.00	0.00
子宫颈	835	3.41	0.00	0.00	0.00	0.00	0.00	0.00	0.33	0.73	2.39	3.99	5.26	6.70
子宫体	245	1.00	0.00	0.00	0.00	0.00	0.00	0.00	0.00	0.00	0.37	0.19	0.75	1.86
子宫，部位不明	85	0.35	0.00	0.00	0.00	0.00	0.00	0.16	0.00	0.07	0.09	0.19	0.50	0.76
卵巢	654	2.67	0.00	0.00	0.00	0.00	0.00	0.00	0.66	0.51	0.83	1.33	3.34	4.76
其他女性生殖器	38	0.16	0.00	0.00	0.00	0.00	0.00	0.00	0.00	0.07	0.00	0.28	0.17	0.07
胎盘	1	0.00	0.00	0.00	0.00	0.00	0.00	0.00	0.00	0.00	0.00	0.00	0.08	0.00
阴茎	—	—	—	—	—	—	—	—	—	—	—	—	—	—
前列腺	—	—	—	—	—	—	—	—	—	—	—	—	—	—
睾丸	—	—	—	—	—	—	—	—	—	—	—	—	—	—
其他男性生殖器	—	—	—	—	—	—	—	—	—	—	—	—	—	—
肾	154	0.63	0.00	0.00	0.00	0.00	0.00	0.00	0.22	0.07	0.09	0.19	0.25	0.48
肾盂	40	0.16	0.00	0.00	0.00	0.00	0.00	0.00	0.00	0.00	0.00	0.09	0.17	0.07
输尿管	32	0.13	0.00	0.00	0.00	0.00	0.00	0.00	0.00	0.00	0.00	0.00	0.00	0.07
膀胱	195	0.80	0.00	0.00	0.00	0.00	0.00	0.16	0.00	0.00	0.09	0.00	0.25	0.21
其他泌尿器官	8	0.03	0.00	0.00	0.00	0.00	0.00	0.00	0.00	0.00	0.00	0.00	0.00	0.00
眼	7	0.03	0.00	0.17	0.00	0.00	0.00	0.00	0.00	0.00	0.00	0.00	0.00	0.07
脑、神经系统	726	2.96	1.01	1.36	1.16	0.74	0.53	0.33	0.98	1.03	1.56	1.23	2.17	2.42
甲状腺	121	0.49	0.00	0.00	0.00	0.00	0.00	0.00	0.11	0.07	0.00	0.28	0.25	0.55
肾上腺	29	0.12	0.00	0.00	0.00	0.15	0.18	0.00	0.00	0.07	0.09	0.00	0.08	0.14
其他内分泌腺	14	0.06	0.00	0.17	0.26	0.00	0.00	0.00	0.00	0.00	0.00	0.00	0.08	0.07
霍奇金病	18	0.07	0.00	0.00	0.00	0.15	0.00	0.16	0.00	0.07	0.00	0.00	0.00	0.00
非霍奇金淋巴瘤	394	1.61	0.00	0.17	0.00	0.15	0.18	0.00	0.22	0.15	0.46	0.47	0.42	1.04
免疫增生性疾病	1	0.00	0.00	0.00	0.00	0.00	0.00	0.00	0.00	0.00	0.00	0.00	0.00	0.00
多发性骨髓瘤	194	0.79	0.00	0.00	0.00	0.15	0.00	0.00	0.00	0.00	0.09	0.00	0.50	0.76
淋巴样白血病	120	0.49	1.01	0.17	0.51	0.00	0.53	0.00	0.00	0.22	0.18	0.19	0.33	0.55
髓样白血病	337	1.38	0.00	0.34	0.00	0.15	0.18	0.98	0.22	0.22	0.46	0.47	0.75	1.93
白血病，未特指	320	1.31	2.01	0.00	0.00	0.15	0.18	0.16	0.22	0.29	0.37	0.66	1.08	2.00
其他或未指明部位	458	1.87	0.00	0.00	0.26	0.00	0.00	0.33	0.22	0.37	0.46	0.38	1.08	1.52
所有部位合计	24 499	100.00	4.03	2.55	2.57	2.07	3.18	3.43	6.67	9.89	19.54	29.70	57.31	88.38
所有部位除外 C44	24 352	99.40	4.03	2.55	2.57	2.07	3.18	3.43	6.67	9.82	19.54	29.70	57.14	88.10

年龄组死亡率 /（1/10 万）							粗率 /(1/10万)	中标率 /(1/10万)	世标率 /(1/10万)	累积率 /%		35—64 岁截缩率 /(1/10 万)	ICD-10
55—59 岁	60—64 岁	65—69 岁	70—74 岁	75—79 岁	80—84 岁	≥ 85 岁				0—64 岁	0—74 岁		
0.00	0.00	0.00	0.00	0.21	0.89	0.32	0.03	0.01	0.01	0.00	0.00	0.00	C00
0.08	0.85	0.31	1.45	0.86	1.19	3.20	0.29	0.12	0.12	0.01	0.02	0.18	C01—C02
0.25	0.85	0.72	1.60	2.14	4.17	5.76	0.49	0.19	0.19	0.01	0.02	0.18	C03—C06
0.00	0.00	0.00	0.00	0.43	0.60	2.56	0.09	0.03	0.03	0.00	0.00	0.03	C07—C08
0.08	0.11	0.10	0.00	0.21	0.30	0.32	0.04	0.02	0.02	0.00	0.00	0.02	C09
0.00	0.11	0.21	0.15	0.21	0.00	0.32	0.04	0.02	0.02	0.00	0.00	0.01	C10
1.06	2.03	2.37	2.91	6.21	3.88	2.88	0.97	0.46	0.45	0.02	0.05	0.69	C11
0.00	0.00	0.00	0.15	0.00	0.00	0.00	0.02	0.01	0.01	0.00	0.00	0.03	C12—C13
0.08	0.11	0.31	0.00	0.86	0.89	1.28	0.11	0.05	0.05	0.00	0.00	0.02	C14
2.45	7.89	21.96	49.98	103.19	157.15	158.08	14.27	4.94	4.77	0.06	0.42	1.63	C15
10.70	17.17	33.30	61.75	115.39	158.94	155.52	18.86	7.78	7.44	0.26	0.73	7.26	C16
0.41	1.07	1.13	3.49	3.00	5.07	5.44	0.72	0.30	0.30	0.01	0.04	0.36	C17
5.31	11.63	14.64	24.85	38.32	56.96	90.88	8.24	3.31	3.31	0.13	0.33	3.81	C18
4.82	6.19	10.21	21.07	29.12	53.08	69.44	6.43	2.51	2.48	0.09	0.25	2.65	C19—C20
0.08	0.21	0.10	0.15	1.28	1.79	1.28	0.14	0.05	0.05	0.00	0.00	0.04	C21
11.11	20.05	31.24	48.53	67.22	99.90	94.72	13.94	5.90	5.80	0.24	0.64	6.94	C22
2.29	7.79	10.00	14.24	29.12	35.78	41.92	4.85	1.93	1.92	0.07	0.19	2.03	C23—C24
7.27	18.02	21.14	43.16	56.09	69.18	73.28	10.29	4.20	4.18	0.16	0.48	4.52	C25
0.25	0.43	0.41	0.15	1.07	1.49	1.28	0.20	0.08	0.08	0.00	0.01	0.14	C30—C31
0.08	0.11	0.21	0.44	0.86	2.68	1.92	0.18	0.06	0.06	0.00	0.00	0.04	C32
23.21	41.91	70.83	112.18	197.81	238.56	236.16	32.52	13.19	12.94	0.47	1.39	13.43	C33—C34
0.41	0.64	0.31	0.87	1.50	1.19	2.24	0.35	0.18	0.18	0.01	0.02	0.32	C37—C38
0.98	1.28	2.37	2.76	5.35	9.84	9.92	1.19	0.58	0.58	0.03	0.05	0.50	C40—C41
0.57	0.43	1.34	1.60	2.78	2.68	3.84	0.46	0.18	0.18	0.01	0.02	0.16	C43
0.25	0.00	0.41	0.73	2.14	6.56	30.72	0.96	0.24	0.27	0.00	0.01	0.11	C44
0.00	0.32	0.10	0.44	0.64	0.00	0.32	0.09	0.04	0.04	0.00	0.01	0.07	C45
0.00	0.00	0.00	0.29	0.00	0.30	0.00	0.03	0.02	0.01	0.00	0.00	0.00	C46
0.25	0.32	0.62	1.45	1.28	1.49	2.56	0.33	0.17	0.17	0.01	0.02	0.19	C47, C49
17.73	19.30	18.87	24.85	29.12	45.03	51.84	10.68	5.48	5.31	0.36	0.58	10.54	C50
0.16	0.32	0.21	1.02	1.28	1.79	1.28	0.21	0.09	0.08	0.00	0.01	0.09	C51
0.00	0.11	0.31	0.15	0.86	0.00	0.96	0.08	0.04	0.04	0.00	0.00	0.03	C52
7.76	11.63	7.73	13.37	17.98	23.56	19.20	5.45	2.89	2.77	0.19	0.30	5.83	C53
2.61	2.35	2.68	5.23	5.99	7.45	10.88	1.60	0.71	0.71	0.04	0.08	1.19	C54
0.57	0.75	0.72	1.74	2.14	2.39	3.84	0.55	0.27	0.26	0.02	0.03	0.44	C55
6.37	9.07	11.65	14.24	14.56	11.93	8.64	4.27	2.20	2.15	0.13	0.26	3.82	C56
0.49	0.64	0.41	0.73	0.86	1.19	0.64	0.25	0.13	0.12	0.01	0.01	0.24	C57
0.00	0.00	0.00	0.00	0.00	0.00	0.00	0.01	0.01	0.01	0.00	0.00	0.02	C58
—	—	—	—	—	—	—	—	—	—	—	—	—	C60
—	—	—	—	—	—	—	—	—	—	—	—	—	C61
—	—	—	—	—	—	—	—	—	—	—	—	—	C62
—	—	—	—	—	—	—	—	—	—	—	—	—	C63
1.14	0.75	2.58	3.20	5.57	6.56	7.04	1.01	0.43	0.42	0.02	0.04	0.42	C64
0.16	0.21	0.52	0.87	1.93	1.49	2.24	0.26	0.11	0.11	0.00	0.01	0.11	C65
0.16	0.21	0.10	1.60	0.86	1.49	1.92	0.21	0.08	0.08	0.00	0.01	0.06	C66
0.16	0.64	1.34	2.76	4.50	14.61	24.64	1.27	0.40	0.41	0.01	0.03	0.20	C67
0.00	0.00	0.00	0.00	0.43	0.89	0.96	0.05	0.01	0.01	0.00	0.00	0.00	C68
0.00	0.00	0.10	0.00	0.43	0.00	0.64	0.05	0.02	0.03	0.00	0.00	0.01	C69
5.07	8.11	10.10	16.42	19.91	25.65	17.92	4.74	2.55	2.55	0.13	0.27	3.05	C70—C72, D32—D33, D42—D43
0.98	0.64	1.75	2.62	3.21	6.26	5.12	0.79	0.34	0.33	0.01	0.04	0.40	C73
0.16	0.11	0.00	0.29	1.28	1.19	2.24	0.19	0.10	0.10	0.00	0.01	0.09	C74
0.00	0.21	0.31	0.00	0.21	0.89	0.00	0.09	0.06	0.07	0.00	0.01	0.05	C75
0.16	0.11	0.41	0.44	0.43	0.60	0.32	0.12	0.08	0.07	0.00	0.01	0.03	C81
1.47	3.52	5.98	9.01	16.48	17.30	16.32	2.57	1.13	1.10	0.04	0.12	1.07	C82—C86, C96
0.00	0.11	0.00	0.00	0.00	0.00	0.00	0.01	0.00	0.00	0.00	0.00	0.01	C88
0.82	2.56	3.81	6.10	6.21	6.26	3.84	1.27	0.58	0.57	0.02	0.07	0.67	C90
0.49	1.60	1.75	3.05	3.43	2.39	2.88	0.78	0.45	0.48	0.02	0.05	0.50	C91
1.55	2.77	5.57	7.70	10.28	12.23	10.88	2.20	1.09	1.08	0.05	0.12	1.20	C92—C94, D45—D47
1.63	2.13	4.33	6.97	10.49	15.51	8.00	2.09	1.02	1.00	0.05	0.10	1.22	C95
2.94	3.09	6.29	8.57	13.06	26.24	22.08	2.99	1.29	1.26	0.05	0.13	1.40	O&U
124.61	210.43	311.88	525.28	838.78	1 147.47	1 220.46	159.89	68.14	66.78	2.80	6.99	78.11	ALL
124.37	210.43	311.47	524.55	836.64	1 140.91	1 189.74	158.93	67.90	66.50	2.80	6.98	78.00	ALL exc. C44

附录六　江苏省农村肿瘤登记地区 2020 年恶性肿瘤死亡情况

附表 6-1　江苏省农村肿瘤登记地区 2020 年男女合计恶性肿瘤死亡主要指标

部位	病例数	构成比/%	年龄组死亡率/(1/10 万)											
			0 岁	1—4 岁	5—9 岁	10—14 岁	15—19 岁	20—24 岁	25—29 岁	30—34 岁	35—39 岁	40—44 岁	45—49 岁	50—54 岁
唇	37	0.04	0.00	0.00	0.00	0.00	0.00	0.00	0.04	0.00	0.00	0.00	0.00	0.03
舌	138	0.16	0.00	0.00	0.00	0.00	0.00	0.00	0.00	0.00	0.08	0.04	0.10	0.28
口	241	0.28	0.00	0.00	0.00	0.00	0.06	0.06	0.04	0.06	0.00	0.17	0.10	0.30
唾液腺	66	0.08	0.00	0.00	0.00	0.00	0.00	0.06	0.00	0.03	0.00	0.00	0.00	0.08
扁桃腺	23	0.03	0.00	0.00	0.00	0.00	0.00	0.00	0.00	0.00	0.00	0.00	0.00	0.03
其他口咽	44	0.05	0.00	0.00	0.00	0.00	0.00	0.00	0.00	0.00	0.00	0.00	0.00	0.08
鼻咽	571	0.67	0.00	0.00	0.00	0.09	0.18	0.00	0.08	0.06	0.46	0.76	0.96	1.39
喉咽	63	0.07	0.00	0.00	0.00	0.00	0.00	0.00	0.00	0.00	0.00	0.04	0.00	0.13
咽，部位不明	89	0.10	0.00	0.00	0.00	0.00	0.00	0.00	0.00	0.00	0.00	0.00	0.07	0.00
食管	11 851	13.96	0.00	0.00	0.00	0.05	0.00	0.00	0.00	0.03	0.25	0.63	1.20	5.90
胃	12 329	14.52	0.00	0.00	0.00	0.00	0.00	0.38	0.37	1.26	2.56	3.57	5.76	10.20
小肠	304	0.36	0.00	0.00	0.00	0.00	0.00	0.06	0.00	0.00	0.04	0.13	0.27	0.53
结肠	2 728	3.21	0.00	0.00	0.00	0.00	0.06	0.32	0.33	0.42	0.84	1.39	2.16	3.14
直肠	3 117	3.67	0.00	0.00	0.00	0.00	0.18	0.06	0.25	0.51	0.84	1.39	2.71	3.95
肛门	74	0.09	0.00	0.00	0.00	0.00	0.00	0.00	0.00	0.00	0.00	0.00	0.03	0.10
肝脏	9 495	11.18	0.00	0.22	0.05	0.14	0.06	0.19	0.79	1.81	3.82	9.50	18.05	25.74
胆囊及其他	1 641	1.93	0.00	0.00	0.00	0.00	0.00	0.00	0.04	0.00	0.08	0.46	0.79	2.02
胰腺	4 267	5.03	0.00	0.00	0.00	0.09	0.00	0.00	0.00	0.12	0.42	1.68	3.46	5.39
鼻、鼻窦及其他	96	0.11	0.00	0.00	0.05	0.00	0.00	0.00	0.08	0.03	0.13	0.00	0.10	0.15
喉	365	0.43	0.00	0.00	0.00	0.00	0.06	0.00	0.00	0.00	0.00	0.08	0.14	0.51
气管、支气管、肺	21 422	25.23	0.00	0.00	0.00	0.00	0.12	0.13	0.62	1.08	2.69	5.04	10.41	19.92
其他胸腔器官	171	0.20	0.00	0.00	0.00	0.00	0.00	0.00	0.00	0.15	0.13	0.34	0.27	0.40
骨	611	0.72	0.00	0.00	0.14	0.37	0.24	0.32	0.17	0.36	0.34	0.55	0.38	0.84
皮肤黑色素瘤	199	0.23	0.46	0.07	0.00	0.00	0.00	0.00	0.12	0.03	0.00	0.13	0.24	0.53
皮肤其他	339	0.40	0.00	0.00	0.00	0.00	0.00	0.00	0.00	0.06	0.08	0.08	0.21	0.33
间皮瘤	32	0.04	0.00	0.00	0.00	0.00	0.00	0.00	0.08	0.00	0.00	0.08	0.00	0.05
卡波氏肉瘤	19	0.02	0.00	0.07	0.00	0.00	0.00	0.06	0.00	0.00	0.00	0.00	0.14	0.00
结缔组织、软组织	117	0.14	0.00	0.14	0.14	0.05	0.06	0.06	0.04	0.09	0.08	0.25	0.10	0.18
乳房	1 614	1.90	0.00	0.00	0.00	0.00	0.00	0.00	0.29	0.42	1.09	2.69	3.94	5.39
外阴	33	0.04	0.00	0.00	0.00	0.00	0.00	0.00	0.00	0.00	0.04	0.00	0.00	0.00
阴道	32	0.04	0.00	0.00	0.00	0.00	0.00	0.06	0.00	0.00	0.00	0.00	0.07	0.05
子宫颈	1 153	1.36	0.00	0.00	0.00	0.00	0.00	0.00	0.12	0.54	1.13	1.68	2.98	3.52
子宫体	286	0.34	0.00	0.00	0.00	0.00	0.00	0.00	0.00	0.00	0.21	0.13	0.58	0.58
子宫，部位不明	130	0.15	0.00	0.00	0.00	0.00	0.00	0.06	0.04	0.00	0.00	0.04	0.14	0.40
卵巢	789	0.93	0.00	0.00	0.00	0.00	0.06	0.13	0.04	0.12	0.46	0.71	1.51	2.73
其他女性生殖器	48	0.06	0.00	0.00	0.00	0.00	0.00	0.00	0.00	0.00	0.00	0.00	0.00	0.10
胎盘	1	0.00	0.00	0.00	0.00	0.00	0.00	0.00	0.00	0.00	0.00	0.00	0.00	0.00
阴茎	56	0.07	0.00	0.00	0.00	0.00	0.00	0.00	0.00	0.00	0.00	0.04	0.17	0.13
前列腺	1 388	1.63	0.00	0.00	0.00	0.00	0.00	0.00	0.00	0.06	0.00	0.08	0.03	0.18
睾丸	21	0.02	0.00	0.00	0.00	0.00	0.00	0.00	0.00	0.00	0.04	0.00	0.00	0.03
其他男性生殖器	7	0.01	0.00	0.00	0.00	0.00	0.00	0.00	0.00	0.00	0.00	0.00	0.00	0.00
肾	477	0.56	0.00	0.00	0.05	0.05	0.06	0.00	0.04	0.12	0.08	0.29	0.34	0.66
肾盂	86	0.10	0.00	0.00	0.00	0.00	0.00	0.00	0.00	0.00	0.00	0.00	0.03	0.08
输尿管	69	0.08	0.00	0.00	0.00	0.00	0.00	0.00	0.00	0.00	0.00	0.04	0.03	0.05
膀胱	1 047	1.23	0.00	0.07	0.00	0.00	0.00	0.00	0.00	0.00	0.04	0.04	0.27	0.33
其他泌尿器官	25	0.03	0.00	0.00	0.00	0.00	0.00	0.00	0.00	0.00	0.00	0.04	0.00	0.00
眼	24	0.03	0.00	0.00	0.00	0.00	0.00	0.00	0.00	0.03	0.00	0.00	0.07	0.03
脑、神经系统	2 092	2.46	1.83	0.72	1.12	0.78	0.85	0.82	0.87	0.99	1.85	2.18	3.29	4.12
甲状腺	251	0.30	0.00	0.00	0.00	0.00	0.00	0.13	0.08	0.03	0.13	0.08	0.24	0.35
肾上腺	94	0.11	0.00	0.07	0.00	0.00	0.00	0.00	0.00	0.00	0.13	0.00	0.10	0.25
其他内分泌腺	40	0.05	0.00	0.00	0.00	0.05	0.06	0.06	0.04	0.03	0.13	0.04	0.07	0.08
霍奇金病	89	0.10	0.00	0.00	0.00	0.00	0.00	0.00	0.00	0.03	0.04	0.04	0.14	0.15
非霍奇金淋巴瘤	1 336	1.57	0.00	0.22	0.05	0.05	0.12	0.44	0.33	0.39	0.46	0.55	1.47	2.00
免疫增生性疾病	14	0.02	0.00	0.00	0.00	0.00	0.00	0.00	0.00	0.00	0.00	0.00	0.00	0.00
多发性骨髓瘤	540	0.64	0.00	0.00	0.09	0.09	0.06	0.00	0.08	0.09	0.04	0.21	0.34	0.73
淋巴样白血病	395	0.47	0.00	0.29	0.42	0.37	0.43	0.25	0.21	0.33	0.46	0.38	0.58	0.61
髓样白血病	804	0.95	0.46	0.07	0.28	0.05	0.43	0.19	0.37	0.33	0.55	0.55	0.89	1.72
白血病，未特指	710	0.84	1.83	0.58	0.14	0.46	0.43	0.32	0.33	0.57	0.55	0.55	1.06	1.04
其他或未指明部位	809	0.95	0.00	0.29	0.05	0.00	0.12	0.06	0.08	0.15	0.29	0.38	0.75	1.32
所有部位合计	84 909	100.00	4.57	2.83	2.57	2.66	3.64	4.23	6.03	10.35	20.57	37.06	66.77	108.79
所有部位除外 C44	84 570	99.60	4.57	2.83	2.57	2.66	3.64	4.23	6.03	10.29	20.49	36.97	66.56	108.46

年龄组死亡率 /（1/10 万）							粗率 /（1/10万）	中标率 /（1/10万）	世标率 /（1/10万）	累积率 /%		35—64 岁截缩率 /（1/10 万）	ICD-10
55—59 岁	60—64 岁	65—69 岁	70—74 岁	75—79 岁	80—84 岁	≥ 85 岁				0—64 岁	0—74 岁		
0.06	0.04	0.20	0.23	0.25	0.90	1.96	0.09	0.03	0.04	0.00	0.00	0.02	C00
0.31	1.10	0.90	1.31	1.43	1.03	2.12	0.35	0.16	0.17	0.01	0.02	0.27	C01—C02
0.37	0.93	1.02	2.33	3.21	4.89	6.05	0.62	0.27	0.27	0.01	0.03	0.27	C03—C06
0.16	0.21	0.43	0.40	0.84	1.67	1.51	0.17	0.07	0.07	0.00	0.01	0.06	C07—C08
0.00	0.04	0.04	0.46	0.51	0.52	0.30	0.06	0.02	0.02	0.00	0.00	0.01	C09
0.12	0.08	0.35	0.57	0.51	0.90	0.45	0.11	0.05	0.05	0.00	0.01	0.04	C10
1.65	2.54	3.42	4.33	7.60	6.18	5.44	1.46	0.75	0.73	0.04	0.08	1.19	C11
0.28	0.21	0.63	0.80	0.68	0.52	0.15	0.16	0.07	0.07	0.00	0.01	0.09	C12—C13
0.25	0.17	0.67	0.85	1.18	1.93	2.12	0.23	0.09	0.09	0.00	0.01	0.07	C14
12.63	39.04	68.73	122.66	211.17	283.41	245.92	30.38	12.00	11.77	0.30	1.26	8.02	C15
17.77	41.20	68.57	125.45	206.03	279.55	219.46	31.61	13.26	12.84	0.42	1.39	11.56	C16
0.72	1.06	1.61	3.47	4.30	4.51	5.14	0.78	0.34	0.34	0.01	0.04	0.40	C17
5.02	10.12	13.24	24.66	36.12	57.94	62.27	6.99	3.02	2.96	0.12	0.31	3.31	C18
6.55	10.33	15.68	25.85	41.02	67.73	73.00	7.99	3.41	3.34	0.13	0.34	3.77	C19—C20
0.25	0.17	0.28	0.80	0.42	2.06	2.27	0.19	0.07	0.07	0.00	0.01	0.08	C21
31.52	45.61	56.74	73.18	92.67	114.86	111.40	24.34	11.90	11.71	0.69	1.34	20.17	C22
2.78	7.16	9.90	15.26	24.48	35.02	27.81	4.21	1.76	1.74	0.07	0.19	1.87	C23—C24
9.45	17.87	25.94	40.15	61.61	80.99	67.71	10.94	4.71	4.65	0.19	0.52	5.47	C25
0.19	0.21	0.43	0.91	1.60	1.42	1.81	0.25	0.12	0.11	0.00	0.01	0.12	C30—C31
0.78	1.52	2.51	3.76	4.90	6.95	5.29	0.94	0.40	0.40	0.02	0.05	0.42	C32
41.56	91.05	143.51	223.63	328.32	390.16	318.92	54.92	23.46	23.13	0.86	2.70	23.83	C33—C34
0.34	0.97	1.06	1.31	1.94	1.55	1.81	0.44	0.23	0.22	0.01	0.02	0.38	C37—C38
1.18	2.24	2.75	5.92	8.78	10.04	9.52	1.57	0.80	0.77	0.04	0.08	0.82	C40—C41
0.62	0.59	1.14	1.71	2.03	2.83	3.48	0.51	0.24	0.25	0.01	0.03	0.31	C43
0.34	0.25	1.06	1.14	3.29	6.82	23.88	0.87	0.29	0.31	0.01	0.02	0.20	C44
0.06	0.17	0.28	0.17	0.34	0.26	0.60	0.08	0.04	0.04	0.00	0.00	0.05	C45
0.00	0.17	0.16	0.06	0.00	0.26	0.30	0.05	0.03	0.04	0.00	0.00	0.05	C46
0.28	0.30	0.71	0.51	1.10	2.45	1.81	0.30	0.17	0.17	0.01	0.01	0.19	C47, C49
5.74	8.51	8.13	9.62	11.48	17.38	21.61	4.14	2.14	2.10	0.14	0.23	4.20	C50
0.09	0.13	0.12	0.28	0.51	0.77	0.91	0.08	0.03	0.03	0.00	0.00	0.04	C51
0.06	0.08	0.24	0.17	0.34	0.90	0.45	0.08	0.04	0.04	0.00	0.00	0.04	C52
4.33	5.00	5.58	6.78	11.65	13.52	11.79	2.96	1.56	1.49	0.10	0.16	2.89	C53
1.03	1.61	1.14	2.79	3.63	3.61	2.72	0.73	0.36	0.35	0.02	0.04	0.61	C54
0.37	0.42	0.55	1.03	2.11	1.80	2.12	0.33	0.15	0.15	0.01	0.02	0.20	C55
3.37	4.36	4.32	5.98	6.41	8.24	5.29	2.02	1.03	1.01	0.07	0.12	1.96	C56
0.09	0.17	0.35	0.63	0.42	0.52	1.21	0.12	0.05	0.05	0.00	0.01	0.05	C57
0.00	0.00	0.00	0.00	0.00	0.00	0.15	0.00	0.00	0.00	0.00	0.00	0.00	C58
0.22	0.21	0.12	0.40	0.59	0.90	1.36	0.14	0.07	0.07	0.00	0.01	0.12	C60
0.47	2.16	4.01	10.99	23.97	42.36	60.76	3.56	1.23	1.22	0.01	0.09	0.39	C61
0.00	0.04	0.08	0.34	0.17	0.64	0.45	0.05	0.02	0.02	0.00	0.00	0.02	C62
0.00	0.04	0.00	0.00	0.17	0.26	0.30	0.02	0.01	0.01	0.00	0.00	0.01	C63
1.25	2.03	3.10	4.27	5.49	9.01	7.10	1.22	0.55	0.55	0.02	0.06	0.67	C64
0.25	0.34	0.28	1.37	0.68	1.42	2.42	0.22	0.09	0.09	0.00	0.01	0.09	C65
0.06	0.17	0.39	0.46	1.35	2.06	1.36	0.18	0.07	0.07	0.00	0.01	0.05	C66
1.22	2.63	3.97	7.69	16.04	29.62	40.21	2.68	0.97	0.98	0.02	0.08	0.62	C67
0.00	0.13	0.28	0.23	0.17	0.52	0.60	0.06	0.03	0.03	0.00	0.00	0.02	C68
0.06	0.08	0.08	0.17	0.25	0.26	0.91	0.06	0.03	0.03	0.00	0.00	0.04	C69
6.49	8.77	12.69	16.63	20.68	27.68	16.78	5.36	3.00	2.97	0.17	0.31	4.05	C70—C72, D32—D33, D42—D43
0.56	1.06	1.34	2.51	4.14	3.48	3.48	0.64	0.30	0.29	0.01	0.03	0.35	C73
0.22	0.25	0.43	0.91	1.35	0.77	2.27	0.24	0.11	0.11	0.01	0.01	0.15	C74
0.09	0.08	0.28	0.34	0.25	0.64	0.00	0.10	0.07	0.07	0.00	0.01	0.08	C75
0.25	0.38	0.55	1.20	1.01	1.03	0.60	0.23	0.11	0.11	0.01	0.01	0.15	C81
2.90	5.97	8.29	13.15	17.39	23.31	13.91	3.42	1.64	1.60	0.07	0.18	1.95	C82—C86, C96
0.06	0.08	0.12	0.11	0.08	0.39	0.15	0.04	0.01	0.02	0.00	0.00	0.02	C88
1.00	3.13	3.77	5.64	8.27	5.41	6.65	1.38	0.64	0.64	0.03	0.08	0.77	C90
0.81	1.52	1.93	3.47	3.97	5.92	3.17	1.01	0.63	0.62	0.03	0.06	0.67	C91
1.71	3.60	5.42	6.55	10.21	11.46	6.35	2.06	1.08	1.06	0.05	0.11	1.35	C92—C94, D45—D47
1.62	3.13	3.97	5.92	7.51	10.56	6.95	1.82	1.05	1.05	0.06	0.10	1.20	C95
2.00	3.05	4.64	7.52	11.06	12.10	14.06	2.07	0.95	0.95	0.04	0.10	1.14	O&U
171.58	334.55	498.12	799.01	1 217.67	1 603.90	1 438.61	217.67	95.82	94.11	3.86	10.35	106.93	ALL
171.24	334.29	497.05	797.87	1 214.38	1 597.08	1 414.73	216.80	95.54	93.80	3.85	10.33	106.73	ALL exc. C44

附表 6-2 江苏省农村肿瘤登记地区 2020 年男性恶性肿瘤死亡主要指标

部位	病例数	构成比/%	年龄组死亡率/（1/10万）											
			0岁	1—4岁	5—9岁	10—14岁	15—19岁	20—24岁	25—29岁	30—34岁	35—39岁	40—44岁	45—49岁	50—54岁
唇	18	0.03	0.00	0.00	0.00	0.00	0.00	0.00	0.08	0.00	0.00	0.00	0.00	0.00
舌	94	0.17	0.00	0.00	0.00	0.00	0.00	0.00	0.00	0.00	0.16	0.08	0.14	0.41
口	141	0.26	0.00	0.00	0.00	0.00	0.11	0.12	0.08	0.06	0.00	0.25	0.14	0.56
唾液腺	45	0.08	0.00	0.00	0.00	0.00	0.00	0.00	0.00	0.00	0.00	0.00	0.00	0.00
扁桃腺	14	0.03	0.00	0.00	0.00	0.00	0.00	0.00	0.00	0.00	0.00	0.00	0.00	0.00
其他口咽	33	0.06	0.00	0.00	0.00	0.00	0.00	0.00	0.00	0.00	0.00	0.00	0.00	0.15
鼻咽	408	0.75	0.00	0.00	0.00	0.08	0.22	0.00	0.08	0.06	0.57	1.00	1.50	1.92
喉咽	59	0.11	0.00	0.00	0.00	0.00	0.00	0.00	0.00	0.00	0.00	0.00	0.00	0.25
咽，部位不明	62	0.11	0.00	0.00	0.00	0.00	0.00	0.00	0.00	0.00	0.00	0.00	0.14	0.00
食管	7 991	14.77	0.00	0.00	0.00	0.08	0.00	0.00	0.00	0.00	0.25	1.08	1.98	10.13
胃	8 582	15.87	0.00	0.00	0.00	0.00	0.00	0.24	0.31	0.87	2.54	2.82	6.56	14.33
小肠	186	0.34	0.00	0.00	0.00	0.00	0.00	0.00	0.00	0.00	0.00	0.25	0.34	0.66
结肠	1 501	2.77	0.00	0.00	0.00	0.00	0.11	0.47	0.16	0.52	0.74	1.50	2.67	3.90
直肠	1 860	3.44	0.00	0.00	0.00	0.00	0.33	0.12	0.31	0.70	1.07	1.25	3.42	5.06
肛门	39	0.07	0.00	0.00	0.00	0.00	0.00	0.00	0.00	0.00	0.00	0.00	0.07	0.15
肝脏	6 737	12.45	0.00	0.28	0.09	0.17	0.11	0.24	0.94	2.85	6.48	16.37	30.35	42.23
胆囊及其他	779	1.44	0.00	0.00	0.00	0.00	0.00	0.00	0.00	0.00	0.08	0.33	0.55	1.72
胰腺	2 385	4.41	0.00	0.00	0.00	0.08	0.00	0.00	0.00	0.12	0.66	2.24	4.10	7.09
鼻、鼻窦及其他	58	0.11	0.00	0.00	0.09	0.00	0.00	0.00	0.08	0.06	0.16	0.00	0.21	0.25
喉	312	0.58	0.00	0.00	0.00	0.00	0.00	0.00	0.00	0.00	0.00	0.17	0.27	0.86
气管、支气管、肺	15 249	28.19	0.00	0.00	0.00	0.00	0.22	0.24	0.71	0.87	2.87	5.98	11.55	24.51
其他胸腔器官	103	0.19	0.00	0.00	0.00	0.00	0.00	0.00	0.00	0.17	0.16	0.33	0.21	0.61
骨	368	0.68	0.00	0.00	0.17	0.42	0.45	0.47	0.08	0.58	0.49	0.50	0.34	1.06
皮肤黑色素瘤	93	0.17	0.88	0.14	0.00	0.00	0.00	0.00	0.16	0.06	0.00	0.25	0.27	0.35
皮肤其他	180	0.33	0.00	0.00	0.00	0.00	0.00	0.00	0.00	0.00	0.08	0.17	0.27	0.30
间皮瘤	15	0.03	0.00	0.00	0.00	0.00	0.00	0.00	0.00	0.00	0.00	0.17	0.00	0.00
卡波氏肉瘤	13	0.02	0.00	0.14	0.00	0.00	0.00	0.00	0.00	0.00	0.00	0.00	0.21	0.00
结缔组织、软组织	70	0.13	0.00	0.14	0.17	0.08	0.11	0.12	0.08	0.17	0.08	0.50	0.21	0.10
乳房	38	0.07	0.00	0.00	0.00	0.00	0.00	0.00	0.00	0.00	0.08	0.08	0.00	0.20
外阴	—	—	—	—	—	—	—	—	—	—	—	—	—	—
阴道	—	—	—	—	—	—	—	—	—	—	—	—	—	—
子宫颈	—	—	—	—	—	—	—	—	—	—	—	—	—	—
子宫体	—	—	—	—	—	—	—	—	—	—	—	—	—	—
子宫，部位不明	—	—	—	—	—	—	—	—	—	—	—	—	—	—
卵巢	—	—	—	—	—	—	—	—	—	—	—	—	—	—
其他女性生殖器	—	—	—	—	—	—	—	—	—	—	—	—	—	—
胎盘	—	—	—	—	—	—	—	—	—	—	—	—	—	—
阴茎	56	0.10	0.00	0.00	0.00	0.00	0.00	0.00	0.00	0.00	0.00	0.08	0.34	0.25
前列腺	1 388	2.57	0.00	0.00	0.00	0.00	0.00	0.00	0.00	0.12	0.00	0.17	0.07	0.35
睾丸	21	0.04	0.00	0.00	0.00	0.00	0.00	0.00	0.00	0.00	0.08	0.00	0.00	0.05
其他男性生殖器	7	0.01	0.00	0.00	0.00	0.00	0.00	0.00	0.00	0.00	0.00	0.00	0.00	0.00
肾	324	0.60	0.00	0.00	0.00	0.08	0.00	0.00	0.08	0.06	0.16	0.33	0.34	0.91
肾盂	48	0.09	0.00	0.00	0.00	0.00	0.00	0.00	0.00	0.00	0.00	0.00	0.07	0.05
输尿管	44	0.08	0.00	0.00	0.00	0.00	0.00	0.00	0.00	0.00	0.00	0.08	0.07	0.00
膀胱	831	1.54	0.00	0.14	0.00	0.00	0.00	0.00	0.00	0.00	0.08	0.08	0.34	0.61
其他泌尿器官	15	0.03	0.00	0.00	0.00	0.00	0.00	0.00	0.00	0.00	0.00	0.08	0.00	0.00
眼	13	0.02	0.00	0.00	0.00	0.00	0.00	0.00	0.00	0.06	0.00	0.00	0.07	0.05
脑、神经系统	1 102	2.04	2.63	0.69	0.96	1.01	1.23	0.59	1.02	1.28	2.38	2.91	4.03	4.86
甲状腺	104	0.19	0.00	0.00	0.00	0.00	0.00	0.24	0.08	0.00	0.08	0.00	0.21	0.20
肾上腺	60	0.11	0.00	0.14	0.00	0.00	0.00	0.00	0.00	0.00	0.08	0.00	0.07	0.20
其他内分泌腺	20	0.04	0.00	0.00	0.00	0.08	0.11	0.12	0.08	0.00	0.25	0.08	0.00	0.05
霍奇金病	57	0.11	0.00	0.00	0.00	0.00	0.00	0.00	0.00	0.06	0.08	0.00	0.21	0.20
非霍奇金淋巴瘤	769	1.42	0.00	0.00	0.09	0.08	0.22	0.71	0.55	0.41	0.41	0.66	1.64	2.43
免疫增生性疾病	13	0.02	0.00	0.00	0.00	0.00	0.00	0.00	0.00	0.00	0.00	0.00	0.00	0.00
多发性骨髓瘤	281	0.52	0.00	0.00	0.17	0.08	0.11	0.00	0.08	0.12	0.08	0.25	0.48	0.91
淋巴样白血病	245	0.45	0.00	0.42	0.52	0.34	0.56	0.47	0.31	0.52	0.49	0.42	0.62	0.81
髓样白血病	453	0.84	0.88	0.14	0.17	0.00	0.56	0.24	0.55	0.23	0.57	0.50	1.16	1.72
白血病，未特指	383	0.71	1.76	0.28	0.26	0.42	0.33	0.47	0.55	0.52	0.41	0.83	1.16	1.16
其他或未指明部位	426	0.79	0.00	0.14	0.09	0.00	0.22	0.00	0.08	0.29	0.33	0.17	0.82	1.62
所有部位合计	54 093	100.00	6.15	2.63	2.80	3.04	5.02	4.83	6.42	10.75	21.97	41.96	77.17	133.27
所有部位除外 C44	53 913	99.67	6.15	2.63	2.80	3.04	5.02	4.83	6.42	10.75	21.89	41.79	76.89	132.96

年龄组死亡率 /（1/10 万）							粗率 /（1/10 万）	中标率 /（1/10 万）	世标率 /（1/10 万）	累积率 /%		35—64 岁截缩率 /（1/10 万）	ICD-10
55—59 岁	60—64 岁	65—69 岁	70—74 岁	75—79 岁	80—84 岁	≥ 85 岁				0—64 岁	0—74 岁		
0.06	0.08	0.31	0.23	0.18	1.44	1.22	0.09	0.04	0.04	0.00	0.00	0.02	C00
0.50	1.75	0.86	1.98	1.42	2.02	3.66	0.47	0.24	0.24	0.02	0.03	0.43	C01—C02
0.50	1.33	1.34	2.45	4.43	5.77	5.70	0.71	0.35	0.34	0.02	0.03	0.40	C03—C06
0.25	0.33	0.55	0.82	1.24	2.89	2.44	0.23	0.09	0.10	0.00	0.01	0.08	C07—C08
0.00	0.08	0.00	0.70	0.71	0.58	0.41	0.07	0.03	0.03	0.00	0.00	0.01	C09
0.19	0.17	0.71	0.93	0.53	1.15	0.41	0.17	0.07	0.07	0.00	0.01	0.07	C10
2.43	4.16	5.34	6.30	11.70	8.95	6.51	2.05	1.10	1.06	0.06	0.12	1.75	C11
0.50	0.42	1.18	1.63	1.42	0.87	0.41	0.30	0.14	0.14	0.01	0.02	0.16	C12—C13
0.37	0.25	1.02	1.17	1.60	2.89	3.66	0.31	0.14	0.14	0.00	0.01	0.11	C14
21.46	64.44	104.35	178.97	286.11	383.98	333.47	40.23	17.53	17.31	0.50	1.91	13.36	C15
25.51	62.03	104.74	194.72	305.26	410.54	331.84	43.21	19.32	18.83	0.58	2.07	15.92	C16
0.87	1.00	2.51	4.90	5.50	4.91	6.92	0.94	0.43	0.43	0.02	0.05	0.46	C17
6.28	12.56	16.19	29.98	42.19	60.34	73.29	7.56	3.55	3.51	0.14	0.38	4.01	C18
8.34	13.64	20.74	36.98	54.78	78.53	82.25	9.36	4.39	4.30	0.17	0.46	4.76	C19—C20
0.31	0.08	0.47	0.93	0.35	2.60	1.63	0.20	0.09	0.08	0.00	0.01	0.09	C21
51.01	68.77	81.33	99.17	122.49	155.61	143.32	33.92	17.88	17.56	1.10	2.00	32.56	C22
2.55	7.73	10.37	17.73	24.99	30.89	26.87	3.92	1.77	1.76	0.06	0.21	1.79	C23—C24
11.45	22.20	30.41	47.60	68.60	94.41	76.14	12.01	5.60	5.54	0.24	0.63	6.84	C25
0.19	0.42	0.79	0.70	1.77	1.15	2.85	0.29	0.16	0.15	0.01	0.01	0.19	C30—C31
1.37	2.91	4.32	6.65	8.69	13.86	9.36	1.57	0.71	0.71	0.03	0.08	0.78	C32
57.48	134.46	217.81	350.25	504.68	588.67	513.03	76.78	34.75	34.37	1.19	4.03	32.67	C33—C34
0.44	1.25	1.49	2.10	2.13	0.87	2.04	0.52	0.28	0.27	0.02	0.03	0.45	C37—C38
1.31	2.91	3.85	7.58	11.70	10.68	12.62	1.85	1.02	0.98	0.04	0.10	0.97	C40—C41
0.68	0.58	1.26	1.52	1.95	2.31	3.26	0.47	0.25	0.27	0.01	0.03	0.32	C43
0.44	0.33	1.57	1.52	4.79	8.37	27.28	0.91	0.36	0.38	0.01	0.02	0.25	C44
0.06	0.25	0.24	0.35	0.35	0.29	0.00	0.08	0.04	0.04	0.00	0.01	0.07	C45
0.00	0.33	0.24	0.00	0.00	0.58	0.00	0.07	0.04	0.05	0.00	0.00	0.08	C46
0.31	0.25	0.94	0.82	1.06	2.60	2.44	0.35	0.23	0.23	0.01	0.02	0.24	C47, C49
0.12	0.33	0.16	0.58	0.71	2.02	3.26	0.19	0.09	0.09	0.00	0.01	0.12	C50
—	—	—	—	—	—	—	—	—	—	—	—	—	C51
—	—	—	—	—	—	—	—	—	—	—	—	—	C52
—	—	—	—	—	—	—	—	—	—	—	—	—	C53
—	—	—	—	—	—	—	—	—	—	—	—	—	C54
—	—	—	—	—	—	—	—	—	—	—	—	—	C55
—	—	—	—	—	—	—	—	—	—	—	—	—	C56
—	—	—	—	—	—	—	—	—	—	—	—	—	C57
—	—	—	—	—	—	—	—	—	—	—	—	—	C58
0.44	0.42	0.24	0.82	1.24	2.02	3.66	0.28	0.14	0.14	0.01	0.01	0.23	C60
0.93	4.24	8.01	22.52	50.34	94.98	163.68	6.99	2.69	2.73	0.03	0.18	0.77	C61
0.00	0.08	0.16	0.70	0.35	1.44	1.22	0.11	0.05	0.05	0.00	0.01	0.03	C62
0.00	0.08	0.00	0.00	0.35	0.58	0.81	0.04	0.01	0.01	0.00	0.00	0.01	C63
1.62	3.33	4.79	5.72	7.80	13.57	10.18	1.63	0.77	0.77	0.03	0.09	0.95	C64
0.44	0.25	0.24	1.63	0.89	2.02	2.85	0.24	0.11	0.11	0.00	0.01	0.11	C65
0.12	0.33	0.55	0.58	2.30	2.60	0.81	0.22	0.10	0.10	0.00	0.01	0.09	C66
1.74	4.57	6.68	12.83	28.19	53.12	77.36	4.18	1.69	1.72	0.04	0.14	1.01	C67
0.00	0.00	0.47	0.23	0.18	0.58	1.22	0.08	0.03	0.03	0.00	0.00	0.02	C68
0.06	0.17	0.00	0.23	0.18	0.58	0.81	0.07	0.03	0.03	0.00	0.00	0.05	C69
7.09	10.31	12.02	18.55	20.74	28.29	14.66	5.55	3.35	3.29	0.19	0.35	4.83	C70—C72, D32—D33, D42—D43
0.31	0.75	1.18	2.92	3.72	3.46	2.44	0.52	0.26	0.26	0.01	0.03	0.22	C73
0.37	0.42	0.71	1.63	1.24	1.15	3.26	0.30	0.14	0.15	0.01	0.02	0.16	C74
0.12	0.08	0.31	0.23	0.18	0.29	0.00	0.10	0.09	0.08	0.00	0.01	0.10	C75
0.44	0.50	0.79	1.05	1.24	2.02	0.81	0.29	0.15	0.14	0.01	0.02	0.21	C81
3.30	7.82	9.90	15.75	20.92	29.45	13.03	3.87	1.98	1.92	0.09	0.22	2.35	C82—C86, C96
0.12	0.17	0.24	0.12	0.18	0.87	0.41	0.07	0.03	0.03	0.00	0.00	0.04	C88
1.24	2.66	3.61	5.48	9.40	5.77	10.99	1.41	0.70	0.69	0.03	0.08	0.81	C90
1.06	1.66	1.96	5.02	5.67	8.37	3.26	1.23	0.80	0.78	0.04	0.08	0.78	C91
1.62	4.16	6.05	8.28	12.94	13.86	8.96	2.28	1.24	1.22	0.06	0.13	1.46	C92—C94, D45—D47
1.56	2.91	4.48	6.77	9.40	10.68	11.40	1.93	1.14	1.13	0.06	0.11	1.23	C95
2.18	3.58	5.03	8.52	12.41	12.41	15.47	2.14	1.05	1.04	0.05	0.12	1.26	O&U
219.73	453.51	682.52	1 118.88	1 661.18	2 167.89	2 023.63	272.35	127.26	125.43	4.92	13.93	135.67	ALL
219.30	453.18	680.95	1 117.36	1 656.39	2 159.52	1 996.35	271.45	126.90	125.05	4.91	13.90	135.42	ALL exc. C44

附表 6-3 江苏省农村肿瘤登记地区 2020 年女性恶性肿瘤死亡主要指标

部位	病例数	构成比/%	年龄组死亡率/(1/10万)											
			0岁	1—4岁	5—9岁	10—14岁	15—19岁	20—24岁	25—29岁	30—34岁	35—39岁	40—44岁	45—49岁	50—54岁
唇	19	0.06	0.00	0.00	0.00	0.00	0.00	0.00	0.00	0.00	0.00	0.00	0.00	0.05
舌	44	0.14	0.00	0.00	0.00	0.00	0.00	0.00	0.00	0.00	0.00	0.00	0.07	0.15
口	100	0.32	0.00	0.00	0.00	0.00	0.00	0.00	0.00	0.06	0.00	0.08	0.07	0.05
唾液腺	21	0.07	0.00	0.00	0.00	0.00	0.00	0.14	0.00	0.06	0.00	0.00	0.00	0.15
扁桃腺	9	0.03	0.00	0.00	0.00	0.00	0.00	0.00	0.00	0.00	0.00	0.00	0.00	0.05
其他口咽	11	0.04	0.00	0.00	0.00	0.00	0.00	0.00	0.00	0.00	0.00	0.00	0.00	0.00
鼻咽	163	0.53	0.00	0.00	0.00	0.10	0.13	0.00	0.09	0.06	0.34	0.51	0.41	0.86
喉咽	4	0.01	0.00	0.00	0.00	0.00	0.00	0.00	0.00	0.00	0.00	0.08	0.00	0.00
咽，部位不明	27	0.09	0.00	0.00	0.00	0.00	0.00	0.00	0.00	0.00	0.00	0.00	0.00	0.00
食管	3 860	12.53	0.00	0.00	0.00	0.00	0.00	0.00	0.00	0.06	0.26	0.17	0.41	1.67
胃	3 747	12.16	0.00	0.00	0.00	0.00	0.00	0.54	0.44	1.69	2.58	4.33	4.94	6.07
小肠	118	0.38	0.00	0.00	0.00	0.00	0.00	0.14	0.00	0.00	0.09	0.00	0.21	0.40
结肠	1 227	3.98	0.00	0.00	0.00	0.00	0.00	0.14	0.53	0.31	0.95	1.27	1.65	2.38
直肠	1 257	4.08	0.00	0.00	0.00	0.00	0.00	0.00	0.18	0.31	0.60	1.53	1.99	2.83
肛门	35	0.11	0.00	0.00	0.00	0.00	0.00	0.00	0.00	0.00	0.00	0.00	0.00	0.05
肝脏	2 758	8.95	0.00	0.15	0.00	0.10	0.00	0.14	0.62	0.69	1.03	2.46	5.70	9.26
胆囊及其他	862	2.80	0.00	0.00	0.00	0.00	0.00	0.00	0.09	0.00	0.09	0.59	1.03	2.33
胰腺	1 882	6.11	0.00	0.00	0.00	0.10	0.00	0.00	0.00	0.12	0.17	1.10	2.82	3.69
鼻、鼻窦及其他	38	0.12	0.00	0.00	0.00	0.00	0.00	0.00	0.09	0.00	0.09	0.00	0.00	0.05
喉	53	0.17	0.00	0.00	0.00	0.00	0.13	0.00	0.00	0.00	0.00	0.00	0.00	0.15
气管、支气管、肺	6 173	20.03	0.00	0.00	0.00	0.00	0.00	0.00	0.53	1.31	2.49	4.08	9.27	15.33
其他胸腔器官	68	0.22	0.00	0.00	0.00	0.00	0.00	0.00	0.00	0.12	0.09	0.34	0.34	0.20
骨	243	0.79	0.00	0.00	0.10	0.30	0.00	0.14	0.27	0.12	0.17	0.59	0.41	0.61
皮肤黑色素瘤	106	0.34	0.00	0.00	0.00	0.00	0.00	0.00	0.09	0.00	0.00	0.00	0.21	0.71
皮肤其他	159	0.52	0.00	0.00	0.00	0.00	0.00	0.00	0.00	0.12	0.09	0.00	0.14	0.35
间皮瘤	17	0.06	0.00	0.00	0.00	0.00	0.00	0.00	0.18	0.00	0.00	0.00	0.00	0.10
卡波氏肉瘤	6	0.02	0.00	0.00	0.00	0.00	0.00	0.14	0.00	0.00	0.00	0.00	0.07	0.00
结缔组织、软组织	47	0.15	0.00	0.15	0.10	0.00	0.00	0.00	0.00	0.00	0.09	0.00	0.00	0.25
乳房	1 576	5.11	0.00	0.00	0.00	0.00	0.00	0.00	0.62	0.87	2.15	5.35	7.90	10.57
外阴	33	0.11	0.00	0.00	0.00	0.00	0.00	0.00	0.00	0.00	0.09	0.00	0.00	0.00
阴道	32	0.10	0.00	0.00	0.00	0.00	0.00	0.14	0.00	0.00	0.00	0.00	0.14	0.10
子宫颈	1 153	3.74	0.00	0.00	0.00	0.00	0.00	0.00	0.27	1.12	2.32	3.40	5.98	7.03
子宫体	286	0.93	0.00	0.00	0.00	0.00	0.00	0.00	0.00	0.00	0.43	0.25	1.17	1.16
子宫，部位不明	130	0.42	0.00	0.00	0.00	0.00	0.00	0.14	0.09	0.00	0.00	0.08	0.27	0.81
卵巢	789	2.56	0.00	0.00	0.00	0.00	0.13	0.27	0.09	0.25	0.95	1.44	3.02	5.46
其他女性生殖器	48	0.16	0.00	0.00	0.00	0.00	0.00	0.00	0.00	0.00	0.00	0.00	0.00	0.20
胎盘	1	0.00	0.00	0.00	0.00	0.00	0.00	0.00	0.00	0.00	0.00	0.00	0.00	0.00
阴茎	—	—	—	—	—	—	—	—	—	—	—	—	—	—
前列腺	—	—	—	—	—	—	—	—	—	—	—	—	—	—
睾丸	—	—	—	—	—	—	—	—	—	—	—	—	—	—
其他男性生殖器	—	—	—	—	—	—	—	—	—	—	—	—	—	—
肾	153	0.50	0.00	0.00	0.10	0.00	0.13	0.00	0.00	0.19	0.00	0.25	0.34	0.40
肾盂	38	0.12	0.00	0.00	0.00	0.00	0.00	0.00	0.00	0.00	0.00	0.00	0.00	0.10
输尿管	25	0.08	0.00	0.00	0.00	0.00	0.00	0.00	0.00	0.00	0.00	0.00	0.00	0.10
膀胱	216	0.70	0.00	0.00	0.00	0.00	0.00	0.00	0.00	0.00	0.00	0.00	0.21	0.05
其他泌尿器官	10	0.03	0.00	0.00	0.00	0.00	0.00	0.00	0.00	0.00	0.00	0.00	0.00	0.00
眼	11	0.04	0.00	0.00	0.00	0.00	0.00	0.00	0.00	0.00	0.00	0.00	0.07	0.00
脑、神经系统	990	3.21	0.95	0.76	1.30	0.50	0.40	1.09	0.71	0.69	1.29	1.44	2.54	3.39
甲状腺	147	0.48	0.00	0.00	0.00	0.00	0.00	0.00	0.09	0.06	0.17	0.17	0.27	0.51
肾上腺	34	0.11	0.00	0.00	0.00	0.00	0.00	0.00	0.00	0.00	0.17	0.00	0.14	0.30
其他内分泌腺	20	0.06	0.00	0.00	0.00	0.00	0.00	0.00	0.00	0.06	0.00	0.00	0.14	0.10
霍奇金病	32	0.10	0.00	0.00	0.00	0.00	0.00	0.00	0.00	0.00	0.00	0.08	0.07	0.10
非霍奇金淋巴瘤	567	1.84	0.00	0.46	0.00	0.00	0.00	0.14	0.09	0.37	0.52	0.42	1.30	1.57
免疫增生性疾病	1	0.00	0.00	0.00	0.00	0.00	0.00	0.00	0.00	0.00	0.00	0.00	0.00	0.00
多发性骨髓瘤	259	0.84	0.00	0.00	0.00	0.10	0.00	0.00	0.09	0.06	0.00	0.17	0.21	0.56
淋巴样白血病	150	0.49	0.00	0.15	0.30	0.40	0.27	0.00	0.09	0.12	0.43	0.34	0.55	0.40
髓样白血病	351	1.14	0.00	0.00	0.40	0.10	0.27	0.14	0.18	0.44	0.52	0.59	0.62	1.72
白血病，未特指	327	1.06	1.90	0.91	0.00	0.50	0.53	0.14	0.09	0.62	0.69	0.25	0.96	0.91
其他或未指明部位	383	1.24	0.00	0.46	0.00	0.00	0.00	0.14	0.09	0.00	0.26	0.59	0.69	1.01
所有部位合计	30 816	100.00	2.86	3.04	2.30	2.20	2.00	3.53	5.58	9.93	19.10	32.04	56.32	84.34
所有部位除外 C44	30 657	99.48	2.86	3.04	2.30	2.20	2.00	3.53	5.58	9.80	19.01	32.04	56.18	83.98

年龄组死亡率 /（1/10 万）							粗率 /(1/10万)	中标率 /(1/10万)	世标率 /(1/10万)	累积率 /%		35—64 岁截缩率 /(1/10 万)	ICD-10
55—59 岁	60—64 岁	65—69 岁	70—74 岁	75—79 岁	80—84 岁	≥ 85 岁				0—64 岁	0—74 岁		
0.06	0.00	0.08	0.22	0.32	0.46	2.40	0.10	0.03	0.03	0.00	0.00	0.02	C00
0.13	0.43	0.94	0.67	1.45	0.23	1.20	0.23	0.10	0.10	0.00	0.01	0.11	C01—C02
0.25	0.52	0.71	2.22	2.09	4.18	6.25	0.52	0.19	0.19	0.01	0.02	0.14	C03—C06
0.06	0.09	0.31	0.00	0.48	0.70	0.96	0.11	0.05	0.05	0.00	0.00	0.04	C07—C08
0.00	0.00	0.08	0.22	0.32	0.46	0.24	0.05	0.02	0.02	0.00	0.00	0.01	C09
0.06	0.00	0.00	0.22	0.48	0.70	0.48	0.06	0.02	0.02	0.00	0.00	0.01	C10
0.88	0.86	1.49	2.45	3.87	3.95	4.81	0.85	0.42	0.40	0.02	0.04	0.61	C11
0.06	0.00	0.08	0.00	0.00	0.23	0.00	0.02	0.01	0.01	0.00	0.00	0.02	C12—C13
0.13	0.09	0.31	0.56	0.81	1.16	1.20	0.14	0.05	0.05	0.00	0.01	0.03	C14
3.75	12.69	33.09	68.97	143.07	202.45	194.23	20.16	6.83	6.58	0.10	0.61	2.55	C15
10.00	19.59	32.39	59.40	115.84	174.09	153.12	19.57	7.67	7.33	0.25	0.71	7.09	C16
0.56	1.12	0.71	2.11	3.22	4.18	4.09	0.62	0.26	0.25	0.01	0.03	0.34	C17
3.75	7.59	10.30	19.58	30.61	56.02	55.77	6.41	2.51	2.44	0.09	0.24	2.60	C18
4.75	6.90	10.61	15.24	28.52	59.04	67.55	6.57	2.47	2.43	0.10	0.22	2.76	C19—C20
0.19	0.26	0.08	0.67	0.48	1.63	2.64	0.18	0.06	0.06	0.00	0.01	0.07	C21
11.94	21.57	32.15	48.39	65.57	82.05	92.55	14.40	6.00	5.94	0.27	0.67	7.60	C22
3.00	6.56	9.43	12.90	24.01	38.35	28.36	4.50	1.75	1.72	0.07	0.18	1.94	C23—C24
7.44	13.38	21.46	33.04	55.26	70.19	62.74	9.83	3.86	3.80	0.14	0.42	4.07	C25
0.19	0.00	0.08	1.11	1.45	1.63	1.20	0.20	0.08	0.08	0.00	0.01	0.05	C30—C31
0.19	0.09	0.71	1.00	1.45	1.39	2.88	0.28	0.11	0.11	0.00	0.01	0.06	C32
25.57	46.00	69.17	102.90	168.04	230.34	204.32	32.24	12.93	12.69	0.52	1.38	14.77	C33—C34
0.25	0.69	0.63	0.56	1.77	2.09	1.68	0.36	0.18	0.17	0.01	0.02	0.30	C37—C38
1.06	1.55	1.65	4.34	6.12	9.53	7.69	1.27	0.59	0.57	0.03	0.06	0.66	C40—C41
0.56	0.60	1.02	1.89	2.09	3.25	3.61	0.55	0.23	0.23	0.01	0.03	0.30	C43
0.25	0.17	0.55	0.78	1.93	5.58	21.87	0.83	0.23	0.24	0.01	0.01	0.15	C44
0.06	0.09	0.31	0.00	0.32	0.23	0.96	0.09	0.04	0.04	0.00	0.00	0.04	C45
0.00	0.00	0.08	0.11	0.00	0.00	0.48	0.03	0.02	0.02	0.00	0.00	0.01	C46
0.25	0.35	0.47	0.22	1.13	2.32	1.44	0.25	0.11	0.11	0.01	0.01	0.13	C47, C49
11.38	17.00	16.11	18.24	21.27	29.75	32.45	8.23	4.16	4.06	0.28	0.45	8.35	C50
0.19	0.26	0.24	0.56	0.97	1.39	1.44	0.17	0.07	0.07	0.00	0.01	0.07	C51
0.13	0.17	0.47	0.33	0.64	1.63	0.72	0.17	0.08	0.08	0.00	0.01	0.08	C52
8.69	10.18	11.16	13.24	22.23	24.41	18.75	6.02	3.09	2.93	0.19	0.32	5.83	C53
2.06	3.28	2.28	5.45	6.93	6.51	4.33	1.49	0.70	0.68	0.04	0.08	1.24	C54
0.75	0.86	1.10	2.00	4.03	3.25	3.37	0.68	0.30	0.29	0.02	0.03	0.41	C55
6.75	8.89	8.65	11.68	12.24	14.88	8.41	4.12	2.04	2.01	0.14	0.24	3.95	C56
0.19	0.35	0.71	1.22	0.81	0.93	1.92	0.25	0.10	0.10	0.00	0.01	0.10	C57
0.00	0.00	0.00	0.00	0.00	0.00	0.24	0.01	0.00	0.00	0.00	0.00	0.00	C58
—	—	—	—	—	—	—	—	—	—	—	—	—	C60
—	—	—	—	—	—	—	—	—	—	—	—	—	C61
—	—	—	—	—	—	—	—	—	—	—	—	—	C62
—	—	—	—	—	—	—	—	—	—	—	—	—	C63
0.88	0.69	1.41	2.89	3.38	5.35	5.29	0.80	0.35	0.34	0.01	0.04	0.38	C64
0.06	0.43	0.31	1.11	0.48	0.93	2.16	0.20	0.07	0.08	0.00	0.01	0.08	C65
0.00	0.00	0.24	0.33	0.48	1.63	1.68	0.13	0.04	0.04	0.00	0.00	0.02	C66
0.69	0.60	1.26	2.78	4.99	10.69	18.27	1.13	0.35	0.35	0.01	0.03	0.21	C67
0.00	0.26	0.08	0.22	0.16	0.46	0.24	0.05	0.02	0.02	0.00	0.00	0.03	C68
0.06	0.00	0.16	0.11	0.32	0.00	0.96	0.06	0.02	0.02	0.00	0.00	0.02	C69
5.88	7.16	13.36	14.80	20.62	27.19	18.03	5.17	2.63	2.63	0.14	0.28	3.25	C70—C72, D32—D33, D42—D43
0.81	1.38	1.49	2.11	4.51	3.49	4.09	0.77	0.34	0.33	0.02	0.04	0.48	C73
0.06	0.09	0.16	0.22	1.45	0.46	1.68	0.18	0.08	0.07	0.00	0.01	0.13	C74
0.06	0.09	0.24	0.44	0.32	0.93	0.00	0.10	0.05	0.05	0.00	0.01	0.06	C75
0.06	0.26	0.31	1.33	0.81	0.23	0.48	0.17	0.08	0.07	0.00	0.01	0.09	C81
2.50	4.06	6.68	10.68	14.18	18.36	14.42	2.96	1.30	1.28	0.06	0.14	1.53	C82—C86, C96
0.00	0.00	0.00	0.11	0.00	0.00	0.00	0.01	0.00	0.00	0.00	0.00	0.00	C88
0.75	3.62	3.93	5.78	7.25	5.11	4.09	1.35	0.60	0.60	0.03	0.08	0.73	C90
0.56	1.38	1.89	2.00	2.42	3.95	3.12	0.78	0.46	0.45	0.02	0.04	0.57	C91
1.81	3.02	4.80	4.89	7.73	9.53	4.81	1.83	0.93	0.90	0.05	0.10	1.24	C92—C94, D45—D47
1.69	3.37	3.46	5.12	5.80	10.46	4.33	1.71	0.96	0.98	0.05	0.10	1.17	C95
1.81	2.50	4.24	6.56	9.83	11.85	13.22	2.00	0.85	0.86	0.04	0.09	1.02	O&U
123.21	211.08	313.64	494.03	814.58	1 149.84	1 093.24	160.95	66.46	64.98	2.77	6.81	77.53	ALL
122.96	210.91	313.09	493.25	812.65	1 144.26	1 071.37	160.12	66.24	64.74	2.77	6.80	77.38	ALL exc. C44

附录七　江苏省肿瘤登记处名录

肿瘤登记处	登记处所在单位	主要工作人员
江苏省	江苏省疾病预防控制中心（江苏省预防医学科学院）	徐燕、韩仁强、周金意、缪伟刚、俞浩、罗鹏飞、陶然、张永青
南京市	南京市疾病预防控制中心	周海茸、王巍巍、洪忻
南京市浦口区	南京市浦口区疾病预防控制中心	黄晓萍、张琦、张小燕、蒋庆文
南京市六合区	南京市六合区疾病预防控制中心	杨爽、尤万喜、王宏晶、王舒文、陈晶晶
南京市溧水区	南京市溧水区疾病预防控制中心	徐贝文、郑欢欢、李菁玲、傅爱华、郑继、陈可钰、刘逸辰
南京市高淳区	南京市高淳区疾病预防控制中心	张丁丁、吕惠青、周绿兵
无锡市	无锡市疾病预防控制中心	刘雅琦、钱云、董昀球、陈海、刘佳、申倩、杨曼
无锡市锡山区	无锡市锡山区疾病预防控制中心	徐红艳、孙清
无锡市惠山区	无锡市惠山区疾病预防控制中心	赵悦
无锡市滨湖区	无锡市滨湖区疾病预防控制中心	杜明、周佳、张文
无锡市梁溪区	无锡市梁溪区疾病预防控制中心	瞿洪波、陈鑫、王琳、温雅、包海明、徐凌云、仲崇雪、章颖
无锡市新吴区	无锡市新吴区疾病预防控制中心	陆绍琦、时进进
江阴市	江阴市疾病预防控制中心	陆梦瑶、李莹、刘娟、计叶、章剑
宜兴市	宜兴市疾病预防控制中心	任露露、乔健健、胡静、闵艺璇、顾嘉昌
无锡市经开区	无锡市经开区疾病预防控制中心	杨志杰、马文娟、朱迅
徐州市	徐州市疾病预防控制中心	娄培安、常桂秋、张盼、董宗美、乔程、李婷、陈培培、朱璇、刘德
徐州市鼓楼区	徐州市鼓楼区疾病预防控制中心	刘娅娴
徐州市云龙区	徐州市云龙区疾病预防控制中心	宋兆粉、渠漫漫
徐州市贾汪区	徐州市贾汪区疾病预防控制中心	刘禹杉、李金宇、张璐
徐州市泉山区	徐州市泉山区疾病预防控制中心	鹿雨寒
徐州经济技术开发区	徐州经济技术开发区疾病预防控制中心	孟兰
邳州市	邳州市疾病预防控制中心	陈雷、刘杰、张笑笑、张玉梅
丰县	丰县疾病预防控制中心	韩红芳、李春雨
沛县	沛县疾病预防控制中心	梁艳静
徐州市铜山区	徐州市铜山区疾病预防控制中心	侯书莹、韩东霖、王淑君
新沂市	新沂市疾病预防控制中心	韩鹏、张英歌
常州市	常州市疾病预防控制中心	骆文书、徐文超、周孟孟
常州市天宁区	常州市天宁区疾病预防控制中心	颉艳霞、施鸿飞
常州市钟楼区	常州市钟楼区疾病预防控制中心	吴振霞、崔艳丽
常州市新北区	常州市新北区疾病预防控制中心	刘晴、郑蜀贞、张友
常州市武进区	常州市武进区疾病预防控制中心	宗菁、强德仁、孔晓玲、石素逸、闫于飘、杨佳成、张锡炳、李锋、贺晶
溧阳市	溧阳市疾病预防控制中心	刘建平、曹磊、石一辰、金玲、浦芸菲
常州市金坛区	常州市金坛区疾病预防控制中心	周鑫、方惠玲、程鑫
常州市经开区	常州市经开区公共卫生管理服务中心	陈玉、张端强、姚铸玲
苏州市	苏州市疾病预防控制中心	陆艳、崔俊鹏、王临池、金玲玲、黄春妍
苏州市虎丘区	苏州市虎丘区疾病预防控制中心	王从菊
苏州市吴中区	苏州市吴中区疾病预防控制中心	舒畅、陶清
苏州市相城区	苏州市相城区疾病预防控制中心	张群、毛赟
苏州市姑苏区	苏州市姑苏区疾病预防控制中心	张秋、吴新凡

肿瘤登记处	登记处所在单位	主要工作人员
苏州市吴江区	苏州市吴江区疾病预防控制中心	沈建新、张荣艳、杨梅、彭晓楚、顾思义
苏州市工业园区	苏州市工业园区疾病防治中心	刘佳、陆梦兰
常熟市	常熟市疾病预防控制中心	顾淑君、陈冰霞
张家港市	张家港市疾病预防控制中心	邱晶、秦敏晔
昆山市	昆山市疾病预防控制中心	张婷、金亦徐、秦威、陆吕霖
太仓市	太仓市疾病预防控制中心	张建安、高玲琳、颜小銮
南通市	南通市疾病预防控制中心	徐红、韩颖颖、潘少聪、陈铭睿
南通市通州区	南通市通州区疾病预防控制中心	刘韵、凡丽芸、刘亚华、韩建周
南通市崇川区	南通市崇川区疾病预防控制中心	郑会燕、刘海峰、朱煜、刘静文、唐泽黾
海安市	海安市疾病预防控制中心	钱赟、吉光、张玉成、汤刘旸、于金鑫
如东县	如东县疾病预防控制中心	季佳慧、吴双玲、张爱红
启东市	启东市人民医院	朱健、陈永胜、王军、张永辉、丁璐璐、徐源佑
如皋市	如皋市疾病预防控制中心	徐培培、王磊、王书兰、陈烨
海门市	海门市疾病预防控制中心	杨艳蕾、唐锦高、倪倬健、梁晓健、陈燕熙
连云港市	连云港市疾病预防控制中心	董建梅、李伟伟、柴莉莉
连云港市连云区	连云港市连云区疾病预防控制中心	刘敏、张琦、李绪磊
连云港市海州区	连云港市海州区疾病预防控制中心	李炎炎、邓鑫鑫、陶洪虎
连云港市赣榆区	连云港市赣榆区疾病预防控制中心	徐进波、张晓峰、金凤
东海县	东海县疾病预防控制中心	马进、吴同浩、胡书铭、丁东艳、陈世杰、彭琪琪、吉园园
灌云县	灌云县疾病预防控制中心	马士化、严春华、赵百玲、黄红艳、李艳艳
灌南县	灌南县疾病预防控制中心	孟忆宁
连云港市经济技术开发区	连云港市经济技术开发区疾病预防控制中心	李存禄
淮安市	淮安市疾病预防控制中心	沈欢、潘恩春、孙中明、缪丹丹、梅冬蒙
淮安市淮安区	淮安市淮安区疾病预防控制中心	苏明、王昕、颜庆洋、冯吴琼、孙博文、刘可可、韩正阳
淮安市淮阴区	淮安市淮阴区疾病预防控制中心	罗国良、袁瑛、季影
淮安市清江浦区	淮安市清江浦区疾病预防控制中心	刘超、曹慷慷、万福萍
涟水县	涟水县疾病预防控制中心	浦继尹、孟宪炜、孝宇新、包雨晴、费云华
淮安市洪泽区	淮安市洪泽区疾病预防控制中心	曹巧力、李栋、陈思红、袁翠莲、张举巧、陈学连、颜加兵
盱眙县	盱眙县疾病预防控制中心	吉慧敏、王裕、姜其家
金湖县	金湖县疾病预防控制中心	何士林、雷茵子、吴婷、吴栩
盐城市	盐城市疾病预防控制中心	刘付东、吴玲玲
盐城市亭湖区	盐城市亭湖区疾病预防控制中心	卢正祥、严莉丽、杨新元
盐城市盐都区	盐城市盐都区疾病预防控制中心	何飞、耿佳
响水县	响水县疾病预防控制中心	陈玥华、王超
滨海县	滨海县疾病预防控制中心	蔡伟、王瑞
阜宁县	阜宁县疾病预防控制中心	杨尚波、张瑜
射阳县	射阳县疾病预防控制中心	戴曙光、戴春云、王颖莹、万能能
建湖县	建湖县疾病预防控制中心	肖丽、孙动员
东台市	东台市疾病预防控制中心	赵建华、史春兰、丁海健
盐城市大丰区	盐城市大丰区疾病预防控制中心	顾晓平、顾昕
扬州市	扬州市疾病预防控制中心	赵培、解晔、王琦玮
扬州市广陵区	扬州市广陵区疾病预防控制中心	居梦天、陈韶洲、陈雪筠、于薇
扬州市邗江区	扬州市邗江区疾病预防控制中心	陈俐娜、薛安庆、孔娴娴
宝应县	宝应县疾病预防控制中心	杨楠、朱立文、丁爱红、潘艳玉、王元霞、高胜静
仪征市	仪征市疾病预防控制中心	魏婕
扬州市江都区	扬州市江都区疾病预防控制中心	王锦云
高邮市	高邮市疾病预防控制中心	王玮、赵嘉娉
镇江市	镇江市疾病预防控制中心	徐璐、朱月兰、王宏宇

肿瘤登记处	登记处所在单位	主要工作人员
丹阳市	丹阳市疾病预防控制中心	陈丽黎、胡佳慧、王佳烨、陈俊霞
扬中市	扬中市肿瘤防治研究所	华召来、周琴、郭艳霞、冯祥、施爱武、朱进华
镇江市京口区	京口区疾病预防控制中心	周静、李喆、孙玥
镇江市丹徒区	镇江市丹徒区疾病预防控制中心	韩晔、丁艳、苏琳
句容市	句容市疾病预防控制中心	王晓雷、徐海丰、陶静、孔令婕、姜俊俊
泰州市	泰州市疾病预防控制中心	赵小兰、张德坤、卢海燕、杨家骥、杨玉雪、黄鑫、杜京航
泰兴市	泰兴市疾病预防控制中心	黄素勤、蒋慧
医药高新区（高港区）	泰州医药高新区（高港区）疾病预防控制中心	陈丹、周南
兴化市	兴化市疾病预防控制中心	钟正权、戚子胤、黄宝贵
靖江市	靖江市疾病预防控制中心	方进、郑刚锋、陈海波、郭楮锋
泰州市姜堰区	泰州市姜堰区疾病预防控制中心	陈松梅、马立力、宋嘉莉、吴瑶琴
宿迁市	宿迁市疾病预防控制中心	于蕾、邱玉保、张新楠、井海陵
宿迁市宿豫区	宿迁市宿豫区疾病预防控制中心	吴敏、刘嘉乐
宿迁市宿城区	宿迁市宿城区疾病预防控制中心	陈英 、漆苏洋、魏新宇、张恋恋
沭阳县	沭阳县疾病预防控制中心	姜梦、张晶晶
泗阳县	泗阳县疾病预防控制中心	陈淑婷、符地宝、姜素清
泗洪县	泗洪县疾病预防控制中心	韩嘉仪

致谢

《江苏省恶性肿瘤报告（2023）》编委会对各肿瘤登记处和各医疗机构相关人员在本书出版过程中给予的大力协助，尤其是在登记资料的收集、整理、查重、补充、审核、建档和建立数据库等方面所做出的贡献表示感谢！衷心感谢编写组成员在本书撰写工作中付出的辛苦努力！